THÉRAPEUTIQUE USUELLE

DES MALADIES

DE

L'APPAREIL RESPIRATOIRE

BIBLIOTHÈQUE DE
THÉRAPEUTIQUE CLINIQUE

THÉRAPEUTIQUE USUELLE
DES MALADIES
DE
L'APPAREIL RESPIRATOIRE

PAR A. MARTINET

ANCIEN INTERNE DES
HOPITAUX DE PARIS

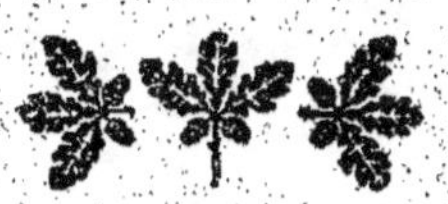

MASSON ET CIE, ÉDITEURS
120, BOULEVARD SAINT-GERMAIN, 120
PARIS

BIBLIOTHÈQUE DE THÉRAPEUTIQUE CLINIQUE

A L'USAGE DES MÉDECINS PRATICIENS

THÉRAPEUTIQUE USUELLE

DES MALADIES

DE

L'APPAREIL RESPIRATOIRE

PAR

ALFRED MARTINET

Ancien Interne des Hôpitaux de Paris.

PARIS

MASSON & Cⁱᵉ**, ÉDITEURS**

LIBRAIRES DE L'ACADÉMIE DE MÉDECINE

120, BOULEVARD SAINT-GERMAIN (6ᵉ)

1910

THÉRAPEUTIQUE USUELLE

DES MALADIES

DE L'APPAREIL RESPIRATOIRE

CHAPITRE PREMIER

BRONCHITES AIGUËS

Il est tout à fait clinique d'établir dans l'étude thérapeutique des bronchites aiguës les divisions suivantes :

1° **Trachéo-bronchite aiguë primitive.** — C'est la forme banale, commune, le « gros rhume », la « vulgaire » bronchite qui correspond à l'inflammation (congestion et infection) du système bronchique supérieur (trachée, et bronches grosses et moyennes extra-lobulaires).

2° **Bronchites capillaires,** étendues au système bronchique inférieur (inter et intra-lobulaires).

A côté de ces divisions anatomo-cliniques, il convient de réserver une étude spéciale aux :

3° **Bronchites aiguës secondaires,** qui peuvent d'ailleurs revêtir une des deux modalités anatomiques sus-indiquées, mais, qui sont manifestement sous la dépendance d'une infection générale telle que la rougeole, la grippe, la fièvre typhoïde, la diphtérie, etc. La notion étiologique implique une évolution clinique et des indications thérapeutiques spéciales.

Enfin le terrain sur lequel la bronchite évolue, l'âge, l'état diathésique, l'état antérieur de l'appareil respiratoire ou circulatoire ou rénal peuvent imprimer à la bronchite une modalité évolutive particulière et commander une thérapeutique appropriée. Il faut donc mentionner :

4° **Formes cliniques particulières des bronchites aiguës** d'après l'âge, les états diathésiques, les maladies intercurrentes.

TRACHÉO-BRONCHITE AIGUE PRIMITIVE BANALE, COMMUNE

Les trachéo-bronchites primitives constituent les plus banales, les plus fréquentes des affections de l'appareil respiratoire. Elles sont souvent associées ou consécutives à la rhino-pharyngite. Elles restent à l'ordinaire localisées aux voies respiratoires supérieures.

Deux *facteurs étiologiques* semblent jouer dans leur genèse un rôle prédominant : *le froid* et plus particulièrement le froid humide (le brouillard) et la richesse de l'air inspiré en *éléments figurés* et en poussières inorganiques. Il serait déplacé ici d'effleurer même le mécanisme pathogénique probable. Quoi qu'il en soit, sous cette double influence la muqueuse respiratoire (nez, trachée, bronches) devient un excellent terrain de culture pour les divers microbes (streptocoques, pneumocoques, diplo-bacilles de Friedländer, staphylocoques, tétragènes, sarcines, coli-bacilles, etc.). L'infection trachéo-bronchique est réalisée.

Elles revêtent une acuité et une intensité plus ou moins grande depuis le simple « rhume », jusqu'à la bronchite diffuse.

Mais quel qu'en soit le degré on peut dire que presque toujours l'évolution de la trachéo-bronchite comporte *3 stades histologiques et cliniques* :

a) *Période de début ou de crudité ou de congestion.* — Elle correspond à l'invasion et dure en moyenne de 3 à 8 jours. *Histologiquement* elle est caractérisée par l'hyperémie et l'infiltra-

tion leucocytaire de la muqueuse trachéo-bronchique, bref congestion muqueuse. Il y a hypertrophie ganglionnaire trachéo-
bronchique concomitante.

Cliniquement on constate : des *troubles généraux* (fièvre, fris-
sons, cryesthésie, céphalée, courbature, abattement, etc.); *des
troubles fonctionnels* (douleur rétro-sternale, dysphonie, toux
sèche, quinteuse, fatigante, etc.); *des signes physiques* discrets,
quelques sibilances et quelques ronflements.

b) Période d'état ou de coction ou de suppuration. — *Histologiquement* elle correspond à l'établissement du processus suppu-
ratif : hyperleucocytose, hypersécrétion glandulaire muqueuse,
desquamation épithéliale. L'hypertrophie ganglionnaire trachéo-
bronchique persiste.

Cliniquement : Les symptômes généraux s'atténuent : la fièvre
tombe, la céphalée, la courbature diminuent et disparaissent, la
peau devient moite.

L'expectoration s'établit, muco-purulente, puis purulente ;
elle est plus facile ; la *toux* utile est moins fatigante et moins
quinteuse ; la douleur rétro-sternale n'existe plus.

L'auscultation révèle l'existence dans une zone plus ou moins
étendue des gros râles, ronflants et sibilants et de gros râles
muqueux.

La durée de cette période est très variable ; en moyenne de
1 à 3 semaines.

c) Période de déclin ou de réparation ou d'assèchement. — *Histologiquement* : elle correspond à la réparation de la muqueuse
infectée et desquamée. La suppuration se tarit graduellement.
Cliniquement : elle se manifeste par la disparition progressive des
phénomènes généraux, de la toux, de l'expectoration.

*
* *

Les **indications thérapeutiques** correspondant à ces 3 périodes
sont différentes.

1

A la *première période* il y a lieu :

1° de **combattre la congestion de la muqueuse bronchique** particulièrement accusée et pénible à cette période.

2° de **calmer la toux** irritante et inutile.

3° de **combattre** l'infection générale et ses **manifestations.**

4° de **combattre** l'infection rhino-pharyngée qui accompagne à l'ordinaire l'infection trachéo-bronchique.

1° **On combattra la congestion de la muqueuse bronchique :**
a) en sollicitant *la vaso-dilatation cutanée* et *la vaso-constriction profonde* par révulsion, par un des nombreux moyens traditionnellement employés à cet usage : sinapismes, cataplasmes, bains de pieds sinapisés, bottes d'ouate aux jambes, ventouses, enveloppements humides du thorax, et même, surtout chez les enfants, bains chauds à 35-38° (Voir *Agents physiques usuels*).

On ne saurait assez recommander aux personnes qui soignent les patients d'appliquer les cataplasmes tièdes et non très chauds, parce que la farine de moutarde agit mieux à température modérée qu'à température très élevée et surtout afin d'éviter les brûlures. Nous en avons eu plusieurs fois à soigner qui n'avaient pas d'autre origine ; dans un cas la brûlure était étendue à tout le dos et atteignait le 3ᵉ degré. On recommandera donc de s'assurer soigneusement au préalable avec la main de la température du cataplasme et on rappellera, détail souvent méconnu, que la farine de moutarde doit être saupoudrée à la surface du cataplasme et non incorporée à la farine de lin.

L'enveloppement humide du thorax, surtout sous forme de *compresses thoraciques échauffantes* rend d'incomparables services : il soulage la toux, fluidifie les mucosités bronchiques, fait disparaître la dyspnée, atténue la douleur rétro-sternale. Les patients en accusent toujours un grand mieux être. Il est parti-

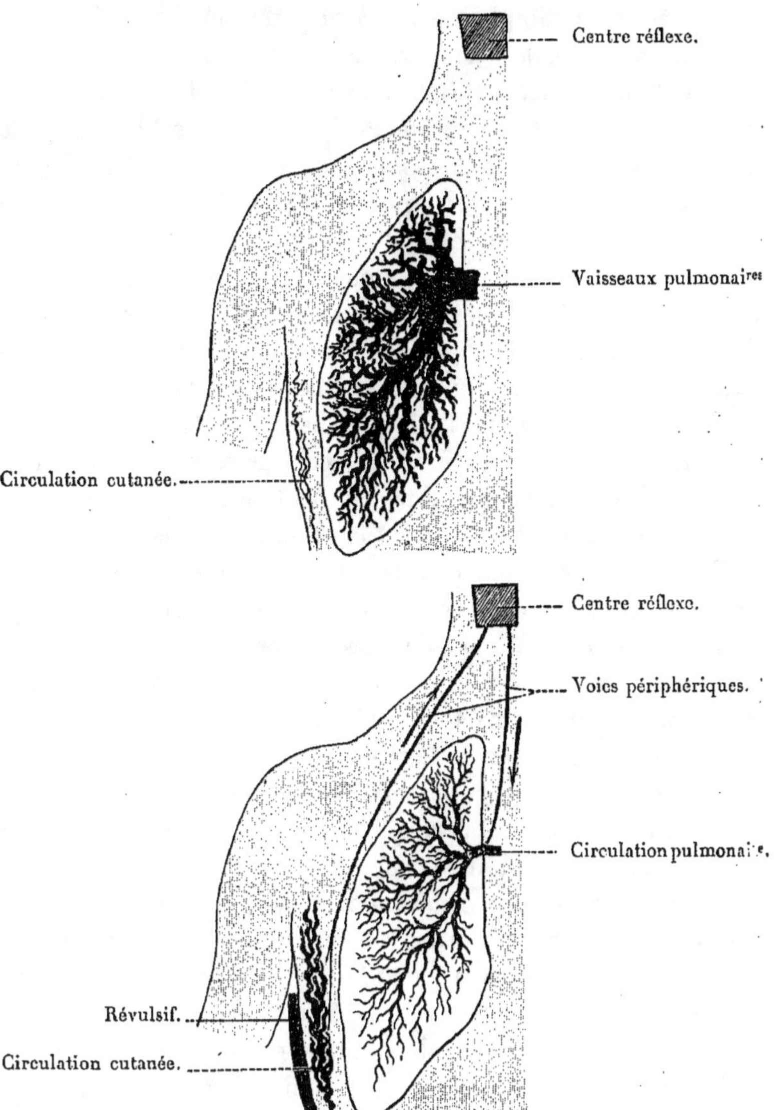

Fig. 1. — Schéma du mécanisme d'action de la révulsion cutanée.

culièrement recommandable dans la bronchite infantile. On en trouvera la technique détaillée in *Agents physiques usuels*, p. 189.

Une technique simple consiste à disposer sur une ceinture de flanelle, une pièce de taffetas gommé assez grande pour faire le tour du thorax et s'étendre du creux des aisselles aux crêtes iliaques et sur le taffetas une serviette éponge convenablement pliée, trempée dans de l'eau à 25-30° et modérément exprimée. Le malade se couche, de façon que les régions thoraciques postérieure et lombaire reposent sur cet appareil dont chaque pièce est enroulée successivement autour du thorax. La ceinture est fixée par des épingles de nourrice et complétée si besoin est par des épaulières croisées (fig. 2). On peut laisser cet appareil pendant 3 heures et en renouveler l'application 3 fois dans les 24 heures. On peut varier à l'infini ce dispositif. Par exemple, pour être plus sûr que l'appareil ne glissera pas et que les sommets pulmonaires soient recouverts on peut adopter un dispositif triangulaire. Après l'enlèvement la peau sera séchée avec soin.

Chez les *enfants* pour peu que la bronchite ait la moindre tendance à diffuser on n'hésitera pas à pratiquer la *balnéothérapie chaude*. C'est encore le meilleur moyen préventif de la bronchite capillaire et de la broncho-pneumonie. On donnera dans les 24 heures un ou deux bains à 35° d'une durée de 5 minutes, terminés par une courte ablution de la tête et de la nuque avec de l'eau à 25°. L'enfant est séché, et enveloppé dans une couverture de laine pendant la demi-heure qui suit, séché à nouveau et rhabillé à ce moment avec du linge chaud.

  b) En instituant une *médication diaphorétique* essentiellement constituée par l'administration *d'infusions chaudes* additionnées au besoin de quelque préparation stimulante et diffusible dont l'*alcool* et l'*ammoniaque* sont les types (*Liqueur ammoniacale anisée*). C'est la vieille et si rationnelle pratique populaire de la sudation.

La peau est en effet sèche à la première période de la bronchite et la détente caractéristique du passage à la deuxième période s'accompagne précisément d'un état sudatif plus ou moins accentué. En fait, et l'observation est banale, l'administration d'une infusion chaude, d'une tisane, calme la toux, atténue l'impression si pénible de sécheresse pharyngée et de brûlure rétro-sternale, provoque la sudation, diminue la courbature, favorise l'expectoration. Les infusions de fleurs de bourrache, de sureau, de capillaire, de feuilles d'eucalyptus, de fleurs de mauve,

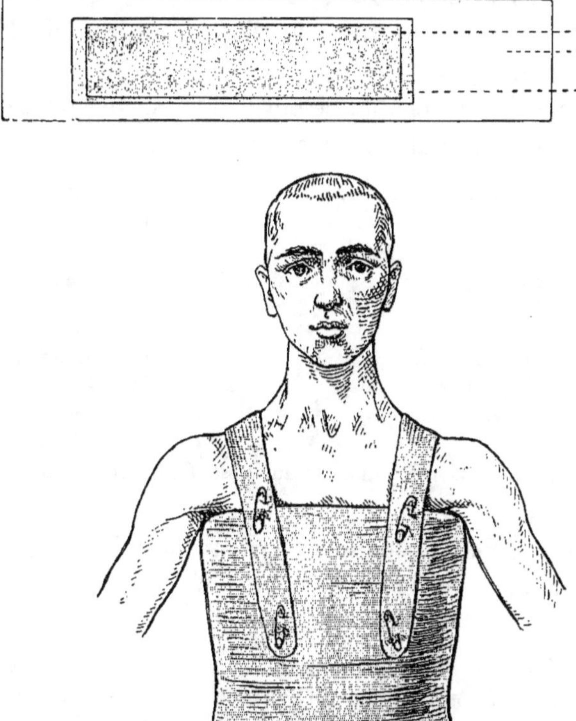

Fig, 2. — Schéma d'un enveloppement thoracique.

de fleurs de violette, de coquelicot, d'espèces pectorales, d'hysope sont à tort ou à raison les plus réputées. On les fera préparer au moment du besoin par simple infusion pendant une demi-heure de 5 à 10 grammes de la substance choisie dans un litre d'eau bouillante ; on les fera passer sur un filtre ou une étamine et administrer chaudes édulcorées avec de la racine de réglisse ou du miel ou du sucre ou un sirop médicamenteux.

L'*alcool* peut être administré à titre de stimulant diaphorétique sous forme de grogs légers, ou mieux associé aux tisanes précédentes sous forme de cognac, de rhum, d'élixir de Garus (par cuiller à dessert), de potion de Todd, de sirop de Punch (par cuiller à soupe).

Il sera facile d'y associer au besoin l'ammoniaque ou ses sels comme dans les 2 formules types suivantes :

                 Acétate d'ammoniaque. . . . . . .   4 grammes.
                 Cognac vieux.. . . . .   6o   —
                 Sirop de capillaire.   100   —

Par cuiller à soupe, dans une tasse de tisane, 3 ou 4 dans les 24 heures.

ou

                 Essence d'anis. . . . .   un gramme.
                 Ammoniaque pure..   6   —
                 Alcool à 90°..   24   —
                                                      M. S. A.

10 à 15 gouttes, 4 fois par jour dans une tasse d'infusion ou un peu d'eau sucrée.

Cette pratique diaphorétique est surtout fort utile les 2 ou 3 premiers jours.

2° On calmera la toux :

a) *en écartant du malade toute cause d'irritation trachéobronchique* ce qu'on obtiendra :

1° *en condamnant le malade à la chambre* et même au lit de façon à lui éviter tout changement brusque de température auquel il est à cette période particulièrement sensible. La température de la chambre sera maintenue à 15°-18°. Autant que possible la chambre devra être vaste et facilement aérable. Le lit sera soigneusement écarté de tout courant d'air possible ; nous avons vu un enfant contracter une broncho-pneumonie sous l'influence d'un courant d'air filtrant par le trou de la serrure d'une porte auquel son berceau était accoté.

2° *en condamnant le malade au silence* presque absolu. Il est de constatation banale que l'exercice de la parole exaspère la toux.

3° *en interdisant* bien entendu *la chambre du malade aux fumeurs* et à fortiori en interdisant au malade de fumer.

4° *en réalisant une ambiance aromatique humide.* L'air sec et plus particulièrement l'air sec chargé de germes et de poussières, et on sait qu'il est tel dans les villes et surtout dans les chambres de malade, se montre tout spécialement irritant et tussigène pour les bronchitiques surtout à cette période. S'il était possible de procurer aux patients un air pur, exempt de germes et de poussières, on pourrait presque se borner là au point de vue thérapeutique.

On rendra cet air humide et partant moins nocif en saturant l'atmosphère de vapeur par ébullition d'eau près du lit du patient dans un récipient à large surface d'évaporation chauffé sur un réchaud.

Il est traditionnel et recommandable de charger cette vapeur d'essences balsamiques probablement bienfaisantes par addition de feuilles d'eucalyptus, de teinture de benjoin, d'essence de térébenthine ou d'un mélange aromatique composé du type suivant :

Eucalyptol.	5 grammes.
Essence de térébenthine.	10 —
Teinture de benjoin.	20 —
Alcool à 90°.	40 —

Usage externe.

Une cuiller à café dans un litre d'eau pour vaporisations.

Il est préférable à notre avis, la teinture de benjoin et d'eucalyptus se précipitant par simple addition de leur volume d'eau, de répandre ces teintures ou l'essence de térébenthine voire la créosote sur des linges suspendus autour du lit du patient, concurremment avec l'évaporation d'eau sus indiquée.

b) en administrant au malade des *drogues calmantes.*

Les plus usuelles, les plus efficaces sont comme on sait les *opiacés* (opium et ses dérivés, morphine, codéine, dionine, héroïne, etc. V. Médicaments usuels), on sera particulièrement prudent dans leur emploi chez les enfants, les vieillards, les hépa—

tiques et les rénaux ; — on peut y associer diverses drogues calmantes dont les plus usitées sont : l'*aconit*, la *belladone*, la *jusquiame*, l'eau de laurier-cerise, le bromoforme, etc. Ces dernières substances comportent quelques remarques posologiques relatives aux modifications du nouveau Codex (1908) et qu'il nous paraît utile de rappeler ici. L'*aconit*, la *belladone*, la *jusquiame* se prescrivent souvent sous forme de teinture ; or l'ancien Codex indiquait des teintures officinales au cinquième, le nouveau Codex indique des teintures officinale aux dixième, d'activité moitié moindre que les précédentes, on devra donc les prescrire à doses doubles : voici d'ailleurs à titre documentaire les doses maxima indiquées par dose et par jour, pour un adulte, par le Codex 1908 :

	DOSES MAXIMA	
	pour une dose.	pour 24 heures.
Teinture d'aconit (racine) au dixième.	o gr. 50 XXVIII gouttes.	1 gr. 50 LXXXV gouttes.
Teinture de belladone (au dixième).	1 gr. LVII gouttes.	4 gr.
Teinture de jusquiame (au dixième).	1 gr.	4 gr.

En ce qui concerne les extraits alcooliques de ces mêmes substances, beaucoup moins souvent employés, du moins dans la bronchite, le Codex donne les doses suivantes :

	DOSES MAXIMA	
	pour une dose.	pour 24 heures.
Extrait alcoolique d'aconit.	$0^{gr},03$	$0^{gr},10$
— de belladone.	o o3	o 10
— de jusquiame.	o 10	o 3o

1. Ces doses sont des doses d'adulte ; on sait qu'il existe de nombreuses formules de réduction permettant de calculer approximativement les doses « infantiles ».

La dose d'adulte étant prise pour unité la *table classique* de Gaubius donne les proportions suivantes :

     1 à 3 ans.. . . . . 1/6 de dose d'adulte.
     3 à 7 ans.. . . . . 1/3   —
     7 à 13 ans. . . . . 1/2   —
     13 à 20 ans. . . . . 2/3   —

La règle que nous suivons est la suivante : *la dose d'adulte étant prise pour*

En ce qui concerne l'*eau de laurier-cerise,* celle du *nouveau Codex* à $0^{gr},10$ pour 100 est au contraire *2 fois plus active que l'ancienne,* et doit donc être employée à doses moitié moindres. Le Codex indique comme doses maxima : 2 grammes pour une dose, 10 grammes pour un jour.

Le *bromoforme* s'emploie enfin aux doses courantes de $0^{gr},30$ à $1^{gr},50$ pro die ; il est peu soluble, en sorte que, comme nous le verrons pour obtenir une potion correcte au bromoforme il faut y incorporer une petite proportion de chloroforme ou de l'alcool ou l'incorporer à un looch huileux par addition d'huiles d'amandes douces et de gomme arabique.

Ayant rappelé ces éléments nous sommes à même de formuler correctement un grand nombre de potions calmantes, en voici 4 types : gouttes, granules, potion, looch huileux bromoformé :

Gouttes calmantes.

Dionine.	dix centigrammes.
Teinture d'aconit.	deux grammes.
Teinture de jusquiame.	quatre grammes.
Eau distillée de laurier-cerise. . .	q. s. pour 10^{cc}.

Trente gouttes à soixante gouttes (environ 1^{cc} à 2^{cc}), 4 fois par jour, dans une tasse d'infusion.

Chaque prise contient environ $0^{gr},02$ à $0^{gr},04$ de dionine, $0^{gr},20$ à $0^{gr},40$ de teinture d'aconit, $0^{gr},40$ à $0^{gr},80$ de teinture de jusquiame.

unité, la dose infantile sera égale à autant de fois 1/20 de cette dose que l'enfant a d'année plus une, ex. :

1 an (1 + 1).	2/20 = 1/10
2 ans (2 + 1).	3/20 environ 0/7
3 ans (3 + 1).	4/20 = 1/5
4 ans (4 + 1).	5/20 = 1/4
5 ans (5 + 1).	6/20 = 3/10
6 ans (6 + 1).	7/20 environ 1/3
7 ans (7 + 1).	8/20 = 4/10
8 ans (8 + 1).	9/20
9 ans (9 + 1).	10/20 = 1/2
14 ans (14 + 1).	15/20 = 3/4
19 ans (19 + 1).	20/20 = 1 dose d'adulte.

Il ne faut pas d'ailleurs se faire autrement illusion sur la rigueur de ces règles tout approximatives, et subordonnées dans la pratique à l'observation directe des effets thérapeutiques obtenus et de la tolérance individuelle.

On pourait formuler plus simplement :

Teinture d'aconit.. . . . .   } àà 5 grammes.
Teinture de jusquiame. . . . . '.   }

XX à XXX gouttes, 3 fois par jour.

Granules.

Extrait alcoolique d'aconit. . . .   un centigramme.
Extrait mou de drosera rotundifolia.   quatre centigrammes.
Poudre de réglisse.. . . . . .   Q. S.
                   pour un granule argenté, n° 40.

2 à 6 par jour avant les repas.

Sirop calmant.

Teinture d'aconit.. . . . .   2 grammes.
Eau de laurier-cerise. . . . . . } àà 8 —
Benzoate de soude. . . . . . . }
Sirop de codéine.. . . . . . . }
   — polygala. . . . . . . } àà 50 —
   — tolu.. . . . . }

4 cuillers à soupe dans les 24 heures, en dehors des repas, dans une tasse de tisane pectorale (potion pour 2 jours).

Potion calmante.

Extrait thébaïque.. . . . . . .   cinq centigrammes.
Alcoolat d'aconit. . . . . . .   XX gouttes.
Eau de laurier-cerise.. . . . .   5 grammes.
Potion gommeuse. . . . . .   150 —
M. S. A. Par cuiller à soupe   (P. Le Gendre).

Voici d'après Marfan une formule de looch huileux bromoformé susceptible de rendre des services dans l'enfance.

Looch huileux bromoformé.

Bromoforme. . . . .   7 grammes.
Huile d'amandes douces. . . . } àà 30 —
Gomme arabique pulvérisée. . . }
Sirop de fleurs d'oranger. . . .   40 —
Eau distillée de laurier-cerise.. . .   10 —
Eau distillée Q. S. p. . . . . .   300^{cc}.

Il contient IV gouttes de Bromoforme par cuiller à café, on pourra en donner 3 cuillers à café par jour chez un enfant de un an, 3 cuillers à dessert chez un enfant de 2 ans, 3 cuillers à soupe chez un enfant de 3 ans.

L'oethone (orthoformiate d'éthyle) antispasmodique, parfois actif, même dans la coqueluche, est souvent utile dans les toux rebelles à la dose de X à XX gouttes, prise dans un peu d'eau sucrée et répétée au besoin 6 à 8 fois dans les 24 heures.

On peut varier ces formules à l'infini tant en variant les proportions respectives, que par association à diverses autres drogues antipyrétiques et sédatives telles l'antipyrine, expectorantes telles le kermès, le polygala, l'oxyde blanc d'antimoine, le benzoate de soude, toni-cardiaques telles l'alcool, la digitale, la spartéine, la caféine, etc.

Nous en donnerons quelques types à l'occasion de l'étude de la période de coction.

3° **On combattra l'infection générale et ses manifestations** par l'administration d'un *purgatif,* d'autant plus opportun que la trachéo-bronchite s'accompagne presque fatalement d'infection gastro-intestinale plus ou moins marquée et par l'administration d'un *antipyrétique-analgésique.*

a) Nous donnons la préférence aux *purgatifs salins* : sulfate de magnésie, citrate de magnésie, tartrate de magnésie (30 à 50 grammes), eaux minérales purgatives.

b) Quant aux *antipyrétiques-analgésiques* on peut s'adresser à la quinine, à l'antipyrine ou au pyramidon, à la phénacétine. Nous employons à l'ordinaire un mélange d'exalgine, phénacétine, antipyrine, quinine auquel nous associons une faible dose d'un toni-cardiaque, la caféine destinée à combattre l'action dépressive neuro-cardiaque exercée par les dérivés de l'aniline et et de l'antipyrine. En voici un type :

Caféine.	} àà 0gr,10
Exalgine.	
Phénacétine.	0 20
Bichlorhydrate de quinine.	0 30
Antipyrine..	0 40
	pour un cachet, n° 3.

Un cachet l'après-midi, 3 jours de suite.

Cette formule comme les précédentes n'a rien d'absolu, on peut en varier la composition qualitative et quantitative à l'infini (Voir *Médicaments usuels*).

c) Pendant toute cette période l'*alimentation* sera légère, constituée surtout par des aliments liquides : laitages, potages, crèmes de légumes, marmelades de fruits, et répartie en petites prises régulièrement espacées, ne fût-ce que pour éviter ces poussées congestives si désagréables qui suivent régulièrement, à cette période, l'ingestion d'un repas un peu copieux.

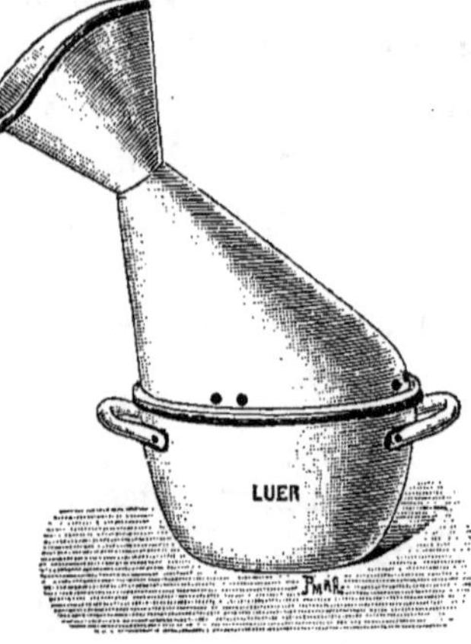

Fig. 3. — Inhalateur Nicolay.

4° On combattra l'infection rhino-pharyngée concomitante par les soins appropriés (Voir *Thérapeutique spéciale* : nez, gorge, etc.). Nous la réalisons à l'ordinaire en faisant pratiquer au malade des *gargarismes* et des *inhalations* avec le mélange suivant :

Essence de badiane.. . . . . XX gouttes.
Menthol. . . . . 1 gramme.
Salol. . . . . 4 —
Alcool à 90°.. . . . . 100cc.

Usage externe.

Une cuiller à café dans une tasse d'eau bouillante pour *inhalations* naso-buccales (10 minutes) et pour *gargarismes* (quand le mélange est tiède). On répètera cette pratique 4 à 6 fois dans la journée.

L'inhalation et le gargarisme exécutés on garnira les narines avec de la *vaseline stérilisée, boriquée, camphrée* ou *résorcinée* (1/40) en *tube* en ayant soin de passer l'embout du tube dans une flamme de lampe à alcool avant et après chaque emploi.

Pour les inhalations on pourra employer soit simplement une tasse ordinaire soit un des nombreux inhalateurs du commerce (figure 3).

Dans les cas où l'infection naso-pharyngée est plus marquée ou plus tenace on se trouvera bien de 3 ou 4 *pulvérisations naso-pharyngées* quotidiennes d'huiles médicamenteuses au moyen d'un pulvérisateur ad hoc (fig. 4 et 4bis).

La préparation suivante nous donne les meilleurs résultats :

Résorcine. . . . . } àà 2 grammes.
Huile de cinnamone. . . . . . . }
Huile de vaseline. . . . . . .   50 —

Usage externe.

*
* *

Si, faisant état des notions de clinique thérapeutique précé-

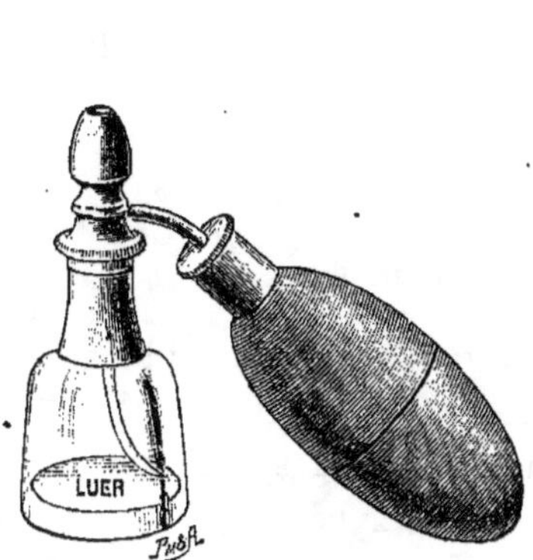

Fig. 4. — Pulvérisateur pour
huile mentholée.

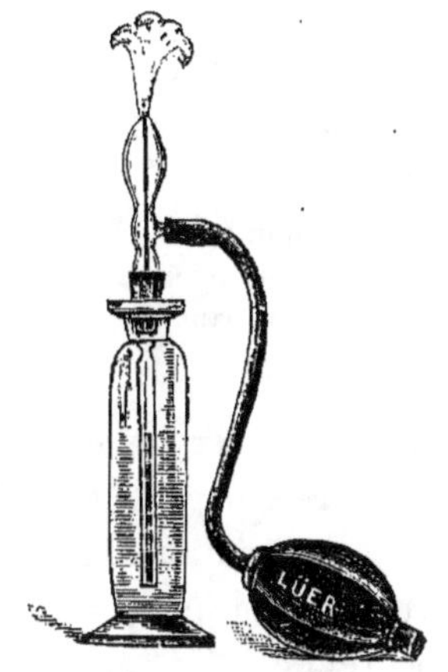

Fig. 4 *bis*. — Pulvérisateur nez
de Ruault.

demment rappelées nous les condensons, à fins pratiques, sous
forme d'

**Ordonnance schématique relative à un cas de bronchite aiguë,
d'intensité moyenne, à la période congestive, chez un adulte,**
nous pouvons en donner le type suivant valable pour les 2 ou 3
premiers jours.

I. — TRAITEMENT INTERNE.

1° Toutes les 4 heures (7 heures, 11 heures, 3 heures, 7 heures) donner : une tasse d'infusion chaude d'espèces pectorales additionnée d'une cuiller à dessert de cognac et d'une cuiller à soupe du sirop suivant :

Teinture d'aconit..	2 grammes.
Eau de laurier-cerise.	ãã 8 —
Benzoate de soude.	
Sirop de codéine..	
— polygala.	ãã 5o —
— tolu..	

2° A 10 heures et à 4 heures le premier jour, à 2 heures de l'après-midi, les 2 jours suivants prendre un des cachets suivants :

Caféine.	0,810
Bichlorhydrate de quinine.	o 25
Antipyrine.	o 5o

pour un cachet, n° 4.

3° Se purger un matin avec un grand verre de Rubinat (ou telle autre eau purgative).

4° Alimentation légère : lait, laitages, potages, légumes, fruits répartis en 4 petits repas (8 heures, 12 heures, 4 heures et 8 heures).

II. — TRAITEMENT EXTERNE.

1° Cataplasmes sinapisés ou *mieux,* enveloppement humide du thorax de 7 à 10 heures matin et soir et au besoin une 3° fois dans l'intervalle 1 heure-4 heures.

2° Avant chaque prise de tisane, *inhalations* puis *gargarismes* avec une tasse d'eau très chaude additionnée d'une cuiller à café du mélange suivant :

Essence de badiane.	XX gouttes.
Menthol.	1 gramme.
Salol.	4 —
Alcool à 90°.	100°°

Usage externe.

3° Garnir ensuite les narines avec

Résorcine. . . . . $\}$ āā 2 grammes.
Huile de cinnamone.. . . . . . $\}$
Huile de vaseline. . . . . . .   5o —
Usage externe.

III. — HYGIÈNE GÉNÉRALE.

1° Garder le lit.

Maintenir la température de la chambre à 15°-18°.

Aérer le plus possible en évitant cependant les courants d'air.

Aération continue si le climat, la saison et la chambre le permettent.

Éviter avec soin la production de fumée ou de poussière.

Parler le moins possible.

2° Faire évaporer de l'eau d'eucalyptus dans la chambre et de
l'essence de térébenthine répandue sur des linges autour du lit
du malade.

Voici à titre de documentaire un *2ᵉ type d'ordonnance abrégée
pour un cas similaire.*

TRAITEMENT DE LA BRONCHITE AIGUË A LA PREMIÈRE PÉRIODE (CONGESTIVE).

1° *Combattre la congestion* (par l'application de cataplasmes
sinapisés, les enveloppements humides du thorax, les bottes
d'ouate aux jambes, les bains chauds à 38°), suivant l'intensité de
la congestion bronchique.

2° *Calmer la toux* (inutile à cette période) et *favoriser l'établissement de l'expectoration* (passage à la période de coction)
par administration associée de *calmants* (aconit, eau de laurier-
cerise, codéine, bromoforme) et *d'expectorants* (kermès, polygala, oxyde blanc d'antimoine, benzoate de soude).

Par exemple :

Dionine.	huit centigrammes.
Teinture d'aconit.	2 grammes.
Benzoate de soude.	8 —
Sirop de polygala.	} àà 40 —
Sirop de Tolu.	
Hydrolat de tilleul.	80 —

4 cuillers à soupe dans les vingt-quatre heures, en dehors des repas, dans une tasse de tisane pectorale (potion pour deux jours).

3° *Combattre* s'il y a lieu l'*infection générale et la fièvre* par un *purgatif salin* et un *antipyrétique* :

Bichlorhydrate de quinine.	} àà 0^{gr},30
Antipyrine.	

Pour un cachet n° 2.

Un cachet le premier et le deuxième jour, vers deux heures de l'après-midi, avec une tasse d'infusion chaude.

4° *Combattre la sécheresse irritante de l'air.* — Faire bouillir près du lit du malade de l'eau additionnée de feuilles d'eucalyptus et de teinture de benjoin.

II

A la **période de coction,** la fièvre est tombée, le malaise général très atténué, l'infection manifestement décline, la toux plus franche est plus humide, l'expectoration s'établit, la congestion bronchique est moins intense.

1° L'*indication essentielle est de faciliter l'expectoration*, la *médication expectorante* passe au premier plan. A une période un peu plus avancée que nous décrirons avec la période de déclin, d'assèchement, on y associera la médication balsamique cicatrisante.

Les AGENTS EXPECTORANTS les plus usités sont le *benzoate de soude*, éliminateur fluidifiant énergique, à la dose de 3 ou 4 grammes par jour, le *kermès* (oxysulfure d'antimoine), expectorant émétisant, insoluble dans l'eau et l'alcool en sorte qu'il doit être prescrit en potion gommeuse aux doses de 0^{gr},10 à 0^{gr},50 ou en tablettes, l'*oxyde blanc d'antimoine*, beaucoup moins actif que les précédents, surtout employé en médecine infantile aux doses quotidiennes de 4 à 6 grammes en potion gommeuse ou en looch.

L'*ipécacuanha* est un des meilleurs expectorants connus. La *poudre d'ipécacuanha opiacée* ou *poudre de Dower* (officinale) peut fournir seule ou associée à d'autres substances les éléments d'une médication expectorante et sédative très active ; nous rappelons qu'un gramme de cette poudre composée renferme dix centigrammes de poudre d'opium, dix centigrammes de poudre d'ipécacuanha, quarante centigrammes de nitrate de potasse et quarante centigrammes de sulfate de potasse (Voir *Médicaments usuels*).

L'*iodure de potassium* a une action fluidifiante incontestable, mais n'est certes pas recommandable dans la trachéo-bronchite aiguë à cause de son action congestionnante si marquée.

Voici à titre d'indications quelques formules expectorantes qui peuvent convenir à cette période :

Pilules.

Baume de soufre anisé. . .	II gouttes.	
Benjoin de Siam.	}	
Gomme ammoniaque.. . .	àà 0^{gr},05 centigrammes.	
Poudre de Dower.	0 10 —	

F. s. a.   pour une pilule.

5 à 6 par jour en dehors des repas (1 heure avant, 2 heures après).

ou

Extrait de racine d'aconit. . .	un centigrammes.	
Benzoate de soude.	}	
Poudre de Dower.	àà cinq centigrammes.	
Goudron de Norvège purifié. .		

F. s. a.   pour une pilule.

3 à 6 par jour en dehors des repas.

Cachets.

Sulfate de quinine.. . . .	0^{gr},20 centigrammes.	
Benzoate de soude.. . . .	}	
Poudre de Dower.	àà 0 40 —	

     pour un cachet.

3 cachets dans les 24 heures avec une tasse d'infusion aromatique en dehors des repas.

Potions.

Kermès minéral.	0ᵍʳ,50 centigrammes
Benzoate de soude.	}
Gomme ammoniaque.	} àà 5 grammes.
Emulsion d'amandes douces. . .	60 —
Julep gommeux.	90 —

4 cuillers à soupe dans les 24 heures en dehors des repas.

Kermès minéral.	0ᵍʳ,15
Extrait thébaïque.	0 15
Iodure de potassium.	0 50
Eau de laurier-cerise.	20 grammes.
Julep gommeux. Q. S. p.	200 —

3 cuillers à soupe dans les 24 heures en dehors des repas.

2° L'élément congestif étant moins marqué, les révulsions précédemment indiquées à l'occasion de la période de début peuvent être remplacées par des *badigeonnages de teinture d'iode* ou des *frictions thoraciques aromatiques,* à l'essence de térébenthine mitigée d'alcool, au Baume de Fioravanti ou à tel autre mélange alcoolo-aromatique du type suivant :

Baume de Fioravanti.	}
Alcoolat de lavande.	} àà 60 grammes.
Alcoolat de romarin.	}

Usage externe.
pour frictions.

3° Il y aura tout avantage à continuer les *soins naso-pharyngés* précédemment indiqués.

4° L'*alimentation tout en restant* légère pourra se rapprocher de la normale : potages légers au bouillon de poulet, ou potages maigres, œufs à la coque, volaille, purées de légumes, marmelades de fruits, infusions.

5° Il sera prudent que le malade garde encore la chambre et que les vaporisations y soient continuées, mais il pourra se lever, marcher quelque peu, lire, écrire, bref reprendre en partie ses occupations.

*
* *

Si nous appliquons les notions précédentes au traitement

d'un cas de **bronchite aiguë** *d'intensité moyenne arrivée chez un* **adulte** *à la* **période de suppuration,** *nous obtenons l'ordonnance type suivante :*

I. — TRAITEMENT INTERNE.

1° Toutes les 4 heures (7, 11, 3, 9 heures), avec une tasse d'infusion une des pilules suivantes :

Baume de soufre anisé. . .	II gouttes.	
Benjoin de Siam.	}	
Gomme ammoniaque.. . .	} àà 0^{gr},05 centigrammes.	
Poudre de Dower.	0 10 —	
F. s. a.	pour une pilule, n° 20.	

2° Collation à 8 heures et à 4 heures : thé ou café au lait et biscottes.

Repas à 12 heures et à 7 heures, constitués par des potages, des œufs, des légumes et des fruits ou des crèmes.

II. — TRAITEMENT EXTERNE.

1° *Frictions thoraciques* matin et soir avec le mélange suivant :

Baume de Fioravanti.	}
Alcoolat de lavande..	} àà 50 grammes.
— romarin..	}

Usage externe.

2° Continuer les *inhalations et les gargarismes* de la période précédente.

III. — HYGIÈNE GÉNÉRALE.

1° Garder la chambre.
2° Continuer les évaporations.
3° Ni fumée, ni poussière.

III

A la **période de déclin,** de réparation, d'assèchement, les phénomènes généraux ont à peu près complètement disparu, la toux, toux utile expectorante, est moins pénible, l'expectoration persiste plus ou moins abondante, plus ou moins facile.

L'indication dominante consiste à favoriser la cicatrisation, l'assèchement bronchique — à tarir la suppuration tout en facilitant l'expulsion.

Les *expectorants,* mentionnés précédemment, trouvent donc ici encore leur place, mais ce sont les *balsamiques* qui a cette période rendront les plus notables services et ultérieurement les *sulfureux*.

Au premier rang des balsamiques utilisables au décours de la bronchite aiguë il convient de mentionner la *térébenthine* et surtout son dérivé la *terpine*.

Les *térébenthines* sont des oléo-résines fournies par plusieurs espèces de conifères ; elles sont insolubles dans l'eau, solubles dans l'alcool, l'éther et les huiles. On emploie exclusivement les térében-thines d'Alsace (Pinus Picea) et de Venise (Larix europoea) et l'essence de térébenthine obtenue par distillation sèche des térébenthines. Absorbées à petites doses (moins de 4 grammes) térébenthines et essence de térébenthine s'éliminent partie par exhalation pulmonaire en modifiant favorablement la sécrétion bronchique, partie par l'urine. On les emploiera en capsules, pilules, sirops, potions. Voici quelques formules utilisables :

Les *capsules officinales d'essence de térébenthine* renferment 55 pour 100 de leur poids d'essence de térébenthine, on en donnera 6 à 8 dans les 24 heures.

Pilules.

Térébenthine d'Alsace.. . . ⎫	
Benzoate de soude. . . . ⎬ àà 0^{gr},15 centigrammes.	
Hydrocarbonate de magnésie. ⎭	

F. s. a.   pour une pilule, n° 100.

6 à 15 par jour.

Sirop. — Il est difficile d'évaluer même approximativement la teneur en substance active du sirop officinal en térébenthine, on pourra le prescrire larga manu, à la dose de 4 à 6 cuillerées à soupe par jour.

Potion. — Il nous semble plus rationnel de prescrire le cas échéant, la térébenthine en potion légèrement alcoolisée comme dans la formule suivante :

Térébenthine de Venise.	10 grammes.
Cognac vieux.	20 —
Sirop de capillaire.	} àà 90 —
— baume de tolu..	

3 à 4 cuillers à soupe dans les 24 heures.

La *terpine* (dihydrate de térébenthine) s'est montrée supérieure à la térébenthine dans le traitement des sécrétions bronchiques qu'elle accroît et fluidifie à petites doses ($0^{gr},30$ à $0^{gr},60$), qu'elle tarit à dose plus élevée ($0^{gr},80$ à 1 gramme). Elle possède de plus sur la térébenthine le grand avantage de ne pas irriter la muqueuse digestive, à vrai dire cette qualité est en partie annihilée par le fait de sa solubilité à peu près nulle dans l'eau, faible dans l'alcool (1/7 avec alcool à 90°), un peu meilleure dans un mélange d'alcool et de glycérine, qui oblige à la prescrire sous forme de potion glycérique fortement alcoolisée.

C'est à notre avis avec le benzoate de soude et le thiocol le modificateur le plus précieux que nous connaissions de la suppuration bronchique à la période de déclin. Nous donnons à titre d'indications quelques formules qui, pour nous, ont fait leurs preuves :

Pilules.

Codéïne.	un centigramme.
Benzoate de soude.	} àà dix centigrammes.
Terpine.	
Miel blanc.	q. s.

pour une pilule, n° 60.

4 à 6 par jour en dehors du repas.

Cachets.

Terpine.	} àà $0^{gr},25$
Poudre de Dower.. . . . . , . . .	
Benzoate de soude..	0 50

pour un cachet, n° 30.

3 par jour. en dehors des repas.

Potion composée.

Terpine..	3 grammes.
Teinture de racines d'aconit.	2 —
Glycérine officinale.	
Elixir de Garus.	} àà 60 —
Sirop de tolu.	

3 cuillers à soupe dans les 24 heures.

Elixir.

Terpine..	10 grammes.
Alcool à 90°.	Q. S. pour dissoudre.
Teinture de vanille.	5 cent. cubes.
— cacao..	10 —
Alcoolat de Garus..	30 —
Glycérine neutre.	
Sirop de capillaire.	} àà 250 cent cubes.
— tolu.	

Un verre à liqueur, 2 à 4 fois dans les 24 heures, avant les principaux repas.

Nombre d'autres balsamiques (terpinol, eucalyptol, goménol, etc.) peuvent encore être employés ; nous verrons qu'on peut y adjoindre en quelques circonstances la créosote et ses dérivés le gaïacol et le thiocol. Nous aurons l'occasion d'y revenir à l'occasion de l'étude des bronchites chroniques.

Suivant la très juste observation de P. Le Gendre « il n'est pas rare de voir la bronchite se sécher en 24 ou 48 heures sous l'influence de cette médication (la terpine) et le malade se plaindre de douleurs rétro-sternales, de toux quinteuse (et fatigante), de perte de sommeil, de troubles digestifs : il faut alors suspendre ou baisser les doses ».

Généralement les balsamiques sus-indiqués suffisent à la thérapeutique interne de cette période. Si la bronchite semblait plus tenace, avait quelque tendance à passer à la chronicité il conviendrait sans plus tarder de faire appel aux *sulfureux* associés ou non à la médication balsamique sous l'une des formes suivantes. Mais il faudra s'assurer au préalable que la ténacité de la bronchite ne tient ni à une cardiopathie, ni à une néphropathie, ni à la bacillose, qui constituent des contre-indications au moins relatives à la médication sulfurée.

Nous verrons à l'étude des bronchites chroniques la pratique des eaux sulfureuses et du humage sulfuré. Dans le cas de bronchite aiguë traînaillante où le traitement se fait à domicile on se contentera habituellement de faire une cure sulfureuse sous forme de préparation sulfureuse artificielle ou d'eau sulfureuse naturelle par ex. :

Eau sulfureuse naturelle.

Eau de Labassère ou Eaux-Bonnes.   5o à 100 cent. cubes.

Additionnée d'une quantité égale de lait chaud et sucré, *le matin* au réveil ou dans l'après-midi.

Eau sulfureuse artificielle.

Monosulfure de sodium cristallisé. .	20 centigrammes.
Chlorure de sodium.	12 —
Silicate de soude.	10 —
Eau bouillie.	un litre.

15o à 200 c. c. le *matin* à jeun, dans quantité égale de lait chaud.

Poudre sulfureuse artificielle.

Sulfate de soude desséché et pulvérisé. . .	1 gramme.
Sulfure de calcium pulvérisé.	4 —
Sous-carbonate de soude pulvérisé. . . .	6 —

Mélanger avec soin et diviser en petits paquets de o^gr^,15 centigrammes.

Un paquet dans une tasse de lait chaud le *matin* à jeun, le *soir* au coucher. Se gargariser avec la moitié, ingérer l'autre.

A cette période on continuera les *frictions thoraciques* de la *période précédente* et les *soins nasopharyngés*.

Le malade sortira et reprendra graduellement ses occupations, mais il devra continuer à éviter avec soin la fumée, la poussière, les irritants et à se conformer aux pratiques d'hygiène générale que nous développerons à l'occasion de la prophylaxie de la bronchite aiguë.

*
* *

Il faut bien savoir qu'une bronchite aiguë simple correctement traitée doit *toujours* guérir. Si elle ne cède pas au traitement — il faut nécessairement penser à une cause pathogénique plus tenace — et examiner plus spécialement le malade au point de

vue tuberculose, cardiopathie, urémie, coqueluche, fièvre typhoïde, etc.

*
* *

Si nous résumons en une ordonnance comme nous l'avons fait
pour les périodes précédentes le *traitement de la* **bronchite aiguë
à la période de déclin** nous pouvons formuler comme suit :

TRAITEMENT INTERNE.

Terpine..	3 grammes.
Teinture de racines d'aconit. . . .	1 —
Benzoate de soude.	3 —
Glycérine neutre.. . . . . . . ⎫	
Elixir de Garus. . . . . ⎬ àà 60 —	
Sirop de tolu. . . . . ⎭	

3 cuillers à soupe dans les 24 heures (potion pour 3 jours).

2° Si la bronchite traînaille après une semaine du traitement
précédent, y associer le suivant :

Eau de Labassère..	100 cent. cubes.

Le *matin* à jeun avec quantité égale de lait chaud.

TRAITEMENT EXTERNE.

1° Continuer les *frictions thoraciques*.
2° Continuer les *soins rhinopharingés* de la période précédente.

HYGIÈNE GÉNÉRALE.

1° Sortir avec ménagement.
2° Pratiquer la cure d'air, autant que possible en air pur
exempt de fumée et de poussières.
3° Eviter les refroidissements, les passages brusques du chaud
au froid, les courants d'air. Veiller à avoir les pieds chauds.

*
* *

Enfin la *bronchite* étant dûment guérie, certaines personnes restent « sensibles des bronches », conservent une prédisposition extrême à se « réenrhumer ». On devra, en ce cas, rechercher avec soin, si cette prédisposition n'est pas sous la dépendance (chose fréquente) d'une rhino-pharyngite rebelle, ou d'un état diathésique déterminé (arthritisme), ou d'une modification locale de la résistance bronchique (emphysème), ou d'une infection tuberculeuse latente etc., on traitera avant tout cette cause morbide.

De toutes façons on instituera une **hygiène prophylactique** dont nous rappellerons seulement les traits principaux :

1° *Eviter autant que possible la poussière* — et si l'on est obligé de séjourner dans un endroit poussiéreux — employer exclusivement la respiration nasale et parler le moins possible.

2° *Eviter les causes ordinaires de l'irritation broncho-laryngée* c'est-à-dire : la fumée, le vent, les changements brusques de température, les courants d'air, l'inspiration d'air froid, l'usage de l'alcool et des épices.

3° *L'habillement* devra être particulièrement étudié, pour éviter la sudation excessive et, pour assurer l'assèchement relatif de la peau (port de flanelle, de tissus de laine, de tourbe, etc.). On devra se rappeler qu'on s'enrhume plus par la peau que par la bouche.

On ne couchera, ni ne se déshabillera dans une chambre froide.

4° On cherchera à endurcir l'organisme, à augmenter sa résistance au froid et à l'infection par un *entraînement méthodique*, principalement *hydrothérapique* et *aérothérapique*.

L'entraînement hydrothérapique consistera essentiellement en des tubs matutinaux ou en des douches en pluie progressivement refroidies et même ultérieurement, pendant la saison chaude en bains froids à l'air libre à la rivière ou à la mer dont on graduera la durée avec soin. Ultérieurement même des tubs ou des douches écossaises pourront, si le cas est favorable, augmenter la résistance de l'organisme aux changements brusques de température.

L'entraînement aérothérapique consistera en l'accoutumance progressive à la fenêtre ouverte, et en la cure d'air libre à la mer, à la montagne ou même simplement à la campagne pendant la saison chaude.

5° *Une hygiène quotidienne méthodique rhino-pharyngée* est de rigueur ; elle l'est encore davantage dans les périodes menaçantes, si l'on peut ainsi dire, où le rhume de cerveau menace de « tomber sur la poitrine ».

6° Enfin dans la *bronchite à répétition* les cures thermales seront souvent souveraines.

Si le malade est plutôt lymphatique, non congestif, exempt ou à peu près de tares digestives les eaux sulfureuses lui conviendront fort bien : Eaux-Bonnes, Cauterets, Allevard, Saint-Honoré.

S'il s'agit au contraire d'un neuro-arthritique, plus congestif que catarrhal le Mont-Dore lui conviendra mieux ; chez les herpétiques congestifs non déprimés on se trouvera bien de La Bourboule, chez les goutteux affaiblis de Royat (Voir *Clinique Hydrologique*, p. 264).

2° Ajoutons pour finir que quelquefois chez certaines personnes, l'emploi préventif des balsamiques, de capsules de térébenthine par exemple (6 à 8 par jour) pendant les périodes menaçantes de congestion pharyngo-trachéale parvient à enrayer le processus bronchitique.

BRONCHITES CAPILLAIRES ET BRONCHO-PNEUMONIE

La bronchite capillaire est la bronchite étendue aux petites bronches extra ou intra-lobulaires — elle est rarement primitive. Le plus souvent elle succède à la bronchite aiguë simple surtout à la bronchite diffuse, en particulier chez les débiles, les enfants, les vieillards; plus souvent encore elle est secondaire à une maladie infectieuse (rougeole, coqueluche, grippe, etc.). Elle est fréquemment associée à la broncho-pneumonie qui comporte en somme les mêmes causes, les mêmes indications, le même traitement. Nous les confondrons donc au point de vue thérapeutique.

Cliniquement — à se placer au point de vue thérapeutique — 2 phénomènes l'emportent — dominant le pronostic — commandant les indications : l'*asphyxie* et l'*asthénie*.

1º L'*asphyxie*, la *dyspnée*, proportionnelles en quelque mesure à l'étendue des lésions, dyspnée souvent considérable qui avait valu à cette maladie de la part des premiers observateurs la dénomination si suggestive de « Catarrhe suffocant ». Elle est surtout provoquée par la congestion et l'encombrement des petites bronches, fines, étroites, « capillaires » qui ne laissent plus passage à l'air (fig. 5). *Le danger menaçant c'est l'asphyxie.*

2º L'*asthénie broncho-cardio-nerveuse*; *asthénie bronchique* si parfaitement analysée par le Dr Claisse (système bronchique inférieur), véritable bronchoplégie des plus redoutables; *asthénie neuro-cardiaque*, conséquence tout à la fois de l'infection, de l'encombrement broncho-pulmonaire, de la difficulté de la petite circulation contre laquelle souvent le cœur « butte » et s'épuise et de l'intoxication neuro-cardiaque, fonction d'infection.

Les 2 indications thérapeutiques essentielles sont donc :

1° La *décongestion broncho-pulmonaire.*

2° La *stimulation neuro-cardiaque,* auxquelles s'ajouteront les *indications communes à toutes les infections bronchiques* savoir :

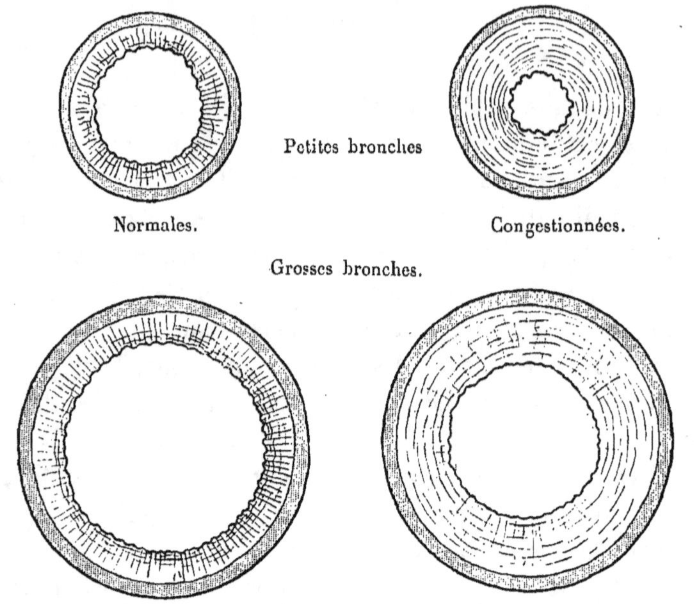

Fig. 5. — Schéma destiné à montrer le mécanisme de l'encombrement bronchique.

3° La lutte contre l'infection locale pharyngo-bronchique.

4° La lutte contre l'infection générale.

*
* *

On facilitera la **décongestion broncho-pulmonaire** surtout par l'application judicieuse des agents physiques au premier rang desquels il faut placer :

1° Les *ventouses sèches* répétées *matin* et *soir,* voire les *ventouses scarifiées* si la cyanose est accusée.

2° Les *cataplasmes sinapisés* répétés *matin* et *soir.*

Ces moyens élémentaires seront réservés pour les cas légers ou moyens, pour les cas graves les suivants seront préférables.

3° *Enveloppements humides généraux* qu'on pratiquera comme suit. Le patient est enveloppé en entier (tête et partie inférieure des jambes exceptées) dans un drap trempé dans de l'eau froide à 15-20° et bien exprimé avec, par-dessus, enveloppement dans une couverture de laine. Cet enveloppement est répété 2 ou 3 fois au besoin dans l'espace d'un quart d'heure ou d'une demi-heure suivant l'effet obtenu, et cette manœuvre renouvelée 2 ou 3 fois dans les 24 heures.

Cet enveloppement correctement pratiqué agit comme un décongestionnant des parties profondes, comme un stimulant neuro-cardiaque puissant, comme un antithermique appréciable.

4° Les *bains tièdes* à 30-32° d'une durée de 5-8 minutes, avec pendant le bain, ablution froide de la tête et de la nuque. Pendant le bain le patient sera frictionné à la main et quelques gorgées d'une infusion stimulante chaude seront administrées. Après ce bain le patient est séché et enveloppé dans une couverture de laine. Il est en général inutile, souvent même nuisible de donner plus de 2 bains dans les 24 heures. Au surplus le nombre, la durée, la température des dits bains devront être modifiés d'après les réactions du patient, l'évolution de la maladie, l'intensité et la ténacité de la fièvre.

A l'ordinaire l'action de ces bains est très nette et facilement perçue par l'entourage ; dans les cas favorables la respiration redevient plus lente, plus profonde, plus facile, la cyanose disparaît, on peut alors revenir aux enveloppements sus-décrits ; dans les cas contraires on passera aux moyens suivants plus actifs encore particulièrement aux bains chauds et froids et aux enveloppements sinapisés.

Les *bains chauds à 38-40°* peuvent parfois rendre des services, dans les cas de congestion très étendue ; ils soulagent de façon souvent très appréciable la petite circulation ; mais ils sont d'ordinaire déprimants et ne valent pas les bains précédents.

Les *bains froids* à 28-20° d'une durée de 5 à 10 minutes ont été préconisés par MM. Labadie-Lagrave et Hutinel dans les cas où les phénomènes généraux (hyperthernie, dyspnée, agitation) très accentués coïncident avec des lésions locales peu étendues e un cœur vigoureux. Après l'enfant est rapidement roulé d'une couverture chaude et réchauffé par une tasse de lait chaud ou un grog léger. Ils sont contre-indiqués dans les cas inverses où les lésions sont étendues, la réaction fébrile légère ou moyenne, le cœur défaillant. Ils sont souvent mal supportés. Il semble que si l'on veut y recourir, en particulier dans les cas d'hyperthermie, il soit préférable d'avoir recours au bain à 30° graduellement ramené à 25-20 par addition d'eau froide.

5° *Bains sinapisés* : On préparera ce bain à 32-35°, dans lequel on immergera un sac de toile renfermant 200 à 300 grammes de farine de moutarde préalablement délayée dans l'eau froide.

Ces bains sont très actifs, mais on leur préférera en général :

6° *L'enveloppement sinapisé de Heubner*, qui est probablement à l'heure actuelle, le moyen de révulsion le plus énergique que nous possédions pour lutter contre la cyanose, l'hyperdyspnée, l'asphyxie, l'adynamie. En voici la technique : Délayer dans 1 litre d'eau à 40°, 1/2 kilogramme (2 poignées) de farine de moutarde, jusqu'au dégagement d'une forte odeur de moutarde. Y plonger un drap, 3 fois 1/2 environ plus large que le patient, l'essorer légèrement et l'étendre sur une grande couverture de laine. Etendre le patient sur le drap humide, et l'en envelopper en entier, y compris bras et jambes, à l'exception de la tête, enrouler la couverture de laine par-dessus. Prolonger cette application 20 à 30 minutes, jusqu'à ce que la circulation et la respiration s'améliorent, et que la peau soit franchement « écrevisse ». Plonger alors le patient dans un bain tiède de propreté, de « décapage » ou le laver simplement à l'eau tiède et pratiquer ensuite un enveloppement humide ordinaire d'une heure, pendant lequel on administre des boissons stimulantes chaudes de façon à faciliter la sudation.

L'action favorable se manifeste par la disparition de la cyanose, la diminution de la dyspnée, le remplacement des petits râles fins crépitants et sous-crépitants par de gros râles humides, la reprise d'ampleur du pouls, l'atténuation de l'adynamie. En ce cas on pourra revenir à la pratique des bains tièdes sus-décrits.

Dans le cas contraire les enveloppements devront être répétés les jours suivants, une ou deux fois par jour.

On pourrait dans la pratique remplacer ces enveloppements sinapisés, par les enveloppements suivants conseillés par Herzfeld : mélanger dans une cuvette eau et alcool, de chaque 250 centimètres cubes, y ajouter 15 à 20 centimètres cubes d'essence de moutarde, en imbiber une flanelle, avec laquelle on enveloppera le patient pendant 1/2 heure, flanelle sèche par-dessus. Herzfeld conseille de faire suivre cet enveloppement, d'un enveloppement humide d'une à 2 heures avec un mélange d'une partie d'alcool pour 2 d'eau.

Nous pratiquons couramment et avec les meilleurs résultats les enveloppements thoraciques sinapisés, identiques aux précédents mais limités au thorax.

On remarquera que nous n'avons pas dans cette énumération des moyens actifs décongestionnants mentionné le traditionnel *vomitif* et le non moins traditionnel *vésicatoire*. Nous ne les rappelons ici que pour en déconseiller formellement l'emploi dans ces cas ; tout au plus le vomitif pourrait-il être toléré à la période prémonitoire de bronchite simple. Quant au vésicatoire on peut dire qu'il est toujours nuisible créant une plaie toujours infectée et infectante, outre qu'elle est la cause d'une irritation permanente qu'il convient d'épargner à un organisme déjà débilité.

Cependant chez un adulte vigoureux, et à fortiori chez un sanguin pléthorique où l'asthénie nerveuse est moins à craindre et où en revanche les dangers d'encombrement, d'engouement, d'asphyxie sont au maximum on sera autorisé à faire fléchir la règle ci-dessus, du moins en ce qui concerne l'emploi d'un vomitif désobstruant. Et dans des cas de ce genre nous nous sommes souvent admirablement trouvé de l'emploi d'un vomitif précédé ou non d'une saignée de 200 à 250 grammes.

Pour compléter cette médication décongestionnante, « désobstruante », on peut quelquefois y associer *l'administration de quelque drogue expectorante* telle le kermès, l'oxyde blanc d'antimoine, le benzoate de soude qu'il conviendra d'associer aux toniques nerveux et cardiaques que nous allons mentionner ci-dessous.

*
* *

La seconde indication **stimulation neuro-cardio-bronchique** importante dans une affection où le système circulatoire et surtout la petite circulation est si profondément troublée et où le cœur participe si directement à la lutte, est déjà en partie réalisée par les pratiques physiques et plus particulièrement hydrothérapiques sus-rappelées (enveloppements humides, bains, enveloppements et bains sinapisés) et c'est précisément le rare mérite de ces pratiques à la fois décongestionnantes, stimulantes et antithermiques.

Cependant il pourra être indiqué d'administrer des toniques neuro-cardiaques au premier rang desquels il faut placer : la strychnine, la spartéine, la digitale, l'huile camphrée, l'alcool, le quinquina (Voir *Médicaments usuels*).

La *strychnine* est spécialement indiquée car son action tonique neuro-cardiaque est considérable ; elle tend de plus à réveiller la contractilité bronchique réflexe et à lutter en conséquence contre la parésie bronchique si redoutable.

Voici quelques types de potions toniques neuro-cardiaques composées avec les substances sus-rappelées :

Potion pour adulte.

Sulfate de strychnine.	deux centigrammes.
Sulfate de spartéine.	trente　　—
Extrait de quinquina..	15 grammes.
Cognac vieux.	40　　—
Glycérine neutre. Q. S. pour. . .	100 cent. cubes.

4 cuillers à café dans les 24 heures, dans un véhicule aqueux (vin, café, grog, infusion).

Potion pour adulte.

Sulfate de strychnine.	six milligrammes.
Teinture de digitale.	3 grammes.
Potion de Todd..	120　　—

3 cuillers à soupe dans les 24 heures (potion pour 2 jours).

On pourra aussi, si besoin est, pratiquer des injections hypodermiques d'*huile camphrée* à 1/10 (1 à 4^{cc}), de sulfate de spartéine (o^{gr},o5 à o^{gr},10), de sulfate de strychnine (o^{gr},oo2 à o^{gr},oo4
millig. et plus).

Ex.	Sulfate de strychnine.	o^{gr},o1 centigrammes.
	Sulfate de spartéine.	o 20 —
	Eau distillée..	Q. S. pour 10 c. c.

F. s. a.
2 à 4 c. c. dans les 24 heures (pour injection hypodermique).

On a conseillé aussi l'emploi de sérum artificiel caféiné ;
sérum et caféine paraissent peu recommandables, le premier parce
qu'en cas de rétention chlorurée, et le fait est assez fréquent, il
peut exagérer l'œdème pulmonaire déjà si menaçant, le second
parce qu'il agit plus à la façon d'un excitant que d'un tonique et
que l'excitation et l'agitation sont souvent déjà très grandes.

Une *remarque* s'impose au *sujet de la médication interne
possible*. A la période de congestion et pendant tout le temps
où les bronches capillaires sont obstruées l'emploi des balsamiques (tolu peut être excepté) et à fortiori des sulfureux et
des iodures est tout à fait contre-indiqué, à cause précisément de
leur action congestionnante, il conviendra donc de proscrire
térébenthine, terpine, santal, etc., des prescriptions du catarrhe
suffocant. Tout au plus, comme nous l'avons rappelé plus haut
pourra-t-on s'adresser aux expectorants faibles (kermès, oxyde
blanc d'antimoine, benzoate de soude, etc.).

Il *faudra de même être très réservé dans l'emploi des calmants
et en particulier de l'aconit et des opiacés*, susceptibles d'enrayer l'expuition libératrice. Cependant en cas de toux quinteuse, fatigante, obsédante, on sera autorisé à formuler un calmant tel :

Antipyrine.	3 grammes.
Benzoate de soude..	3 —
Sirop de codéine.	4o —
Sirop de tolu.	8o —

3 cuillers à soupe dans les 24 heures (potion pour 2 jours).

*
* *

La **désinfection locale pharyngo-bronchique** ne présente ici rien de spécial.

Les pratiques externes : évaporations, fumigations, désinfection naso-pharyngée par pulvérisations et inhalations (quand elles sont possibles), instillations, pourront être de tous points

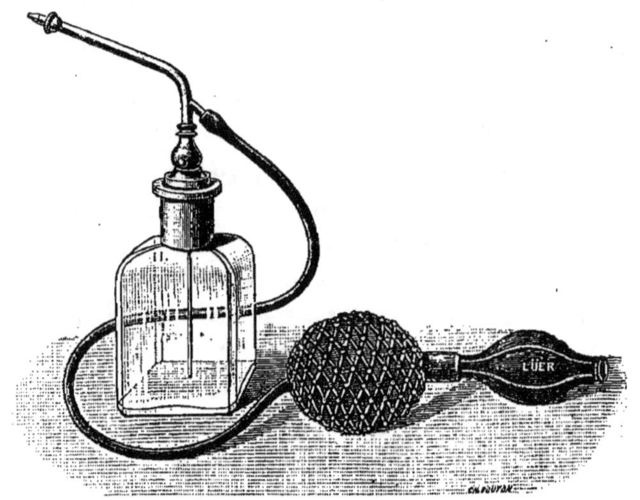

Fɪɢ. 6. Pulvérisateur à cocaïne Richardson.

identiques à celles que nous avons trop longuement rappelées à l'occasion des bronchiques aiguës. Chez les enfants il pourra être plus commode de se servir du pulvérisateur de Richardson

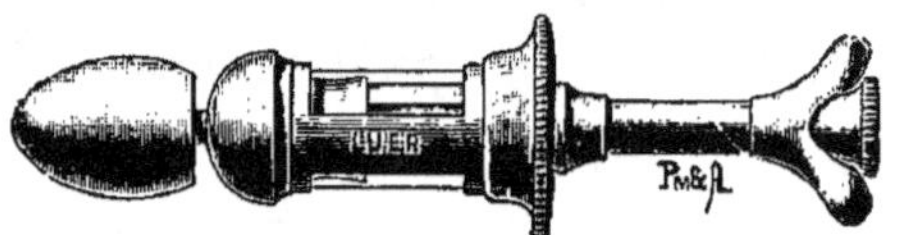

Fɪɢ. 7. — Seringue nasale de Marfan.

(fig. 6) pour les pulvérisations naso-pharyngées et de la seringue Marfan pour l'injection nasale d'huile résorcinée (fig. 7).

*
* *

En ce qui concerne la *médication anti-infectieuse générale* nous n'en retiendrons que deux agents, l'un ancien, traditionnel et d'action : très problématique : *la quinine* ; l'autre relativement récent, qui donne souvent des résultats très remarquables dans des cas malheureusement incomplètement déterminés : *le collargol*.

La quinine est-elle réellement utile dans les infections broncho-pulmonaires ? C'est ce qu'il serait sans doute téméraire d'affirmer. Il ne nous a pas semblé, quant à nous, qu'elle eut une action quelconque pas plus sur la cause morbide même que sur ses manifestations ; la fièvre même ne nous en a pas paru sensiblement influencée. Quant aux autres antithermiques (antipyrine et ses dérivés, exalgine, cryogénine, etc.) ils sont certainement sans action sur la maladie elle-même, et s'ils agissent beaucoup plus sûrement que la quinine sur le symptôme fièvre, en revanche leur action dépressive neuro-cardiaque doit les faire rejeter dans le traitement des formes ordinaires, tout au plus pourrait-on en tolérer l'emploi dans les formes hyperpyrétiques ou névralgisantes — et encore doit-on leur préférer la balnéothérapie si particulièrement indiquée comme nous l'avons dit déjà antérieurement.

En ce qui concerne le *collargol* sous ses diverses formes son emploi a été fortement recommandé par la plupart des cliniciens (Netter, Robin, Le Gendre, etc.), nous même en avons bien souvent éprouvé les bienfaits et nous ne pouvons que reproduire ici la proposition à laquelle nous nous sommes arrêtés à l'occasion de l'étude des *Médicaments usuels* « hors les cas d'infection « où il existe un sérum spécifique avéré, ce sont (les métaux colloïdaux) les plus puissants et les plus sûrs agents anti-infectieux actuellement connus et il conviendra de les employer systématiquement dans toute infection quelle qu'en soit la nature et le siège pour peu qu'elle soit grave, rebelle ou compliquée ».

Toutefois il faut bien savoir, et c'est évidemment ce que cette thérapeutique a d'un peu décevant, il faut savoir que les résultats ne sont pas absolument constants ; après un résultat quasi-miraculeux on aura dans un cas semblable, avec une technique en apparence identique, un résultat inappréciable. (Voir *Médicaments usuels*, 3ᵉ édit., p. 485.)

On emploiera l'argent colloïdal en *frictions*

Collargol.	15 grammes.
Lanoline.	35 —
Axonge benzoïnée..	5o —

Usage externe.

ou simplement

Onguent au collargol à 15 º/o.	3 grammes.

pour une cartouche, nº 10.

Une cartouche pour une friction (1 à 3 par jour pour frictions suivant indications).

Il est essentiel de rappeler que pour obtenir de la friction un résultat, il faut : 1º que le produit employé soit de bonne qualité, 2º que l'endroit de la friction soit préparé par savonnage et lavage à l'alcool, 3º que la friction soit suffisamment prolongée (20 à 3o minutes), 4º que l'onguent reste ensuite appliqué plusieurs heures sous un enveloppement ouaté. Bien des insuccès n'ont probablement pas d'autre cause que l'incorrection de la technique suivie.

Pour plus de sûreté on pourra aussi employer les *injections sous-cutanées* et *intra-musculaires*, pour lesquelles on prescrira de préférence des ampoules de 5 à 10 centimètres cubes d'argent colloïdal électrique en solutions stériles, isotonisées et stabilisées de pouvoir catalytique 25. On injectera 5 à 10 centimètres cubes le premier jour et on augmentera de 5 centimètres cubes les jours suivants si la première injection est restée sans effet.

*
* *

 Les prescriptions relatives à l'hygiène générale, à l'aération, à la température sont de tous points identiques à celles formulées à l'occasion de la bronchite.

 Pendant la période fébrile, aiguë, l'alimentation sera strictement liquide, stimulante, composée de lait, laitages, bouillon léger (de légumes et volailles), décoctions de céréales, jus de viande, crèmes liquides, purées claires, champagne, grogs légers, café noir, gelées de fruits, orangeade, citronnade champanisées, infusions aromatiques chaudes, etc., réparties en petites prises de 3 en 3 heures.

*
* *

Si nous plaçant dans l'hypothèse *d'un* **adulte** *présentant des accidents de* **bronchite capillaire** *voire de bronchopneumonie* consécutifs à une bronchite diffuse nous formulons une ordonnance inspirée des notions sus-ruppelées, nous obtenons la prescription suivante :

I. — TRAITEMENT EXTERNE.

1º *Matin* et *soir* : *enveloppements humides thoraciques ou généraux,* pratiqués avec une serviette éponge ou un drap imbibés d'eau à la température de la chambre, bien exprimés, enroulés autour du thorax ou du corps entier du patient (tête et pieds exceptés), recouverts d'une couverture de laine roulée, et renouvelés suivant effet obtenu, 2 ou 3 fois dans une demi-heure.

En cas d'hyperthermie ou d'insuffisance constatée de l'application précédente, *bains tièdes* à 30º-32º d'une durée de 5 à 8 minutes avec, *pendant le bain,* ablution froide de la tête et de la nuque, *après le bain,* assèchement et enroulement dans une couverture de laine.

2º *Matin* et *soir* après l'enveloppement ou le bain, friction prolongée 20 à 30 minutes avec onguent à l'argent colloïdal à 15 pour 100.

> Onguent à l'argent colloïdal à 15 %. . . . 3 grammes.
> pour une cartouche, nº 6.

3º *Inhalations, gargarismes* et *lavages de bouche* toutes les 3 ou 4 heures avec de l'eau bouillie très chaude additionnée d'une cuiller à café de :

Teinture de benjoin. . . . .   5 grammes.
Alcool à 90°. . . . .   100 cent. cubes.
Usage externe.

4° Garnir ensuite les narines avec

Résorcine. . . . .   } àà 2 grammes.
Huile de cinnamone.. . . . . .   }
Huile de vaseline.. . . . . . .   50 —
Usage externe.

II. — TRAITEMENT INTERNE.

1° 3 fois par jour (7 heures matin, 2 heures après-midi et 7 heures soir) donner avec un grog léger une cuiller à CAFÉ de la potion suivante :

Sulfate de strychnine. . . . . .   deux centigrammes.
Sulfate de spartéine.. . . . . .   trente   —
Extrait de quinquina.. . . . .   15 grammes.
Cognac vieux.. . . . .   40 —
Glycérine neutre. Q. S.. . . . .   100 cent. cubes.

2° (En cas de toux fatigante). A 10 heures et à 4 heures et une fois dans la nuit donner une cuiller à soupe du sirop suivant :

Antipyrine.. . . . .   } àà 3 grammes.
Benzoate de soude. . . . . . .   }
Sirop de codéine.. . . . . . .   40 —
Sirop de tolu.. . . . .   80 —

3° Toutes les 2 ou 3 heures petite prise de lait, café au lait, thé au lait, champagne, café noir, grog léger, orangeade ou citronnade champanisée, infusion chaude.

III. — HYGIÈNE GÉNÉRALE.

1° Température de la chambre 15°-18°.

Aérer le plus possible.

Éviter avec soin la fumée, la poussière, les courants d'air, les refroidissements pendant les changements de linge.

Parler le moins possible.

Pas de visites.

2° Faire évaporer de l'eau d'eucalyptus dans la chambre et de l'essence de térébenthine sur des linges autour du lit du malade.

*
* *

BRONCHO-PNEUMONIES

A ce point de vue clinico-thérapeutique, les broncho-pneumonies se confondent sensiblement, nous l'avons dit, avec les bronchites capillaires que nous avons précédemment décrites.

Les dangers menaçants sont les mêmes savoir : l'*asphyxie* et l'*asthénie* (neuro-cardique) et les formes habituellement décrites : formes asphyxiques ou congestives, formes cardioplégiques, formes nerveuses, asthéniques, adynamiques, etc., l'indiquent assez.

« Le danger d'asphyxie est au maximum dans les formes où, à une bronchite diffuse des bronches moyennes, succède rapidement l'inflammation des bronches sus-lobulaires et des lobules, avec un raptus congestif qui a pour conséquence d'aplatir par l'afflux du sang, les alvéoles déjà encombrés par la desquamation épithéliale, l'exsudat fibrineux et la diapédèse leucocytique ; tel est le vrai catarrhe suffocant, bronchite capillaire ou broncho-pneumonie. D\\r Le Gendre, *Thérapeutique infantile.* »

Nous y reviendrons quelque peu à l'occasion de l'étude des bronchites et broncho-pneumonies chez les enfants.

BRONCHITES AIGUES SECONDAIRES

Comme bronchites aiguës secondaires, dépendantes d'une infection générale bien définie nous ne considèrerons que les *bronchites* de la *grippe,* de la *fièvre typhoïde,* de la *rougeole* et de la *diphtérie,* qui revêtant, à l'ordinaire, une modalité assez spéciale et impliquant quelques indications spécifiques, méritent de ce fait une description particulière.

Nous ne mentionnerons précisément dans ce chapitre que les indications particulières, renvoyant pour le traitement général des bronchites aiguës localisées, ou diffuses, ou capillaires aux chapitres précédents.

*
* *

GRIPPE

Les manifestations respiratoires et en particulier le catarrhe naso-pharyngo-laryngé et la bronchite aiguë, diffuse, sont extrê-mement fréquentes sinon constantes de la *grippe.*

Contre le catarrhe naso-pharyngo-laryngé du début on pres-crira :

$\mathbb{Z}$
Menthol.	ãã 4 grammes.
Salol.	
Alcool à 90°..	100 —
Essence de badiane. . ~ .	XX gouttes.

Usage externe.

Une cuiller à café dans un verre à bordeaux d'eau très chaude, pour *inha-lations* et *gargarismes* quatre fois par jour.

Tout appareil nous paraît inutile. Le patient, faisant simplement entonnoir avec un linge, inhalera directement et largement, par le nez et la bouche, la vapeur dégagée par le mélange susdit qui, un peu irritant, le fera peut-être tousser, ce dont il devra être prévenu. Quand le mélange sera tiède, le patient se lavera la bouche et se gargarisera longuement avec le même mélange. On a médit du gargarisme : correctement pratiqué et répété avec une gorgée de liquide, il nettoie mécaniquement les fosses amygdaliennes, provoque des contractions spasmodiques des muscles du pharynx et une hypersécrétion nasale et pharyngée qui réalisent, abstraction faite de l'action spécifique du liquide gargarisant, une véritable toilette naso-pharyngée des plus utiles. Quand le gargarisme sera terminé, le patient se mouchera avec méthode, en bouchant successivement chaque narine et en soufflant par l'autre. Quand ces manœuvres naso-pharyngées seront terminées — et elles demandent dix minutes pour être bien faites — le patient se garnira l'entrée des narines en y déposant délicatement un torchis de *vaseline boriquée, mentholée, camphrée* ou *résorcinée,* exprimé d'un tube, dont, pour plus de sûreté, il aura passé l'embout dans une flamme d'alcool, et il pourra jouir ensuite d'un repos bien gagné, en suçant quelques pastilles chloratées ou oxygénées, voire simplement acidulées, qui agiront surtout en assurant une salivation et une déglutition quasi continues.

Dès le 2ᵉ ou 3ᵉ jour la grippe est « tombée sur les bronches », la *bronchite est réalisée,* le malade tousse, mouche, crache, et le poitrine est pleine de ronchus plus ou moins gros souvent plus nombreux aux bases.

*
* *

Contre la bronchite à ce stade — elle marche très vite dans la grippe — il convient d'appliquer la révulsion, les expectorants, les stimulants. On formulera, par exemple :

Acétate d'ammoniaque..	āā	4 grammes.
Benzoate de soude.		
Cognac vieux..		20 —
Sirop de codéine..		
— térébenthine.	āā	60 —
— tolu.		

5 cuillers à soupe dans les 24 heures, soit une environ toutes les 3 heures, sommeil respecté.

La potion est tout à la fois calmante par la codéine, stimulante par l'acétate d'ammoniaque, diaphorétique par l'alcool et l'acétate d'ammoniaque, expectorante et diurétique par le benzoate de soude, l'acétate d'ammoniaque, la térébenthine et le tolu ; elle doit être prise en deux jours.

Il conviendra aussi, dès cette période, de pratiquer une révulsion sérieuse par des *applications larges de ventouses* ; de susciter des réflexes pulmonaires vaso-constricteurs, par des excitations cutanées répétées, telles des applications répétées de *sinapismes* ou de *cataplasmes sinapisés*.

Mais ce qui caractérise plus spécialement la bronchite grippale c'est la tendance à l'asthénie bronchique, à la *broncho-plégie*.

Dans la grippe à *forme bronchoplégique* les muscles lisses des bronches sont frappés d'emblée, quelquefois sans fièvre, sans phénomène prémonitoire. C'est en quelque sorte le syndrome bronchoplégique à l'état de pureté. Le symptôme dominant c'est la respiration difficile, la dyspnée graduelle, progressive, sans qu'au début l'auscultation révèle de bronchite appréciable. Puis la sécrétion s'établit et, par suite de l'inertie totale des bronches, la toux est impuissante à les débarrasser des sécrétions qui s'y accumulent ; on assiste à l'encombrement des bronches, à la gêne croissante de l'hématose, à l'asphyxie progressive, si quelque complication n'en vient pas raccourcir les périodes.

Dans la grippe encore il existe des *congestions vago-paralytiques* dont la durée est interminable, quand le dénouement n'en est pas fatal. Il y a atonie, collapsus de tout le système pulmonaire, par perte de la contractilité bronchique et diminution de l'élasticité des vésicules pulmonaires.

On conçoit combien, dans ces cas, la médication opiacée symptomatique sera impuissante, voire funeste, en rendant l'expectoration plus difficile et partant en aggravant l'encombrement bronchique.

La conclusion pratique à en tirer est la suivante : *Dans toute bronchite aiguë grippale (et on peut dire, on doit dire, dans toute bronchite aiguë) penser à la bronchoplégie et la combattre,*

1° quand la dyspnée, en l'absence de toute lésion cardiaque est hors de proportion avec les phénomènes stéthoscopiques, 2° quand l'encombrement bronchique augmente rapidement, 3° quand la bronchite tenace, rebelle au traitement, devient subaiguë et menace de passer à la chronicité.

Dans ces cas nous ne devons pas nous croire en règle avec notre conscience par la prescription banale d'un sirop « calmant », fût-il formulé de la façon la plus correcte ; les bronches ont moins besoin d'être calmées que d'être stimulées ; ici l'opium, merveilleux à l'ordinaire, devient une arme dangereuse ; nous devons nous méfier de ces calmes trompeurs qu'il procure, derrière lesquels l'axphyxie sournoise, marche et progresse. S'il est toujours indiqué de calmer la toux, ici il faut tout au plus la modérer, il faut surtout s'efforcer de la rendre rare, mais efficace, désencombrante, expulsive, là est le salut. Comment y parvenir ? En stimulant le système nerveux, en réveillant la contractilité bronchique, et à ce point de vue la thérapeutique nous fournit deux armes puissantes et éprouvées : *l'ergot de seigle* et la *strychnine*; auprès desquels il convient de ranger : les *enveloppements humides* (compresses thoraciques échauffantes). V. *Agents physiques usuels,* p. 189, les *enveloppements sinapisés* (voir plus haut) et dans certaines circonstances *la gymnastique respiratoire.*

On pourra prescrire par exemple :

```
Sulfate de strychnine.  .    .    .    .    .   un milligramme.
Ergotine.    .    .    .    .  ..   .    .    .   0gr,05
Sulfate de quinine.  .    .    .    .    .   0  10
F. s. a.                           pour une pilule, n° 10.
```

2 à 4 dans les 24 heures, avec un grog léger (dans les formes où l'asthénie bronchique est plus accusée et tenace on pourra élever cette dose à 5, 6 et plus dans les 24 heures).

ou

```
Sulfate de strychnine.  .    .    .   1/2 milligramme.
Ergotine..   .    .    .    .    .   ⎫
Benzoate de soude..   .    .    .   ⎬   àà 0gr,05 centigrammes.
Terpine.    .    .    .    .    .   ⎭
Sulfate de quinine..   .    .    .
                           pour une pilule, n° 40.
```

4 à 8 dans les 24 heures.

ou

> Sulfate de strychnine. . . . .   cinq milligrammes.
> Benzoate de soude. . . . . . . ⎱
> Acétate d'ammoniaque. . . . . ⎰ àà 4 grammes.
> Cognac vieux..   20   —
> Sirop de codéine.. . . . . . . ⎱
>   —   térébenthine. . . . . ⎬ àà 6o   —
>   —   tolu.. . . , ... ⎰

5 cuillers à soupe dans les 24 heures, soit une environ toutes les 3 heures
sommeil respecté.

Si la bronchite enfin revêt la forme capillaire, si elle évolue
vers la broncho-pneumonie on instituera le traitement précédemment indiqué (V. *Bronchites capillaires*).

*
* *

Si donc nous avons en vue un cas de **bronchite grippale** *chez
un adulte* **avec tendance à la bronchoplégie**, on prescrira :

I. — TRAITEMENT EXTERNE.

1° Enveloppements thoraciques humides échauffants — 2 ou
3 fois dans les 24 heures — avec linges imbibés d'eau à 18-22°
renouvelés 2 fois en 20 minutes, avec enveloppement superficiel
d'une couverture de laine.

2° *Inhalations, gargarismes* avec une solution alcoolo-men-
tholée suivis d'une *garniture* nasale avec pommade résorcinée.

3° *Friction avec onguent au collargol,* à 15°/₀.

II. — TRAITEMENT INTERNE.

> Sulfate de strychnine. . . .   1/2 milligramme.
> Ergotine. . . . . ⎱
> Benzoate de soude. . . . . . ⎬
> Terpine. . . . . ⎬ àà cinq centigrammes.
> Sulfate de quinine. . . . . ⎰

F. s. a.   pour une pilule, n° 4o.

4 à 6 par jour avec une 1/2 tasse d'infusion pectorale, sucrée avec du sirop
de tolu et additionnée d'une cuiller à café de cognac.

III. — HYGIÈNE GÉNÉRALE.

Voir *Bronchite aiguë*.

*
* *

On sait enfin combien la grippe est une maladie tuberculisante, on surveillera donc particulièrement la convalescence de la grippe quelle qu'en ait été la forme mais surtout si elle a revêtu la forme thoracique. Toutes les fois que la chose sera possible la convalescence se fera à la campagne où une aérothérapie méthodique et un traitement tonique seront institués.

*
* *

FIÈVRE TYPHOIDE

On sait combien la congestion bronchique est fréquente à toutes les périodes de la fièvre typhoïde. Elle est très fréquemment accompagnée de congestions pulmonaires de types divers sur lesquelles nous aurons l'occasion de revenir dans un chapitre ultérieur (V. *Congestion pulmonaire*).

Son traitement comporte seulement 2 remarques intéressantes : 1º *la congestion* l'emporte à l'ordinaire sur le catarrhe en sorte que les révulsions thoraciques (ventouses et enveloppements) sont particulièrement indiquées et qu'au contraire les balsamiques cicatrisants et congestifs du type des térébenthines sont à l'ordinaire contre-indiqués.

2º Comme dans la grippe, il *faut craindre l'asthénie cardio-bronchique*, les broncho-cardio-toniques seront donc indiqués et en particulier la balnéothérapie utile ici à un double titre contre l'infection générale et comme stimulant neuro-cardiaque.

A l'ordinaire la prescription comportera donc :

1° Les indications ordinaires de la balnéothérapie ;

2° Des ventouses ou des enveloppements thoraciques ;

3° Au besoin : une potion tonique (neuro-cardiaque) et expectorante par exemple (strychnine, spartéine, benzoate de soude).

*
* *

BRONCHITES DE LA ROUGEOLE

La bronchite est tellement fréquente dans la rougeole qu'on a pu la considérer comme un symptôme normal de cette maladie. Ce qui est vrai c'est que la muqueuse des voies respiratoires est toujours touchée par l'exanthème rubéotique.

Le *catarrhe oculo-nasal* est constant et on sait combien il est contagieux ; *la bronchite des grosses bronches* est très fréquente ; enfin elle peut se transformer, et en fait se transforme facilement surtout chez les enfants en *bronchite capillaire* ou catarrhe suffocant et en *bronchopneumonie* d'un pronostic très grave.

*
* *

On traitera donc avec soin le *catarrhe oculo-nasal* du début en se proposant le double but : 1° d'éviter si possible la propagation à autrui, la contagion, 2° d'éviter si possible la propagation aux voies respiratoires sous-jacentes, c'est-à-dire la bronchite.

On y parviendra quelquefois en réalisant :

1° La *désinfection nasale* au moyen d'une pommade borico-résorcinée du type :

Résorcine.	0gr,50
Acide borique.	5 grammes.
Vaseline..	25 —

Usage externe.

Cette pommade enfermée dans un tube type tube à couleur,

sera déposée par expression à l'entrée des narines toutes les 2 ou 3 heures, l'embout du tube étant préalablement flambé.

Chez les enfants trop jeunes on remplacera dans la formule précédente la vaseline par de l'*huile de vaseline* ou de l'*huile d'olive stérilisée* de façon à obtenir une préparation liquide dont on injectera un centimètre cube dans chaque narine au moyen de la seringue de Marfan (fig. 5).

On se défiera des lavages du nez qui, comme on sait, pratiqués pendant un catarrhe aigu peuvent provoquer des salpingites et des otites.

On pourrait par contre conseiller des pulvérisations d'huile résorcinée, des inhalations antiseptiques, comme il a été dit antérieurement à l'occasion de la grippe.

2° La *désinfection bucco-pharyngée* sera réalisée *par des lavages* pratiqués au moyen d'un bock d'irrigation ou d'un siphon de Weber. Comme liquide de lavage on emploiera soit l'eau bouillie simple, soit l'eau bouillie additionnée par litre d'une cuiller à soupe de liqueur de Labarraque, soit l'eau bouillie additionnée par litre d'une cuiller à dessert de bicarbonate de soude ; comme quantité 1/2 à 1 litre, 2 à 4 fois par jour.

Chez les enfants un peu grands les lavages de bouche, les gargarismes avec un liquide légèrement antiseptique ne devront pas être négligés. Il en sera de même des pastilles émollientes et antiseptiques (chlorate de potasse, borate de soude, etc.).

3° La désinfection de la peau et plus particulièrement des mains, par savonnage soigné à l'eau chaude puis lavage à l'alcool (Eau de Cologne).

4° Il sera utile enfin de faire dans la chambre des *vaporisations* diverses (eau, eucalyptus, térébenthine, etc.).

*
* *

Si, en dépit de ces mesures curatives et préventives, l'*infection s'étend aux bronches*, se traduisant par des râles sibilants et sous-crépitants, une légère dyspnée, on devra surtout se proposer :

1° de calmer là toux souvent quinteuse, incessante ;

2° de prévenir la propagation aux petites bronches :

On y parviendra :

1° par l'emploi systématique des *enveloppements thoraciques, des compresses échauffantes* dont nous rappelons ici la technique :

Plier en 16 à 20 doubles une pièce de tarlatane de façon à obtenir une bande assez large pour faire au moins 1 fois 1/2 le tour du thorax, assez haute pour s'étendre des crêtes iliaques aux aisselles ; l'imbiber d'eau à 25°-28°, l'enrouler autour du tronc, recouvrir de taffetas gommé, d'ouate ; fixer par une ceinture de flanelle. Changer suivant les cas toutes les demi-heures (effet réfrigérant), toutes les 2 ou 3 heures (effet sédatif, décongestionnant).

2° par l'*administration d'une potion tonique, expectorante, diaphorétique, non congestive.* Le danger chez les enfants étant l'encombrement bronchique, on sera très ménager des calmants proprement dits et particulièrement des opiacés.

Voici un type de potion :

Poudre d'ipéca..	$0^{gr},20$
Acétate d'ammoniaque.	4 grammes.
Benzoate de soude..	2 —
Cognac vieux.	20 —
Sirop de tolu.	40 —
Julep gommeux.	60 —

Une cuiller à entremets toutes les 2 ou 3 heures pour un enfant de 3 à 5 ans.

3° Les pratiques d'*antisepsie naso-bucco-pharyngée* sus-mentionnées seront continuées.

*
* *

Si malgré ce traitement *bronchite capillaire ou broncho-pneumonie* se déclarent ce dont on s'apercevra à l'élévation plus ou moins brusque de la température, à la dyspnée plus ou moins vive mais toujours marquée, aux signes habituels de l'auscultation on les combattra :

1° par la *balnéothérapie* combinée aux enveloppements thoraciques intercalaires sus-rappelés :

Comme le fait fort justement remarquer le Pr Méry on a quelque peu varié relativement à l'emploi de l'hydrothérapie dans le traitement de la broncho-pneumonie chez les enfants. Voici ce qu'en dit cet auteur si particulièrement compétent.

Le *bain froid* est surtout tonique, mais pour que cette action se produise il faut un sujet capable de réagir : ses dangers consistant dans le collapsus et dans son action sur le cœur, et ces effets se produisant plus facilement que chez l'adulte, il est préférable de l'employer à une température moins basse que chez ce dernier ; 26 à 28° donnant les mêmes effets que 20° chez un adulte. Ce bain ne doit pas excéder 6 à 7 minutes ; en tout cas, l'enfant doit être retiré dès qu'il se met à trembler.

Les *bains chauds* sont préconisés surtout depuis les études de Renaud (de Lyon). Ces bains, décongestionnant les viscères, diminuent la tension artérielle. Ils sont préférables si le cœur est suspect. Ils ont une action sédative sur le système nerveux, mais pas d'action tonique. Si donc le cœur est faible, si le malade est cyanosé, qu'on le suppose trop affaibli, on emploiera surtout les bains chauds.

Quant au *bain tiède,* il n'a pas les mêmes avantages et n'est indiqué que pour calmer les phénomènes nerveux, ou encore chez les sujets que le bain chaud paraîtrait fatiguer beaucoup.

En conséquence on prescrira 3 fois par jour — *un bain chaud* à 38, d'une durée de 5 à 10 minutes et plus, suivant le cas, et dans l'intervalle des *compresses échauffantes* comme il a été dit plus haut.

2° *Une médication tonique neuro-cardiaque* sera instituée.

Soit par l'administration d'une potion du type suivant :

Sulfate de strychnine.	un milligramme.
Sulfate de spartéine.	trois centigrammes.
Acétate d'ammoniaque.	4 grammes.
Cognac vieux.	30 —
Sirop de café.	50 —
Julep simple.	80 —

Par cuiller à dessert toutes les 2 ou 3 heures (potion pour 2 jours), pour un enfant de 3 à 5 ans.

Soit par injections sous-cutanées d'huile camphrée à 1/10, de strychnine 1/4 de milligramme, de caféine 0^{gr},05 centigrammes. Le sérum artificiel caféiné ou non peut être dangereux, car la rétention chlorurée existe chez beaucoup de ces malades, et une injection salée peut provoquer de l'œdème et exagérer les accidents pulmonaires.

3° La *médication anti-infectieuse*, réalisée par des frictions ou des injections d'une préparation d'argent colloïdal est ici particulièrement indiquée.

FORMES PARTICULIÈRES DES BRONCHITES AIGUES

BRONCHITES DES ENFANTS

Les détails dans lesquels nous sommes entrés dans les chapitres antérieurs nous permettront d'être fort brefs et de nous contenter de donner ici — un certain nombre d'ordonnances types adaptées aux espèces les plus courantes de la clinique infantile.

I. — Traitement de la bronchite aiguë simple chez l'enfant
(d'après P. Le Gendre, *Thérapeutique infantile*).

1° Séjour au lit. Bottes d'ouate aux jambes.

2° Alimentation liquide, restreinte. Dans les 2 premières années — 1 à 3 cuillerées à café de cognac dans les 24 heures — de préférence dans le lait.

3° Benzoate de soude (du benjoin). .	1 à 4 grammes.
Sirop diacode.	5 à 30 —
Eau de laurier-cerise.	3 à 6 —
Teinture d'aconit.	II à XX gouttes.
Julep gommeux.	60 à 120 grammes.

N. B. Les premiers chiffres sont applicables aux enfants de 2 ans, la potion à donner par cuiller à café 5 à 6. Les derniers chiffres sont applicables aux enfants de 5 ans, la potion à donner par cuiller à soupe 3.

4° Cataplasmes sinapisés *matin* et *soir*.

Si la fièvre est élevée — *bains tièdes* 3 ou 4 fois par jour ou *enveloppements humides froids* du thorax.

5° Évaporations aromatiques larges d'*eucalyptus* et de *benjoin* et d'*alcool mentholé* — à 4 pour 100 — une cuiller à café dans un litre d'eau.

6° Varier le décubitus de l'enfant dans la journée — le coucher sur le ventre, sur le dos, sur le côté, l'asseoir, etc.

7° Instiller dans les narines de la *glycérine résorcinée* à 1/50, ou de l'*huile de vaseline résorcinée* à 1/50.

II. — Traitement chez l'enfant de la bronchite capillaire ou de la broncho-pneumonie confirmées.

1° Prendre la température rectale toutes les 3 ou 4 heures et donner un bain à 30-34° ou 28°-30° et même moins suivant la réaction observée, d'une durée de 8-10 minutes si cette température dépasse 39°.

Pendant le bain une gorgée de grog chaud ou de champagne ou de café : Il pourra être utile psychiquement (dans certains milieux et peut-être physiologiquement) d'additionner le bain d'une ou deux bouteilles de vin. En cas de cyanose, d'hyper-dyspnée, on donnera le *bain sinapisé* (voir plus haut) ou l'*enveloppement thoracique sinapisé*.

Après le bain, sécher avec un linge chaud et enrouler dans une couverture de laine.

2°   Acétate d'ammoniaque. . . . . . .   2 grammes.
     Cognac vieux. . . . . } àà 30   —
     Sirop de café. . . . . }

Par cuiller à café dans les 24 heures, dans un peu d'infusion chaude ou d'orangeade.

3° *Matin* et *soir* — friction prolongée 20 minutes — au pli de l'aine ou à l'aisselle ou sur le thorax avec une des cartouches suivantes :

     Collargol. . . . .   2 grammes.
     Axonge benzoïnée.   18   —

Diviser en 6 cartouches. *Après* la friction recouvrir d'ouate ordinaire et fixer.

4° Évaporations larges d'*eucalyptus* et de teinture de benjoin.

5° En cas de tendance à l'*adynamie*, injections bi-quotidiennes d'*huile camphrée* ou de *strychnine*, 1/4 à 1/2 millligramme.

6° *Alimentation liquide mais tonique répartie en petites prises régulièrement espacées* : lait, laitages — jus de viande — potages aux farines — gelées de fruits — café, champagne, grogs légers — orangeade, citronnade.

III. — Traitement de la bronchite infantile
à la période de convalescence (chez un enfant suspect de bacillose).

1°   Essence de citron. . . . .   10 grammes.
        Essence de romarin.   20   —
        Baume de Fioravanti.. . . . . .   200 cent. cubes.
                                    Usage externe.
Pour frictions thoraciques quotidiennes.

2° Le *matin* au moment du premier déjeuner — alternativement — un verre à liqueur d'*huile de foie de morue* (si elle est tolérée) — une cuiller à soupe de *sirop iodo-tannique phosphaté.*
Tous les 2 jours *à midi* et le *soir,* pendant le repas dans le verre de boisson une cuiller à café de la potion suivante :

        Monométhyl-arsinate de soude.. . .   cinquante centig.
        Extrait de quinquina. . . . . .   10 grammes.
        Cognac vieux..   40   —
        Glycérine neutre. Q. S. p. . . . .   100 cent. cubes.
                                    (potion pour 10 jours.)

3° *Matin* et *soir* — au grand air si le temps le permet — gymnastique respiratoire sous les 3 formes :

        10 minutes : lecture scandéé à haute voix.
            —   solfège, chant, régulièrement rythmés.
            —   inspirations et expirations méthodiques et profondes
                    rythmées au métronome.

4° Séjour prolongé à *la campagne,* à *la montagne* ou à *la mer.* Aérothérapie méthodique.
En cas d'asthénie, d'anémie persistantes, chez des malades aisés, séjour à Cannes, Menton, Beaulieu, etc.
En cas de bronchite humide, expectoration abondante : cure à Luchon, Cauterets, Saint-Honoré, Eaux-Bonnes.

En cas d'anémie, de lymphatisme avec bronchite torpide : cure à la Bourboule, au Mont-Dore.

En cas de respiration restreinte, réduite, de thorax étroit : cure de montagne à Pralognan, Chamonix, Thorenc, Mürren, Arosa, etc.

5° *Alimentation régulière et substantielle* (V. *Régimes usuels*) en y incorporant au besoin un peu de *jus de viande crue*. Il est utile de mettre sur la table avec le sel, du phosphate de chaux pulvérulent dont on se servira concurremment au chlorure de, sodium pour saupoudrer les aliments (potages et purées).

*
* *

Il nous paraît utile de rappeler pour finir, la *posologie approximative* par année d'âge des drogues les plus habituellement employées dans les bronchites en thérapeutique infantile :

Doses moyennes quotidiennes utiles par *année d'âge*.

Sulfate de strychnine.	1/4 à 1/2 milligramme.
Teinture de racines d'aconit à 1/10.	II gouttes.
Teinture de digitale.	II à IV gouttes.
Teinture de belladone à 1/10. .	III gouttes.

(1/2 cuiller à café du sirop du Codax).

Codéine.	0gr,005 milligrammes.
Benzoate de soude.	0 10 centigrammes.
Terpine.	0 10 —
Extrait de quinquina.	0 10 —
Acétate d'ammoniaque. . . .	0 25 —
Huile camphrée à 1/10. . . .	1 à 2 cent. cubes.
Alcool.	10 grammes (une cuiller à café).
Eau de laurier-cerise.	0gr,25

BRONCHITES DES VIEILLARDS

Voici de même quelques types d'ordonnances pour bronchites des vieillards chez lesquels l'engouement pulmonaire, la bronchoplégie et la cardioplégie sont particulièrement à redouter.

I. — Catarrhe bronchique ancien avec congestion des bases chez une femme âgée.

Symptômes. — Expectoration purulente abondante surtout le matin avec quelques crachats fibrineux.

Râles ronflants et sibilants dans toute la hauteur des poumons avec, aux bases, submatité, râles fins.

Fièvre légère, irrégulière, 37°-38° axillaire.

De temps à autre petites attaques d'asystolie (la zone de congestion s'étend).

Traiter.

I. — La bronchite. — 1° Inhalations, vaporisations aromatiques, aération, etc.

2°	Terpine.	2 grammes.
	Eau de laurier-cerise.	10 —
	Alcool à 90°.	25 —
	Sirop de tolu.	100 —
	Cognac vieux. Q. S. pour.	250 —

Une cuiller à soupe renferme environ 0^{gr},12 de terpine.

Trois cuillers à soupe dans les vingt-quatre heures dans une tasse d'infusion chaude.

3° Ventouses ou sinapismes répétés aux bases.

II. — Le cœur défaillant.

Sulfate de spartéine	5 centigrammes.
Ergot de seigle.	5 —
Baume de tolu.	Q. S.

Pour une pilule n° 20. Trois pilules par jour.

II. — Traitement d'une bronchite aiguë chez un vieillard au cœur défaillant avec menace d'asystolie et de collapsus.

1° Faire poser une fois par jour une vingtaine de *ventouses sèches*.

2°   Solution de digitaline cristallisée au
      millième. . . . . un gramme.
      Acétate d'ammoniaque.. . . . . . 8 grammes.
      Cognac vieux. . . . .)
      Sirop de café. . . . .) ââ 100 —

A prendre en *3 jours* (3 à 4 cuillers à soupe par jour), dans une orangeade ou une infusion chaude.

3° Pratiquer *matin* et *soir* une injection de 1 centimètre cube d'*huile camphrée* ou de la *solution* suivante :

    Sulfate de strychnine. . . . . . deux centigrammes.
    Eau distillée. . . . . 10 cent. cubes.
                   (soit $0^{gr},002$ par c. c.).

4° Évaporations larges eucalyptus et benjoin.
5° Alimentation régulière et substantielle.

    a) 8 h.   200 c. c. lait sucré, gâteau sec.
    b) 10 h.   une coupe de *champagne* et un biscuit.
    c) 12 h.   noix de côtelette ou bifteck, 3 cuillers à soupe purée de pommes de terre, fruits frais, biscuits secs, un verre à Bordeaux de vieux Bordeaux.
    d) 3 h.   250 c. c. thé ou café au lait avec biscuit.
    a) 5 h. 1/2 une coupe de champagne, biscuit.
    d) 7 h.   un potage maigre, un œuf, un fruit.

BRONCHITES DES ALBUMINURIQUES, DES DIABÉTIQUES, DES TUBERCULEUX.

Chez *les albuminuriques* l'indication thérapeutique spéciale découle de ce fait que la bronchite s'accompagne presque fatalement d'œdème pulmonaire, surtout dans les albuminuries hydropigènes.

On s'abstiendra donc prudemment des substances (antipyrine, pyramidon, cantharide, vésicatoires, etc.), susceptibles d'exercer sur le rein une action nocive et on combinera au traitement de la bronchite aiguë vulgaire celui de l'albuminurie hydropigène c'est-à-dire régime lacté ou régime déchloruré, ventouses au besoin ventouses scarifiées sur les reins, purgations dérivatrices (eau-de-vie allemande, séné, lavements purgatifs).

Si l'œdème devenait menaçant on serait autorisé à avoir recours à la saignée.

Chez les diabétiques ce sont surtout les complications inflammatoires, infectieuses et gangreneuses qu'il faut redouter et ultérieurement l'évolution tuberculeuse. On pratiquera donc largement et soigneusement la désinfection prophylactique naso-pharyngée, sous forme de vaporisations, inhalations, pulvérisations aromatiques et antiseptiques (V. plus haut). On emploiera de même de bonne heure les balsamiques et antiseptiques internes employés dans les bronchites fétides (V. *Bronchites chroniques*). L'huile de foie de morue créosotée sous forme de capsules, le terpinol, les térébenthines sont ici particulièrement recommandables. On s'abstiendra de prescrire des potions sucrées et des sirops ; on formulera de préférence des gouttes, des cachets, des pilules ; sous aucun prétexte on n'appliquera de mouches ou de vésicatoires.

En ce qui concerne les *tuberculeux*, les *emphysémateux*, les *asthmatiques* on se reportera pour leur étude aux chapitres qui leur sont consacrés dans ce volume.

CHAPITRE II

BRONCHITES CHRONIQUES

Cliniquement il est logique de classer les bronchites chroniques, tant au point de vue étiologique qu'au point de vue thérapeutique, en :

1º **Bronchite chronique simple,** *primitive* ou supposée telle, survenant en dehors de toute diathèse, de tout tempérament morbide, de toute tare héréditaire ou acquise.

2º **Bronchites chroniques secondaires, diathésiques.** — Sous la dépendance manifeste d'un état général diathésique : lymphatisme, arthritisme, diabète, albuminurie.

3º **Bronchites chroniques secondaires associées ou compliquées :**

Les associations morbides les plus fréquentes et particulièrement intéressantes dans la pratique sont :

Bronchite chronique et emphysème.

Bronchite chronique et dilatation des bronches.

Bronchite chronique et asthme.

Bronchite chronique et tuberculose.

Bronchite chronique et cardiopathies.

Bronchites chroniques fétides et gangrènes pulmonaires.

BRONCHITE CHRONIQUE SIMPLE

BRONCHITE CHRONIQUE SIMPLE, PRIMITIVE

Elle se manifeste à l'ordinaire chez l'adulte ou le vieillard, soit qu'elle survienne après de nombreuses bronchites aiguës à répétition, soit qu'elle s'installe à la suite d'une bronchite infectieuse grippale qui traînaille soit enfin qu'elle se produise d'emblée chez des valétudinaires enfermés à la chambre dans une atmosphère chargée de poussières infectantes ou chez des professionnels : (batteurs de tapis, matelassiers, maçons, boulangers, mineurs etc.) exposés à l'inhalation habituelle des poussières irritantes.

Une *toux* plus ou moins fréquente et opiniâtre ; une *expectoration* plus ou moins abondante muqueuse, muco-purulente ou purulente ; une *dyspnée* plus ou moins marquée, surtout à la marche ; une légère douleur rétro-sternale et secondairement des douleurs thoraciques musculaires résultat des tiraillements provoqués par la toux sur les attaches diaphragmatiques, tels sont les symptômes cardinaux de l'affection parfaitement compatible à l'ordinaire avec un état général assez bon.

Les signes physiques sont ceux de la bronchite aiguë avec toutefois une tendance marquée à la localisation aux bases et à la bilatéralité.

Abandonnée à elle-même la bronchite chronique n'a aucune tendance à la guérison et passe par des alternatives d'accalmie et de recrudescence. Traitée avec soin elle peut guérir ou être tout au moins considérablement amendée.

La desquamation épithéliale, l'infiltration leucocytaire, l'hypertrophie glandulaire, la congestion muqueuse, la disjonction des muscles de Reisessen semblent être les *lésions les plus caractéristiques de la bronchite chronique.*

La diminution de la contractilité bronchique, la diminution de l'élasticité pulmonaire, la fatigue du muscle cardiaque en sont les *conséquences les plus habituelles*.

Les indications essentielles consistent à :

1° Combattre, écarter les causes les plus ordinaires d'inflammation bronchique.

2° Modifier la sécrétion bronchique dans un sens favorable, et de ce fait amender les symptômes conséquents : toux, dyspnée, expectoration.

I. — Combattre les causes d'inflammation bronchique.

A ce point de vue rien n'est plus nocif que l'air pollué, l'air « empoussiéré » quelle qu'en soit l'origine, tant par les particules inertes, poussières minérales etc., qu'il peut tenir en suspension, que par les germes bactériens qu'il véhicule.

L'aérothérapie, la pratique de la cure d'air libre, le séjour à la campagne, à la montagne, dans un climat approprié, varié ; en certaines circonstances, le changement de profession s'imposent en bien des cas. Nous y reviendrons plus loin.

Le tabac doit être rigoureusement interdit ; il irrite le larynx et la trachée, incite à la toux et entretient un état funeste de catarrhe rhino-pharyngé. Il en est de même du vin pur, des liqueurs, des épices, etc.

L'inflammation du rhino-pharynx étant une cause fréquente de bronchite chronique on pourra prescrire la pratique bi-quotidienne de lavages légèrement antiseptiques des fosses nasales et de l'arrière-gorge (solutions boriquées, boratées, bicarbonatées, etc.).

L'air humide étant beaucoup moins nocif que l'air sec et empoussiéré on cherchera à saturer l'air de la pièce où séjournera le malade en y faisant bouillir de l'eau additionnée de feuilles d'eucalyptus ou de teinture de benjoin ou d'un mélange du type suivant :

Menthol. . . . . } ǎǎ 2 grammes.
Eucalyptol.. . . . . }

Essence de thym. . . . . } ǎǎ 10 —
Essence de lavande. . . . . . . }

Teinture de benjoin.. . . . . . . 20 —

Alcool à 90°. Q. S. p. . . . . . 100 cent. cubes.

Usage externe.

Une cuiller à café par litre d'eau.

ou

Menthol. . . . .)
Eucalyptol. . . . .)
Essence de térébenthine. . . . . . } ǎǎ 5 grammes.
   —   genièvre. . . . . . .)

Usage externe.

En verser *quelques gouttes* sur des feuilles de papier buvard ou des linges répartis en divers points de la chambre.

II. — Modifier la sécrétion bronchique dans un sens favorable.

Les agents modificateurs à proprement parler des sécrétions bronchiques sont nombreux et appartiennent à des catégories diverses :

1° *les balsamiques* et à côté d'eux *la créosote* et ses dérivés ; puis 2° les *expectorants* ; enfin 3° les *sulfureux*.

Il faut y associer ; 4° les *calmants* et 5° les *vaso constricteurs* susceptibles d'agir secondairement sur la sécrétion bronchique et sur ses conséquences (toux, congestion, parésie musculo-bronchique, etc.).

Nous allons en faire une rapide revue :

1° **Balsamiques**. — L'idée d'employer les balsamiques dans le traitement des bronchites n'est pas nouvelle. Dioscoride, Galien, et plus près de nous Morton, Trousseau, pour ne citer que les plus illustres thérapeutes en avaient dès longtemps préconisé l'emploi.

« Sans forcer aucunement l'analogie, écrivait déjà Trousseau[1],

---

1. Cliniques, t. I, p. 559, éd. de 1861.

on peut dire que les affections catarrhales des voies respiratoires, celles du moins qui sont accompagnées de flux muqueux
abondants, sont comparables aux affections catarrhales des organes génito-urinaires auxquelles nous donnons le nom de *blennorrhagies*. L'administration des préparations balsamiques dans le
traitement des affections catarrhales des organes génito-urinaires
est une médication aujourd'hui tellement vulgarisée que non
seulement il est peu de praticiens qui n'y aient recours, mais
encore qu'il est peu d'individus atteints de blennorrhagie qui,
avant de prendre aucun avis médical, ne se soumettent d'eux-
mêmes à l'usage de ces médicaments... D'où vient qu'en présence
des succès fréquemment obtenus à l'aide des préparations balsamiques, lorsqu'il s'agit de blennorrhagies urétrales, les blennorrhagies pulmonaires ne sont pas plus souvent combattues par les
mêmes moyens ?... Quelle que soit l'espèce de blennorrhagie
pulmonaire... les remèdes propres à guérir les blennorrhagies
urétrales nous rendent de réels services. Toutefois c'est peut-être
contre ces bronchorrhées mucoso-purulentes, dans lesquelles il
n'est pas rare de voir la quantité de crachats s'élever jusqu'à plusieurs litres en un jour, sans toux notable, sans aucun symptôme
d'irritation, bronchorrhées qui s'observent surtout chez les vieillards, que les balsamiques sont plus spécialement indiqués. »

Au premier rang des balsamiques il faut placer *la térébenthine*
et surtout son dérivé *la terpine* sur lesquelles nous nous sommes
suffisamment étendus à l'occasion des bronchites aiguës (Voir
bronchites aiguës). Dans la même catégorie il faut ranger *l'eucalyptol* et le *goménol*, le *terpinol* voisins de la terpine, peu solubles
dans l'eau, très solubles dans l'alcool, l'éther, les huiles et qui
ne s'emploient guère qu'en solutions huileuses, en capsules ou en
injections hypodermiques aux doses quotidiennes de 0^{gr},5o à
2 grammes et plus.

Les *baumes de Tolu*, de *Copahu*, du *Pérou*, du *Canada* par-
ticipent des propriétés des drogues précédentes. Insolubles comme
eux dans l'eau, solubles dans l'alcool, l'éther, les huiles ils peuvent s'employer soit en pilules, soit en capsules, soit en potions

alcooliques aux doses quotidiennes de 0^{gr},5o à 2 grammes. Leur action irritante de l'appareil urinaire, leur fait à l'ordinaire préférer les précédentes ou les suivantes. Cependant le *sirop de baume de Tolu* entre couramment dans la composition des sirops pectoraux.

La *créosote* et ses dérivés (carbonate de créosote ou créosotal, phosphite de créosote ou phosphotal, tannophosphate de créosote, taphosote, etc.) sont anti-bronchitiques à un triple titre comme antiseptiques, modificateurs de la sécrétion bronchique et sclérogènes. Ils donnent certainement dans les bronchites chroniques (quand ils sont judicieusement employés), des résultats très supérieurs à ceux qu'on en obtient dans la tuberculose où ils ont été, bien à tort, si vantés. Les doses utiles moyennes sont de *1 à 2 grammes*. On les prescrira soit par voie buccale en pilules, capsules, émulsions, soit de préférence en lavements ou en injection hypodermique. Leur emploi devra être entouré de certaines précautions à cause : 1° de leur action irritante bien connue sur la muqueuse digestive (d'où intolérance gastrique fréquente et contre-indication presque absolue en cas d'estomac irritable) : 2° de leur action irritante sur le rein (d'où contre-indication presque absolue en cas d'albuminurie) ; 3° de leur action à la fois congestionnante et desséchante (d'où contre-indication en cas de congestion ou de poussée aiguë ou subaiguë au cours de la bronchite chronique).

Une place tout à fait à part doit être faite à 2 dérivés de la créosote : le *gaïacol* et le *thiocol*.

En ce qui concerne le *gaïacol*, la créosote pure correctement administrée nous semble plus efficace et beaucoup moins toxique et partant moins dangereuse à manier. On pourrait toutefois l'essayer dans la bronchite chronique, à la dose quotidienne de 0^{gr},10 à 0^{gr},3o soit en pilules, soit en potion alcoolisée, soit en solution dans l'huile de foie de morue à 10 ou 20 pour 1000, soit en lavements. On emploie de préférence le *gaïacol cristallisé*, chimiquement pur, parfaitement défini et supérieur de ce fait au gaïacol de la créosote nécessairement impur.

Le *thiocol* (ortho-sulfo-gaïacolate de potassium), poudre blanche, inodore contenant 52 pour 100 de gaïacol, très peu toxique, non irritant pour les voies digestives et assez soluble dans l'eau (1/4) est certainement plus recommandable. Il réunit dans une certaine mesure les actions du groupe créosote-gaïacol à celles des sulfureux. On l'administrera en cachets, comprimés, solution, sirop ou potion à la dose moyenne quotidienne de 2 à 6 grammes administrée de préférence au moment des repas (Voir tuberculose pulmonaire).

Voici *quelques formules* d'administration de ces drogues :

Créosote.

Pilules.

  Créosote de hêtre. . . . . $0^{gr},10$
  Savon amygdalin. 0 25
       pour une pilule, 8 à 20 par jour.

Capsules.

  Huile de foie de morue créosotée à 50 pour 1000. 3 grammes.
    ($0^{gr},15$ de créosote par capsule) 4 à 10 pro die.

Lavement.

  Créosote de hêtre. . . . . 10 grammes.
  Glycérine. . . . . 100 —

Une cuiller à café ($0^{gr},50$ de créosote) à 4 cuillers à café (2 grammes) dans un verre de lait de 200 c. c. pour un lavement à donner tiède et à garder. Y ajouter IV gouttes de Laudanum en cas d'intolérance.

Injections.

  Huile d'olive stérilisée, créosotée à 7 %. $0^{gr},07$ par c. c.
     (5 à 20 c. c. en injections lentes.)

Gaïacol.

Les formules précédentes sont applicables au gaïacol, mais il conviendra de commencer par des doses moindres pour tâter la susceptibilité du patient.

Thiocol.

Cachets.

  Poudre de Dower. . . . . $0^{gr},05$
  Thiocol. 0 50
      pour un cachet, 4 à 10 par jour.

Potions.

Thiocol.	} ââ 10 grammes.	
Elixir parégorique.	}	
Glycérine..	20 —	
Sirop de térébenthine.	} ââ 100 —	
Eau de tilleul.	}	

3 à 5 cuillers à soupe dans les 24 heures.

2° **Expectorants.** — Nous ne pouvons que renvoyer à ce que nous avons dit à leur sujet à l'occasion de la bronchite aiguë. Nous ne rappellerons que les principaux et leur posologie : *benzoate de soude*, éliminateur, fluidifiant énergique à la dose de 3 ou 4 grammes par jour; *kermès* (oxysulfure d'antimoine) expectorant, émétisant, insoluble dans l'eau et l'alcool, $0^{gr},10$ à $0^{gr},50$ par jour; *ipécacuanha* (excellent expectorant) aux doses de $0^{gr},10$ à $0^{gr},30$ par jour, surtout recommandable sous forme de *poudre d'ipécacuanha composée* ou *poudre de Dower* qui renferme par gramme $0^{gr},10$ d'ipéca et opium, $0^{gr},40$ de nitrate et de sulfate de potasse; *iodure de potassium*, fluidifiant, expectorant incontestable aux doses de $0^{gr},25$ à $0^{gr},50$ par jour, mais hyperémiant recommandable dans les formes torpides, dangereux et délicat à manier chez les éréthiques, congestifs et à fortiori chez les hémoptoïques; *oxyde blanc d'antimoine*, expectorant, anodin, aux doses quotidiennes de 4 à 6 grammes par jour, peu employé en dehors de la médecine infantile.

3° **Sulfureux.** — Quel est le mécanisme exact de l'action des sulfureux dans la bronchite chronique?

Antimicrobiens? Modificateurs du protoplasma bronchique? Substitutifs de l'inflammation chronique? C'est ce que nous ignorons.

En fait, en clinique thérapeutique, les sulfureux sont avec les balsamiques les agents les plus puissants de modification du catarrhe bronchique.

On les emploie surtout en *humages*, action par inhalation directe (dans les stations balnéaires) et en *administration interne*, action par exhalation bronchique, après ingestion. On peut d'ailleurs combiner les 2 modes d'administration.

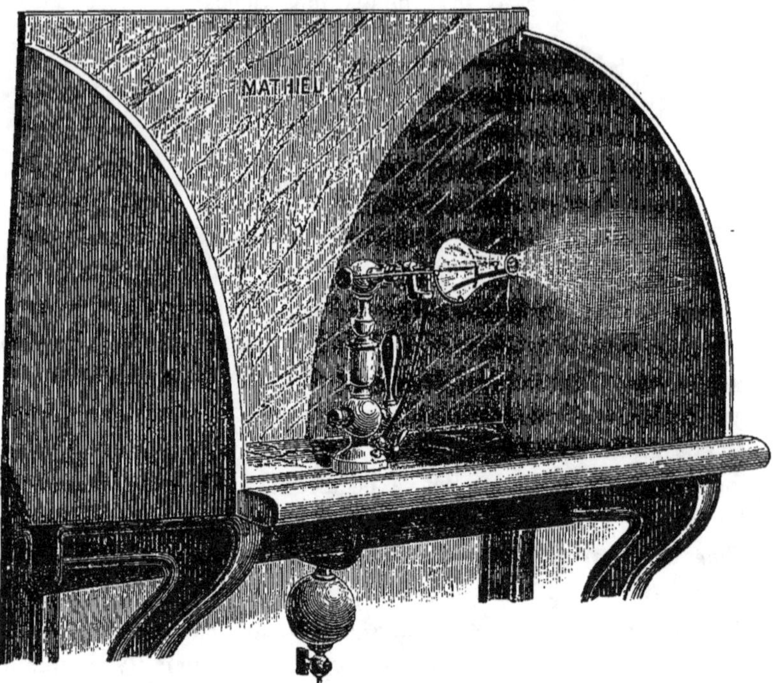

Fıg. 8. — Appareil pour pulvérisation chaude faite à la vapeur ou froide
à air comprimé.

Description et fonctionnement des appareils pulvérisateurs. — La pulvérisation s'obtient, soit
par pression immédiate sur le liquide à pulvériser, soit à l'aide de la vapeur ou de l'air comprimé.

La pulvérisation obtenue par la pression immédiate sur le liquide est fine ou grosse.

La pulvérisation obtenue à l'aide de la vapeur ou de l'air comprimé est moyenne, c'est-à-dire
intermédiaire entre les deux autres

La pulvérisation fine, la seule qui pénètre profondément dans les bronches, ne peut s'obtenir
que par une pression immédiate sur le liquide à pulvériser, c'est-à-dire à l'aide d'une pompe à
bras ou à vapeur, suivant l'importance et le nombre d'appareils qu'elle doit faire fonctionner.
Cette pompe aspire l'eau minérale ou sulfureuse et la refoule dans les appareils par l'intermédiaire
d'un accumulateur avec une pression variant entre 15 et 20 atmosphères. Un jet filiforme (2/10
ou 2/10 1/2 au plus) projeté par cette forte pression vient se briser sur une spatule à embou-
chure ou toute autre pièce, et produit ce brouillard presque impalpable qui pénètre, comme nous
l'avons dit plus haut, jusque dans les bronches. En plaçant devant ce jet un tamis, on produit
la douche locale pulvérisée et fine.

La pulvérisation grosse, que nous désignerons plutôt sous le nom de douche pulvérisée, s'obtient, comme la pulvérisation fine, par pression directe sur le liquide. Le jet, plus gros, vient
se briser, à distance, sur une palette ou un tamis, à l'aide d'une pompe aspirante et foulante ne
donnant qu'une pression de 4 ou 5 atmosphères, ou en employant directement, comme mode
d'action, l'eau venant de la source, si celle-ci se trouve placée à une altitude suffisante pour donner la pression nécessaire.

La pulvérisation moyenne s'obtient par aspiration et la projection de l'eau minérale à l'aide
de la vapeur, comme l'injecteur Giffard, ou à l'aide de l'air comprimé : dans le premier cas, la
pulvérisation est chaude. Une pression de 2 atmosphères est suffisante.

Le humage, inventé par L. Mathieu et appliqué pour la première fois à Cauterets, consiste à
faire humer les gaz évaporés de l'eau minérale sulfureuse naturellement chaude ou chauffée et
brisée en vase clos.

Les *humages* consistent essentiellement en inhalations méthodiquement réglées quant à la durée, la thermalité, la richesse de la solution sulfureuse : elles se pratiquent, à peu près exclusivement, dans les stations thermales sulfureuses (Luchon, Cauterets,

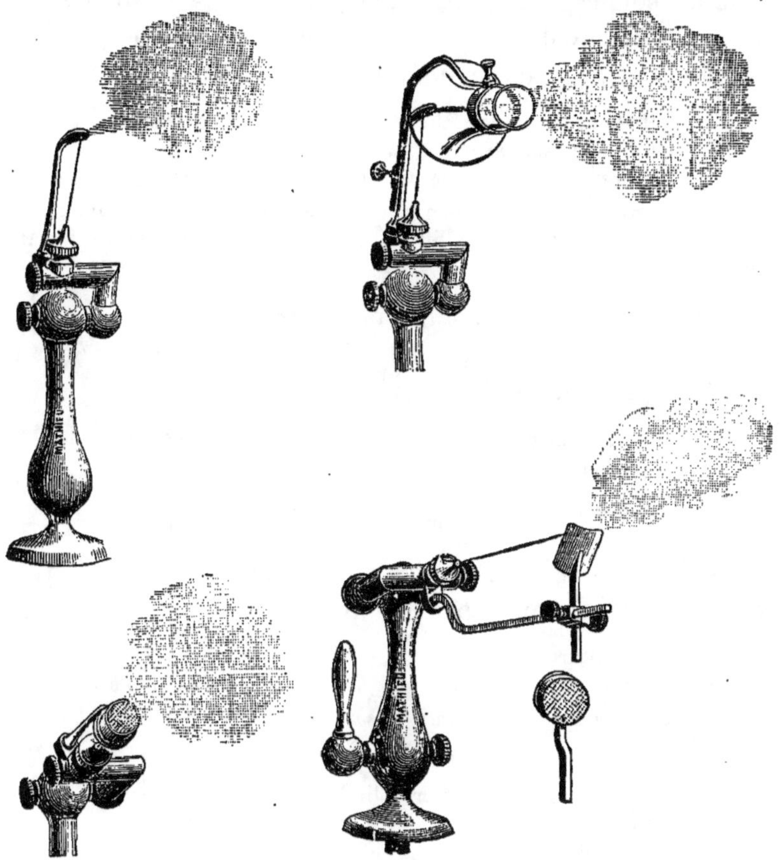

Fig. 8 *bis*. — Appareils pour pulvérisation chaude faite à la vapeur ou froide à air comprimé.

Enghien, etc.), dans des salles spéciales où des porte-vapeurs perfectionnés permettent de régler exactement la température et le degré de richesse en vapeurs sulfhydriques, ou en vapeur de soufre (Moissan) (fig. 8 et 8bis).

Ces humages méthodiques, impossibles à réaliser à demeure, pourront être suppléés par des *gargarismes* et des *pulvérisations* pratiquées par exemple au moyen d'un appareil de Richardson en se servant soit d'eau sulfureuse transportée (Eau de Labassère, sulfurée sodique et chlorurée froide, Eau de Challes sulfureuse et bromoiodurée froide, Eaux-Bonnes, sulfurées sodiques et sulfhydriques, etc.), soit d'eau sulfureuse artificielle par ex. :

Sulfate de soude desséché	1 gramme.
Sulfure de calcium pulvérisé	4 —
Sous-carbonate de soude pulvérisé. . . .	6 —

Mélanger avec soin et diviser en petits paquets de 0^{gr},15 centigrammes.

Un paquet dans 1/4 à 1/5 de litre d'eau tiède pour gargarismes, pulvérisations, ingestions.

Par *voie interne*, en *ingestion* on pourra administrer :

a) de la *fleur de soufre*, une cuiller à café le matin, dans du miel (préparation laxative), ou en cachets :

Kermès minéral.	0^{gr},03 centigrammes.
Soufre précipité.	⎫ ãã 0 10 —
Poudre de Dower.	⎭

pour un cachet, 4 à 8 dans les 24 heures.

b) *du monosulfure de sodium* en solution, on en sirop à la dose de 2 à 6 centigrammes par jour par ex. :

Monosulfure de sodium..	0^{gr},10
Sirop de goudron.	150 grammes.

Une cuiller à soupe ou plus *matin* et *soir* .

ou

Monosulfure de sodium cristallisé.. .	0^{gr},10 centigr.
Eau distillée.	1 gramme.
Sirop simple.	99 —

2 à 4 cuillers à soupe par jour.

(Préparer le sirop au moment du besoin et l'utiliser à bref délai). Pouchet.

c) *des eaux sulfureuses naturelles transportées*. — Pour les malades aisés c'est certainement la forme de choix : mentionnons seulement l'eau de Labassère, l'eau de Challes, les Eaux-Bonnes dont les sources froides, moins altérables supportent plus facilement le transport. On les emploiera en boisson, à des doses variant de 75 (1/2 verre) à 150 centimètres cubes (1 verre), le matin, ou l'après-midi, de préférence avec un volume égal de lait chaud. L'eau s'altérant très rapidement après débouchage on prescrira des 1/4 de bouteilles, dont la moitié sera employée en gargarisme et la moitié employée en boisson. Si l'on voulait essayer de faire durer une bouteille 2 jours ou plus, il faudrait la reboucher avec grand soin et la conserver renversée, le goulot plongeant dans un récipient contenant de l'eau, de façon à réaliser une fermeture hermétique.

L'action cicatrisante, desséchante des sulfureux est beaucoup plus marquée que celle des balsamiques, il n'est pas rare d'avoir à constater des poussées congestives bronchiques et pulmonaires au cours du traitement qui demande à être très surveillé. Aussi une cardiopathie, le brightisme, la bacillose, l'éréthisme neuro-vasculaire, la tendance aux hémoptisies constituent-ils des contre-indications au moins relatives et impliquent-ils, en tout cas, une surveillance plus étroite et une prudence encore plus grande.

4° **Calmants.** — Nous ne pouvons à leur sujet que renvoyer d'une part aux Médicaments usuels de cette collection et d'autre part à ce que nous avons déjà dit dans ce volume à l'occasion de l'étude des bronchites aiguës. Les *opiacés et leurs dérivés* (codéine, narcéine, morphine, dionine, héroïne, etc.), l'*aconit*, la *belladone*, la *jusquiame*, l'*eau de laurier-cerise*, le *bromoforme*, voire le chloral sont les principaux agents de cette médication calmante qu'on emploiera diversement associés aux drogues précédentes.

De même que pour les bronchites aiguës, il faudra être ménager des narcotiques, et ne les employer que pour combattre les toux inutiles, non expectorigènes qui fatiguent inutilement les malades et troublent leur sommeil. Judicieusement employés, ils contribuent en diminuant une toux exagérée à calmer l'hypersécrétion muqueuse réflexe.

Les contre-indications sont l'encombrement bronchique, la tendance à l'asphyxie, la cyanose, la stupeur, fréquents chez les vieillards, chez lesquels précisément la bronchite chronique est très répandue

5° **Les vaso-constricteurs,** stimulants de la contraction des fibres musculaires lisses sont utiles à un double titre, comme vaso-constricteurs décongestionnants et comme excitants toniques de la musculature bronchique dont l'atonie, comme nous l'avons déjà assez longuement exposé à l'occasion de la bronchite grippale (V. Bronchite grippale) joue un rôle important dans la guérison de la bronchite chronique.

L'*ergot de seigle* et la *strychnine* sont les agents de choix de cette médication stimulante vaso-constrictive ; on pourra en quelques circonstances y associer la *quinine,* la *belladone,* l'*ipéca* comme dans les formules suivantes :

        Extrait de belladone. . . . . $0^{gr},01$
        Bromhydrate de quinine. . . . . . .   o o5
        Ergotine. . . . .⎫
        Terpine . . . .⎭ àà o 20

                pour une pilule, n° 3o.

3 par jour, en cas de catarrhe bronchique, avec poussée subaiguë, fièvre légère et tendance à la stase.

        Sulfate de strychnine. . . . . .   1/2 milligramme.
        Poudre de Dower. . . . . . .⎫
        Benzoate de soude.. . . . . .⎭ àà dix centigrammes.

                pour une pilule, n° 3o.

5 à 6 par jour, en cas de catarrhe bronchique avec sécrétion épaisse, expectoration difficile, tendance à l'asthénie neuro-cardiaque.

*
* *

Nous possédons comme on voit une gamme fort étendue d'agents modificateurs divers, qu'il conviendra d'employer, d'associer, d'alterner avec discernement suivant l'espèce clinique considérée.

Un certain nombre de remarques tant cliniques que pharmaco dynamiques en faciliteront l'emploi dans un cas donné. Voici les règles qui nous servent habituellement de guide et qu'il convient de rappeler :

1° En ce qui concerne les *balsamiques,* la terpine en particulier, on peut admettre qu'à faible dose ($0^{gr},20$ à $0^{gr},6o$) elle accroît et fluidifie la sécrétion bronchique, qu'à dose élevée (o^{gr},8o à 1 gramme) elle dessèche et tarit. Les balsamiques à faible dose pourront donc être employés en cas de sécrétion rare, adhérente et d'évacuation difficile ; à haute dose au contraire, en cas de sécrétion abondante, de « bronchorrhée », d'expectoration purulente en grande quantité.

2° En ce qui concerne les *expectorants*, l'ancienne division de ces médicaments en dissolvants et en irritants était légitime. Les premiers, *ammoniacaux et iodure de potassium*, ont la propriété de liquéfier les sécrétions ; suivant la si juste expression de Eichhorst ce sont les *expectorants des râles secs*. Les seconds, *ipéca, benzoate de soude*, provoquent une toux évacuatrice, ce sont les *expectorants des râles humides*.

3° En ce qui concerne les *sulfureux* ce sont les modificateurs les plus puissants, mais aussi les plus brutaux et les plus dangereux de cette série. Ils conviennent tout spécialement aux bronchites particulièrement traînantes, torpides, rebelles, à réactions minimes ou nulles, en l'absence de complication cardiaque, rénale ou congestive.

4° En ce qui concerne les *calmants,* ils ne doivent être employés qu'autant que la toux fréquente, rebelle, inutile, constitue en soi un symptôme ennuyeux, à combattre.

5° Les *vaso-constricteurs* enfin sont presque toujours indiqués et plus particulièrement dans les formes adynamiques avec tendance à la congestion des bases, à l'œdème pulmonaire et expectoration difficile.

6° Il y a le plus souvent intérêt :

a) à associer ces médications ;

b) et encore plus à les alterner : dans un premier stade : balsamiques et expectorants ; dans un deuxième stade : sulfureux, calmants et vaso-constricteurs leur étant associés suivant indications.

7° Il peut être utile, chez les vieillards bronchitiques, catarrheux, ayant la nuit une toux quinteuse, déterminant l'insommie de prescrire 2 potions une nocturne surtout calmante, une diurne surtout expectorante comme dans l'exemple suivant :

Extrait thébaïque.	$0^{gr},20$
Benzoate de soude.	3 grammes.
Sirop de térébenthine.	} āā 100 —
— tolu..	

Potion pour la nuit.

Sulfate de spartéine.	$0^{gr},15$
Iodure de potassium..	2 grammes.
Benzoate de soude.	3 —
Sirop de codéine..	} āā 60 grammes.
— térébenthine.	
— tolu..	

Potion pour le jour.

*
* *

En ce qui concerne les *agents crénothérapiques et climatothéra-piques* susceptibles de trouver leur emploi dans la cure des bronchites chroniques on se basera pour le choix d'une station, sur les caractères de la toux, l'abondance de l'expectoration, les réactions du malade.

Si la toux est modérée, le catarrhe abondant, l'expectoration relativement facile, le patient sans tendance congestive ou éréthique marquée on conseillera une cure sulfureuse anticatarrhale l'*été* (Luchon, Cauterets, Eaux-Bonnes, Allevard, Enghien, Saint-Honoré) et l'*hiver* le séjour dans une station relativement sèche, chaude, bien abritée (Menton, Cap Martin, Monte-Carlo, Cannes, Grasse, etc.).

Si la toux est quinteuse, fatigante, l'expectoration relativement difficile, le patient à tendances éréthiques ou congestives on conseillera l'*été* une cure arsenicale au Mont-Dore ; l'*hiver* le séjour dans une station relativement humide, chaude, égale, sédative du type de Pau ou de Cambo.

*
* *

Si nous appliquons les notions précédentes à quelques variétés cliniques bien déterminées de bronchite chronique simple nous obtenons les ordonnances types suivantes :

BRONCHITE CHRONIQUE SIMPLE
AVEC EXPECTORATION ABONDANTE ET FACILE
ET TOUX MODÉRÉE

I. — Hygiène générale.

1° Éviter la fumée, la poussière, l'air confiné. S'habituer progressivement à la pratique de la fenêtre ouverte au moins le jour.

2° Éviter le vin pur, les liqueurs, les mets épicés, les épices et d'une façon générale les irritants de la gorge.

3° Éviter les refroidissements, les courants d'air. Porter de la flanelle.

II. — Traitement externe.

1° *Frictions générales* quotidiennes avec une lotion alcoolo-aromatique du type :

Baume de Fioravanti.. . . . . . . ⎫
Alcoolat de lavande. . . . . ⎬ àà 60 grammes.
—   romarin. . . . . . . ⎭

Usage externe.

S'aguerrir progressivement au froid en faisant précéder ces frictions d'ablutions tièdes progressivement refroidies.

2° Vaporisations, inhalations, pulvérisations avec un mélange du type suivant :

Eucalyptol. . . . . 2 grammes.
Essence de thym. . . . . 10 —
Teinture de benjoin. . . . . . . 20 —
Alcool à 90°. Q. S. p. . . . . . 100 cent. cubes.

Usage externe.

Une cuiller à café par litre d'eau.

III. — Traitement interne.

Les 10 premiers jours du mois prendre 4 fois par jour un des cachets ou des comprimés suivants :

> Thiocol. . . . . 0^{gr},5o
> pour un cachet ou un comprimé (provision 4o).

Les 10 jours suivants prendre 4 fois par jour en dehors des repas, avec une demi-tasse d'infusion chaude un des cachets suivants :

> Ergot de seigle frais. . . . . .⎫
> Benzoate de soude. . . . . . ⎬ ââ cinq centigrammes.
> Poudre de Dower. . . . . . ⎭
> Terpine.. . . . . 0^{gr},2o
> F. s. a.   pour un cachet ou une pilule (provision 4o).

Les 10 derniers jours, prendre dans la matinée, progressivement, suivant tolérance, de un demi à un verre d'*eau de Labassère* additionnée de lait chaud. Se gargariser avec le reste de la bouteille.

Puis recommencer la série.

IV. — Traitement climato et hydro-thérapique.

L'hiver, si possible, séjour à Menton, Cap Martin, Antibes, Cannes, Grasse, Hyères, Amélie, etc.

L'été, saison sulfureuse à Luchon, Eaux-Bonnes, Cauterets, Allevard, Enghien, Saint-Honoré.

*
* *

BRONCHITE CHRONIQUE SIMPLE
AVEC EXPECTORATION RARE, DIFFICILE
ET TOUX FRÉQUENTE

I et II, comme dans l'article précédent.

III. — TRAITEMENT INTERNE.

Les 10 premiers jours du mois prendre *deux fois par jour*
au moment d'un des repas et de préférence avec une tasse de lait
une cuiller à soupe de la potion suivante :

Arséniate de soude.	cinq centigrammes.
Iodure de sodium.	4 grammes.
Bromure de sodium.	8 —
Sirop de Baume de tolu.	200 —

F. s. a.

Les 10 jours suivants prendre 4 fois par jour en dehors des
repas avec une demi-tasse d'infusion une des pilules suivantes :

Gomme ammoniaque. . . .	àà cinq centigrammes.
Kermès..	
Poudre de Dower.	àà dix —
Terpine.	

F. s. a.   pour une pilule, provision 40.

Les 10 derniers jours prendre 4 fois par jour en dehors des
repas une cuiller à soupe de :

Teinture de racines d'aconit.	2 grammes.
Liqueur ammoniacale anisée.	10 —
Décoction de polygala 5 pour.	200

IV. — CURE CLIMATÉRIQUE ET HYDRO-THÉRAPIQUE.

L'hiver, saison à Pau, à Cambo.
L'été, saison au Mont-Dore.

BRONCHITE CHRONIQUE AVEC EMPHYSÈME
ET DILATATION DES BRONCHES

Cette question sera traitée avec les détails qu'elle comporte au chapitre consacré à l'emphysème.

Voici un type d'ordonnance pour :

BRONCHITE CHRONIQUE CHEZ UN
EMPHYSÉMATEUX

1° Commencer le traitement par un *vomitif*.

Poudre d'ipéca.. . . . . 1^{gr},50

Diviser en 3 paquets à prendre en un quart d'heure à 5 minutes d'intervalle avec un verre d'eau tiède.

Contre la bronchite.

2° *a*) Si· la toux est modérée, l'expectoration difficile, donner :

Teinture de noix vomique.. . . .   X gouttes.
Teinture d'aconit.   XXX   —
Oxyde blanc d'antimoine. . . . .   1 gramme.
Eau de laurier-cerise.   10   —
Sirop d'ipéca. . . . . } àà 20   —
Sirop diacode. . . . . }
Eau de tilleul.   120   —

par cuillers à soupe, 4 à 6 dans les 24 heures (A Robin).

b) Si l'expectoration est très abondante donner des lavements créosotés :

Créosote de hêtre.. . . . . 10 grammes.
Décoction de bois de Panama à 2 °/o.. . 90   —

Émulsionner. Une cuiller à café à une cuiller à soupe dans 100 grammes eau bouillie pour un lavement à garder.

c) Si la toux est sèche donner :

Bromoforme. . . . . \
Teinture de bryone. . . . . . . |
    —   grindelia. . . . . . . } àà XXX gouttes.
    —   noix vomique.. . . . |
    —   jusquiame.. . . . . /
Alcool à 90°.. . . . .   25 grammes.
Sirop diacode.   75   — —
Sirop d'oranges.   100   —
                                    (A. Robin).

2 cuillers à soupe par jour, aussi loin que possible des repas.

3° Contre l'emphysème :

Sulfate de strychnine. . . . $0^{gr},02$ centigrammes.
Arséniate de soude.   0   10   —
Iodure de potassium.. . . .   5 grammes.
Eau distillée.   300   —

Une cuiller à soupe à *midi* et le *soir* au moment du repas.

4° *Frictions thoraciques quotidiennes* avec

Essence de citron. . . . .   10 grammes.
    —   romarin..   20   —
Baume de Fioravanti.   200   —
                             Usage externe.

5° Aérothérapie méthodique.
Inhalations balsamiques.
Si possible séjour l'hiver à Grasse, Cannes, Menton.

BRONCHITE CHRONIQUE AVEC DILATATION DES BRONCHES

Pour plus de détails, voir *Bronchites fétides*.

1° *Inhalations*, 4 fois par jour avec un litre d'eau bouillante additionnée d'une cuiller à café du mélange suivant :

Eucalyptol. . . . . \
                            } àà   5 grammes.
Essence de thym. . . . . . . /
Alcool à 90°.. . . . .   100 cent. cubes.
                    Usage externe.

2° *10 jours par mois* donner 3 fois par jour en dehors des repas une cuiller à soupe de la potion suivante :

        Liqueur ammoniacale anisée. . . . .   10 grammes.
        Racine de polygala.   5   —
        Eau bouillante.. . . . .   1/2 litre.
                                    faire infuser 2 heures.

Les *10 jours suivants* donner 4 fois par jour une cuiller à soupe
de la potion suivante :

        Hyposulfite de soude. . . . .   6 grammes.
        Sirop d'eucalyptus.   40   —
        Julep gommeux.. . . . .   120 —

Les *10 derniers jours* donner un lavement quotidien avec :

        Créosote. . . . .)
        Savon amygdalin.. . . . . } àà 10 grammes.
        Eau. Q. S. p. . . . .   150 cent. cubes.
    Une cuiller à soupe dans un verre d'eau tiède pour un lavement.

3º Entraîner le malade à prendre quelques heures le matin la
position de Quincke.

N. B. — La position de Quincke consiste essentiellement à
faire prendre aux malades une position telle que le thorax et la
tête soient en position déclive, leur niveau étant inférieur à celui
du reste du corps de façon que l'évacuation du contenu muco-
purulent des bronches soit facilitée par la pesanteur.

Voici comment il faut procéder, pour atteindre ce résultat au
prix des moindres inconvénients :

Pendant quelques jours, on se contente de faire prendre aux
malades, le matin, au lit, deux ou trois heures durant, la position horizontale, la tête se trouvant sur le même plan que les
pieds ; cela pour les habituer à expectorer dans cette attitude, la
figure tournée sur le côté. Déjà ils sont à même de se rendre
compte qu'ils expectorent mieux et plus facilement que dans la
position habituellement prise au lit, la tête reposant sur des oreillers.

Une fois qu'ils se sont faits à cette attitude, on modifie
celle-ci, pendant les premières heures qui suivent le réveil, dans
le sens indiqué plus haut ; c'est-à-dire qu'avec des morceaux de
bois ou des briques, on calle les pieds du lit, de telle sorte qu'ils

soient soulevés de 20 à 3o centimètres au-dessus du plancher. La tête du malade se trouve ainsi en contre-bas des pieds. On maintient cette déclivité, pendant deux ou trois heures, chaque matin, de préférence entre six et neuf heures, sauf à recommencer le soir. Les malades se font très vite à cette attitude, qui n'est pas sans leur paraître incommodante au début. Il peut y avoir avantage à modifier le choix des heures pendant lesquelles on les soumet à cette petite épreuve. Celle-ci équivaut, somme toute, à une pratique inoffensive, à la portée de tous, et qui, sans être d'une efficacité constante, est susceptible de donner des résultats qui ne sont pas à dédaigner.

BRONCHITE ALBUMINEUSE

Voici d'après M. *Albert Robin* un type schématique d'ordonnance adaptée à un cas de :

Bronchite albumineuse avec œdèmes des bases, foyers disséminés et expectoration spumo-sanguinolente.

I. — *Au début : phase de dyspnée et d'oligurie.*

1° Régime lacté.

2° Ventouses scarifiées sur la région lombaire. Cataplasmes sinapisés et ventouses sèches sur le thorax.

3° Toutes les 2 heures une cuiller à soupe de la potion suivante :

Teinture de noix vomique.	X gouttes.
Teinture d'aconit..	XX —
Oxyde blanc d'antimoine.	$1^{gr},5o$
Sirop d'ipéca.	10 grammes.
— diacode..	20 —
Eau distillée.	110 —

4° Si la toux est incessante et quinteuse :

Extrait thébaïque..	$0^{gr},01$
— de datura..	0 005
	pour une pilule, 2 à 3 par jour.

II. — *Au bout de 48 heures : la diurèse est rétablie, la dyspnée dissipée.*

1° Régime lacto-végétarien.

2° *Frictions thoraciques biquotidiennes avec*

Teinture de noix vomique. . . .	10 grammes.
Alcool camphré. . . . . ⎫	
Baume de Fioravanti. . . . . . ⎭	àà 100 —

Usage externe.

Tous les 2 jours *ventouses sèches* sur la région lombaire ou *badigeonnages de teinture d'iode.*

3° Continuer la *potion de I.*

III. — *Au bout de 15 jours :*

1° Régime lacto-végétarien.

2° Frictions générales II.

3°   *a)* Extrait thébaïque. . . . .   0^{gr},005 milligrammes.

       Camphre. . . . . . . ⎫

       Térébenthine de Venise. . ⎭ àà 0   10 centigrammes.

           pour une pilule, f. s. a., n° 60.

  b) Urotropine. . . . . 0^{gr},50

           pour un cachet, n° 20.

Un cachet et une pilule avec une prise de lait, 3 fois par jour.

IV. — *Ultérieurement :*

Saison à Évian, Thonon, Vittel, Contrexéville ou Martigny.

BRONCHITES FÉTIDES

Les bronchites fétides apparaissent le plus souvent chez des malades atteints de bronchite chronique avec dilatation des bronches, elles s'annoncent par une aggravation de l'état général et l'apparition d'un phénomène caractéristique qui leur a valu leur nom : *la fétidité de l'haleine et de l'expectoration.*

Les signes physiques sont ceux de la bronchite chronique, de la dilatation des bronches, ils n'ont rien de caractéristique.

Cette bronchite fétide dure plus ou moins longtemps, disparaît quelquefois définitivement ou au contraire entraîne la mort par hecticité, par complications, et particulièrement par gangrène pulmonaire. Dans ce dernier cas « le diagnostic reposera sur l'aggravation rapide de l'état général, l'adynamie progressive et l'altération des traits, sur l'apparition de la fièvre, la fétidité plus grande des crachats, l'exagération de la toux et de la dyspnée, ainsi que sur les signes évidents de foyers disséminés de broncho-pneumonie ». Barié.

*
* *

En dehors des prescriptions générales relatives à la fluidification des excréta bronchiques et à la tonification de l'état général, prescriptions qui leur sont communes avec les bronchorrhées ordinaires, les bronchites fétides comportent une série de mesures qui ont pour but de supprimer les fermentations putrides, de désinfecter et de désodoriser les crachats.

Ces mesures sont de deux ordres.

Les unes *externes,* inhalations, pulvérisations se proposent de porter par inhalation au contact des régions suppurantes des substances modificatrices des fermentations putrides. On a préconisé les inhalations de vapeur d'eau chargée de térébenthine, d'eau phéniquée, d'oxygène, de créosote, d'eucalyptol ; des pulvérisations de solutions d'arséniate de soude, de salicylate de soude, de préparations sulfureuses, de ratanhia.

A la vérité toutes ces pratiques d'ailleurs fort recommandables n'ont que peu d'action sur la fétidité.

On a préconisé aussi des injections modificatrices intra-laryngo-trachéales du type suivant :

Iodoforme. . . . . ⎫	
Eucalyptol. . . . . ⎬ àà 2 grammes.	
Gaïacol. . . . . ⎭	
Huile d'olives stérilisée. . . . . . 80 —	

En injecter 4 c. c., 2 fois par jour.

Elles donnent parfois des résultats satisfaisants.

Des *médications internes* les seules qui aient paru susceptibles de modifier sérieusement la fétidité des suppurations bronchiques sont : l'*hyposulfite de soude*, la *teinture d'eucalyptus* et ses succédanés, l'*eucalyptol*.

L'*hyposulfite de soude* serait, d'après Lancereaux, le médicament de choix de la gangrène bronchique. Prescrit à la dose de 4 grammes par jour, il modifie assez rapidement la sécrétion bronchique ; au bout de 4 à 6 jours on constate une diminution marquée de la fétidité et de la quantité des crachats. On pourra le prescrire simplement dans un julep gommeux :

> Hyposulfite de soude. . . . . 6 grammes.
> Julep gommeux. . . . . 25o cent. cubes.

A prendre par cuillerées dans les 24 heures.

La *teinture d'eucalyptus* recommandée surtout par M. Bucquoy s'emploiera à la dose quotidienne de 2 grammes par jour, de préférence dans une potion balsamique, ex.

> Teinture d'eucalyptus. . . . . . . 2 à 3 grammes.
> Sirop de térébenthine. . . . . . ⎰
> Sirop de baume de tolu.. . . . . ⎱ àà 4o —

A prendre par cuillers à dessert dans les 24 heures.

Il est d'ailleurs facile de combiner les deux médications précédentes comme dans la formule suivante :

> Teinture d'eucalyptus.. . . . . . . 2 grammes.
> Hyposulfite de soude. . . . . . . 3 —
> Sirop de térébenthine. . . . . ⎰
> Julep gommeux. . . . . ⎱ àà 4o —

Par cuillerées à dessert, de 2 en 2 heures.

On pourrait aussi pratiquer des injections sous-cutanées d'eucalyptol en solution dans l'huile ou la vaseline liquide, et associée ou non à l'iodoforme :

> Iodoforme. . . . . cinquante centigrammes.
> Eucalyptol. . . . . 10 grammes.
> Huile d'olives stérilisée. Q. s. p.   5o cent. cubes.
>   pour injections hypodermiques.

En injecter 2 à 5 c. c. dans les 24 heures.

TYPE D'ORDONNANCE POUR BRONCHITE FÉTIDE

I. — TRAITEMENT EXTERNE.

1° Aération soignée de la chambre du malade.

2° Évaporation permanente d'eau additionnée par litre d'une cuiller à café du mélange suivant :

Essence d'eucalyptus.	5 grammes.
Alcool à 90°.	30 —
	Usage externe.

3° Répandre largement de l'*essence de térébenthine* additionnée au besoin de *créosote* sur des linges suspendus autour du lit du malade.

II. — TRAITEMENT INTERNE.

1° Teinture d'eucalyptus.	2 grammes.	
Hyposulfite de soude.	4 —	
Sirop de térébenthine.	} àà 40 —	
Julep gommeux.	}	

Par cuiller à dessert de 2 à 2 heures (potion pour 24 heures).

2° *En cas de fièvre élevée* : fortes doses de quinine.

3° *En cas de dépression marquée* : toniques neuro-cardiaques (alcool, caféine, strychnine, etc.).

4° *En cas de putridité très forte* :

a) Injections sous-cutanées d'eucalyptol.

b) Injections intra-laryngées : huile à l'iodoforme et à l'eucalyptol.

*
* *

La *gangrène pulmonaire* survient soit à titre de complication de la bronchite fétide soit d'emblée chez des cachectiques ou à l'occasion de la pénétration de particules alimentaires dans les voies respiratoires, chez les paralytiques, etc. Le foyer gangreneux peut s'ouvrir dans la plèvre et le tableau clinique se compliquera des symptômes *d'un pneumo-thorax putride généralisé ou limité.*

Le *traitement prophylactique consistera* :

1° A traiter vigoureusement la bronchite fétide comme il a été dit plus haut.

2° A réaliser avec soin la désinfection naso-bucco-pharyngée dans toutes les maladies à localisations pulmonaires fréquentes (grippe, rougeole, etc.).

3° A éviter la pénétration dans les voies respiratoires de particules alimentaires chez les paralytiques généraux, les hémiplégiques, dans le cancer de la langue, etc.

4° A traiter avec soin les foyers purulents ou sphacéliques bucco-pharyngo-laryngés.

Le *traitement médical* se confond avec celui sus-mentionné des bronchites fétides (eucalyptol et hyposulfite de soude) mais l'indication des stimulants (alcool, café, caféine, huile camphrée, strychnine, etc.) est ici plus impérieuse.

Le *traitement chirurgical* s'imposera si le foyer est bien limité. La *pneumotomie,* est alors indiquée.

De même s'il y a *pleurésie gangreneuse,* pneumothorax putride, la *thoracotomie* large avec lavages antiseptiques fréquents et copieux sera pratiquée d'urgence. Les résultats sont parfois excellents.

BRONCHITES AVEC BRONCHOPLÉGIE

Le traitement actuel des bronchites, qu'elles soient aiguës ou chroniques, vise surtout pratiquement deux choses : *modérer la toux et tarir la sécrétion bronchique*, indications dont les opiacées et les balsamiques font surtout les frais. Il est une troisième indication à laquelle on pense en général fort peu et qui, pour effacée qu'elle soit le plus souvent, peut, dans certains cas, acquérir une importance de premier ordre : nous voulons parler de la *stimulation des muscles bronchiques*, de la lutte contre la *bronchoplégie*.

La bronchoplégie, la paralysie des muscles lisses des bronches, joue, en effet, un rôle capital en deux circonstances : 1° au cours de quelques bronchites consécutives à certaines maladies infectieuses, telle la diphtérie, telle la grippe surtout, dans laquelle il existe une véritable forme bronchoplégique consécutive à l'action élective de la toxine infectieuse sur le système neuro-musculaire pulmonaire ; 2° au cours des bronchites chroniques dans lesquelles la bronchoplégie constante est d'origine mécanique.

Dans la *grippe à forme bronchoplégique* les muscles lisses des bronches sont frappés d'emblée, quelquefois sans fièvre, sans phénomène prémonitoire. C'est, en quelque sorte, le syndrome bronchoplégique à l'état de pureté. Le symptôme dominant c'est la respiration difficile, la dyspnée graduelle, progressive, sans qu'au début l'auscultation révèle de bronchite appréciable. Puis la sécrétion s'établit et, par suite de l'inertie totale des bronches, la toux est impuissante à les débarrasser des sécrétions qui s'y accumulent ; on assiste à l'encombrement des bronches, à la gêne croissante de l'hématose, à l'asphyxie progressive, si quelque complication n'en vient pas raccourcir les périodes.

Dans la grippe encore, il existe des *congestions vago-paralytiques* dont la durée est interminable quand le dénouement n'en est pas fatal. Il y a atonie, collapsus de tout le système pulmonaire, par perte de la contractilité bronchique et diminution de l'élasticité des vésicules pulmonaires.

On conçoit combien, dans ces cas, la médication opiacée symptomatique sera impuissante, voire funeste, en augmentant la congestion des voies respiratoires, en rendant l'expectoration plus difficile et partant en aggravant l'encombrement bronchique.

Dans les *bronchites subaiguës ou chroniques*, le rôle de la bronchoplégie a été bien mis en lumière par M. Renaut. Ici ce n'est pas l'action d'une toxine infectieuse sur le système d'innervation pulmonaire qui est la cause de la bronchoplégie, comme dans les cas précédents, mais la disjonction mécanique plus ou moins complète des muscles de Reisessen par l'œdème sousmuqueux. Les extrémités des arcs musculaires dissociés par l'œdème ne se touchent plus, d'où inertie musculaire.

« Les plis de la muqueuse, dont le maintien dépend des muscles qui froncent celle-ci comme un cordon serre une bourse, peuvent s'effacer presque complètement sous l'influence de cette inertie musculaire. Telle est la cause initale de la dilatation bronchique qui accompagne constamment, bien qu'à des degrés variables, le catarrhe pulmonaire devenu chronique. » Et après avoir exposé une théorie peut-être discutable de l'influence antisécrétoire de la contraction desdits muscles, il conclut ainsi : L'activité « des muscles de Reisessen récupérée, c'est la fin de la dilatation cylindroïde des bronches, la fin des clapiers mucopurulents obstruant les plis de la muqueuse et aussi — peut-être avant tout — la modération du flux glandulaire bronchique... ; du même coup, on touche la congestion vasculaire, origine de l'œdème chronique interstitiel ».

*
* *

Quelle conclusion pratique devons-nous tirer de ces faits ?

Celle-ci : *Dans le traitement de toute bronchite aiguë ou chronique, il faut toujours penser à la bronchoplégie pour la combattre.*

Cette indication est constante dans tous les cas de bronchite chronique, car la bronchoplégie y est constante. Elle s'impose dans les bronchites aiguës : 1° quand la dyspnée, en l'absence de toute lésion cardiaque, est hors de proportion avec les phénomènes stéthoscopiques ; 2° quand l'encombrement bronchique augmente rapidement ; 3° quand la bronchite tenace, rebelle au traitement, devient subaiguë et menace de passer à la chronicité.

Dans ces cas, nous ne devons pas nous croire en règle avec notre conscience par la prescription banale d'un sirop dit « calmant », fût-il formulé de la façon la plus correcte ; les bronches ont moins besoin d'être calmées que d'être stimulées ; ici, l'opium, merveilleux à l'ordinaire, devient une arme dangereuse ; nous devons nous méfier des calmes trompeurs qu'il procure, derrière lesquels l'asphyxie sournoise marche et progresse. S'il est toujours indiqué de calmer la toux, ici il faut tout au plus la modérer, il faut surtout s'efforcer de la rendre rare, mais efficace, désencombrante, expulsive ; là est le salut. Comment y parvenir ? En stimulant le système nerveux, en réveillant la contractilité bronchique, et, à ce point de vue, l'arsenal thérapeutique nous fournit deux armes puissantes : l'ergot de seigle, et la strychnine.

*
* *

C'est fortuitement que nous avons vérifié, *après bien d'autres,* l'effet puissant qu'on est en droit d'attendre de l'*ergot de seigle dans certaines bronchites chroniques.* Chez une femme âgée atteinte de catarrhe pulmonaire ancien, nous sommes appelés un jour pour des hémoptysies répétées, non fébriles, consécutives à de la congestion des deux bases ; faisant de la médication symptomatique nous prescrivons, entre autres choses, des pilules cardio-toniques hémostatiques :

Extrait de jusquiame.	$0^{gr},01$
Sulfate de quinine.	0 05
Ergotine.	0 10

F. s. a. pour une pilule, en faire 30 semblables. En prendre une toutes les deux heures sauf la nuit, soit six à huit dans les vingt-quatre heures.

Nous eûmes la satisfaction de voir les hémoptysies cesser presque immédiatement, et le catarrhe s'amender graduellement Depuis nous l'avons employé systématiquement et le plus souvent avec succès dans bien des bronchites chroniques.

M. Renaut, qui a systématisé l'emploi de l'ergot dans les bronchites chroniques, a adopté la pratique suivante. Les quatre premiers jours de la semaine il donne des balsamiques : terpine, sirop de baume de Canada, sirop de Tolu, capsules de térébenthine de Venise ; les trois derniers jours il administre l'ergotine en suppositoires, associée à l'opium ou à la jusquiame :

Extrait de jusquiame.	$0^{gr},01$
Poudre d'opium brut.	0 10
Ergotine Bonjean.	0 30
Beurre de cacao.	Q. s.

On pourrait aussi administrer cinq jours par semaine six des pilules suivantes, prises en trois fois dans les vingt-quatre heures en même temps qu'une infusion chaude sucrée avec du sirop de Tolu :

Extrait de jusquiame.	$0^{gr},01$
Terpine.	0 10
Ergotine Bonjean.	0 05

Pour une pilule, en faire trente semblables.

*
* *

Dans les *brochoplégies de la grippe*, il sera utile de souligner, de renforcer l'action broncho-tonique de l'ergotine par celle, plus puissante encore et plus rapide, de la strychnine qui jouit, en outre, de propriétés stimulantes à rechercher particulièrement dans une affection aussi asthéniante que la grippe. On pourra prescrire :

Sulfate de strychnine.	1/2 milligramme.
Ergotine.	$0^{gr},05$
Sulfate de quinine..	0 10

F. s. a. pour une pilule, n° 30. Une toutes les deux heures, nuit exceptée, soit six à huit dans les vingt-quatre heures, en même temps qu'une infusion chaude sucrée avec du sirop de tolu, et additionnée d'une cuiller à café de vieux cognac.

CHAPITRE III

EMPHYSÈME

L'emphysème pulmonaire consiste essentiellement en une distension excessive et permanente des alvéoles pulmonaires avec perte de leur élasticité propre.

2 *signes fonctionnels* en dominent la symptomatologie clinique : *la dyspnée d'effort* et le *catarrhe bronchique* très souvent associé.

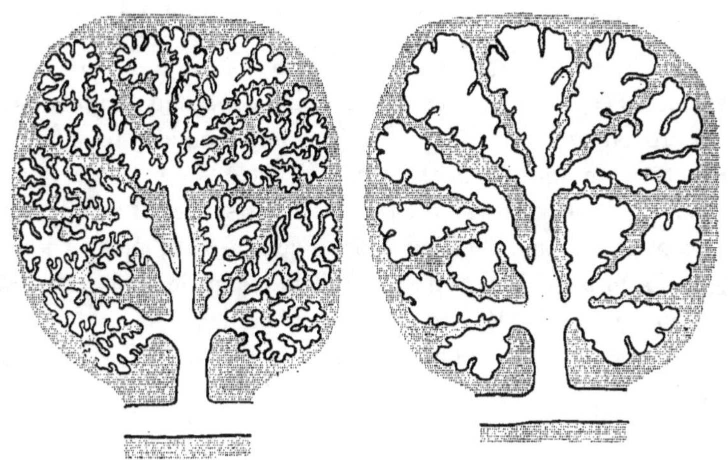

Fig. 9. — Schéma d'un lobule pulmonaire
normal.   emphysémateux.

2 *signes physiques* sont particulièrement caractéristiques : la *diminution du murmure vésiculaire* et la *faible différence entre le périmètre thoracique pris à l'inspiration et à l'expiration.*

2 *ordres de cause* interviennent surtout dans sa pathogénie : des *causes mécaniques*, efforts brusques d'expiration (type : quintes de toux) dilatant à l'excès les alvéoles pulmonaires et des *causes*

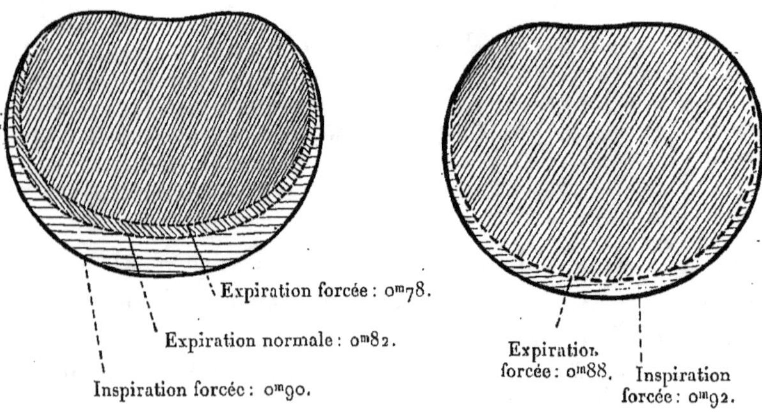

FIG. 10. — Schéma des circonférences thoraciques chez un : individu normal.   emphysémateux.

trophiques (type : tuberculose pulmonaire, congestions cardiaques, etc.) provoquant une altération de la nutrition du tissu alvéolaire et un amoindrissement de sa résistance.

L'emphysème essentiel est rare. Le plus souvent l'emphysème est secondaire à une affection bronchique ou cardiaque, à l'obésité, à l'artério-sclérose, au mal de Bright ; quelquefois il représente une action de défense contre le tubercule.

2 *complications* sont plus fréquemment associées : l'*asthme* et la *défaillance cardiaque*.

***
** **

Telles sont les notions essentielles qui doivent présider au traitement de l'emphysème. La lésion même est au-dessus des ressources de notre art ; il est impossible de restituer au tissu pulmonaire dégénéré son élasticité primitive.

Les indications à remplir seront les suivantes :

1º traiter et guérir, si possible, le catarrhe bronchique cause permanente d'aggravation de l'emphysème.

2º améliorer la ventilation pulmonaire, en agissant surtout sur l'expiration particulièrement difficile.

3º écarter du patient les causes mécaniques de distension alvéolaire.

4º soigner les maladies causales, si l'emphysème est secondaire.

5º soutenir le cœur, combattre les congestions.

6º faciliter l'hématose en assurant au patient une aération correcte, que rend plus indispensable l'insuffisance fonctionnelle de sa ventilation pulmonaire.

*
* *

1º **Traitement du catarrhe bronchique.** — Il se confond avec le traitement des bronchites chroniques précédemment exposé. Tout au plus pourrait-on dire :

a) Que l'on doit se montrer particulièrement prudent dans l'administration des sulfureux parce que, nous le répétons, très souvent une cardiopathie, une néphropathie, une tuberculose latente se dissimule derrière le masque de l'emphysème.

b) Que l'on doit faciliter autant que possible l'expectoration et apaiser la toux, cause puissante d'aggravation de l'emphysème ; les fluidifiants et les calmants, l'iodure en particulier et les opiacés seront les agents médicamenteux les plus actifs et les plus recommandables pour répondre à cette indication.

e) Que la bronchoplégie étant quasi constante dans l'emphysème, il conviendra d'y associer de temps à autre les médicaments stimulants neuro-cardio-bronchiques (strychnine, ergot, etc.) (Voir bronchites avec bronchoplégie) à condition cependant qu'il n'y ait pas tendance à l'asthme dans le cas considéré.

2º **Amélioration de la ventilation pulmonaire.** — On a surtout recours dans ce but à la *pneumothérapie* et à la *kinésithérapie*.

La *pneumothérapie* consiste essentiellement à faire respirer le patient dans une chambre spécialement aménagée à cet effet où il peut expirer dans une atmosphère raréfiée à 1/50 — 1/30 d'atmosphère. Dans certaines installations il peut concurremment inspirer dans une atmosphère comprimée. Il faut bien le dire, cette pneumatothérapie n'est guère entrée dans la pratique parce que ces installations n'existent que dans quelques grandes villes et dans quelques stations balnéaires, que cette thérapeutique est longue (elle nécessite de nombreuses séances pour obtenir un résultat), coûteuse, absorbante, qu'elle nécessite des déplacements quotidiens que contre-indique souvent l'état général du patient, qu'enfin elle peut être dangereuse et est contre-indiquée chez les cardiaques, les scléreux, et on sait qu'ils sont légion chez les emphysémateux.

On a imaginé divers appareils pneumatiques transportables (Dupont, von Waldenburg, Geigel, etc.) qui n'ont pas obtenu la sanction thérapeutique des faits, du moins en France.

La pneumothérapie reste donc jusqu'ici une méthode d'exception applicable seulement dans des établissements spéciaux de quelques grandes villes, chez des malades aisés et sous une surveillance médicale très étroite.

La *kinésithérapie* au contraire sous ses 3 formes principales de gymnastique, de massage et de mécanothérapie est fort précieuse dans le traitement de l'emphysème et couramment applicable dans la pratique. Cette question sera traitée avec les développements qu'elle comporte dans le chapitre spécial consacré à la gymnastique respiratoire. Nous ne pouvons en donner que quelques brefs exemples typiques, que chacun pourra multiplier à l'infini. Le but à atteindre est d'obtenir une expiration plus complète le thorax étant comme immobilisé dans une position d'inspiration, on y parviendra par les moyens suivants :

1° Combiner l'expiration avec une pression progressive exercée sur les côtes par les membres supérieurs rapprochés du corps et comprimant de ce fait la cage thoracique. Les coudes seront au contraire détachés du corps pendant l'inspiration. Le patient pourra fort bien arriver ainsi à accroître de façon fort appréciable

sa capacité respiratoire. Les premières séances devront être courtes,
réglées au métronome sur un rythme lent 10 à 12 à la minute,
et surveillées, ordonnées, dirigées par le médecin lui-même qui
devra entraîner aussi le patient à expirer simultanément par le
ventre et le thorax (Voir Gymnastique respiratoire).

On a conseillé d'autre part la technique gymnastique suivante
peut-être plus puissante, mais aussi moins pratique et plus dangereuse : se coucher sur le ventre, les bras croisés derrière le
dos, la plante des pieds appuyée à la partie postérieure du lit, la
partie supérieure de la poitrine et le front appuyés sur des coussins ; dans cette position faire des respirations aussi profondes
que possible en combinant l'expiration avec des mouvements
puissants d'extension des membres inférieurs par lesquels la
poitrine se trouve comprimée contre le coussin thoracique. Il est
certain qu'une telle pratique possible à la rigueur chez un emphysémateux jeune et vigoureux est formellement contre-indiquée
chez un vieillard, un cardiaque, un valétudinaire.

2° Combiner la gymnastique respiratoire susdite avec des
mouvements passifs, compression rythmique de la cage thoracique et de l'abdomen, exercés par le médecin ou un masseur
entraîné, type : respiration artificielle.

On a aussi recommandé dans ces cas les effleurages rapides en
zigzags, les frictions énergiques avec le bout des doigts, les
hachures du dos, le pétrissage des muscles grand dentelé et intercostaux, les vibrations totales du thorax qui contribuent à renforcer la musculature respiratoire et faciliter l'expectoration.

3° Employer un des nombreux appareils dont quelques uns fort
simples et ingénieux imaginés pour obtenir une augmentation
mécanique et passive de l'étendue expiratoire. Le plus simple et probablement le plus pratique est celui de von Strumpell constitué
par 2 petites planches incurvées réunies par une courroie à une
de leurs extrémités. On les applique sur les parties latérales du
thorax, les extrémités unies à la partie postérieure, les extrémités
libres distantes de 0^m,30 à 0^m,60 à la partie antérieure. En agissant sur ces bras de levier au moment de l'expiration le patient

peut exercer une pression plus ou moins puissante sur les parois thoraciques et augmenter d'autant la course respiratoire (fig. 11).

On a imaginé dans le même ordre d'idées des gilets, des corsets, des ceintures, des compresseurs élastiques, ces divers appareils sont inférieurs au précédent parce que tous s'ils « approfondissent » l'expiration gênent plus ou moins l'inspiration.

4° Divers appareils de Zander ont été combinés dans le même ordre d'idées, mentionnons particulièrement celui dans lequel les aisselles engagés dans un bras de levier sont successivement portées

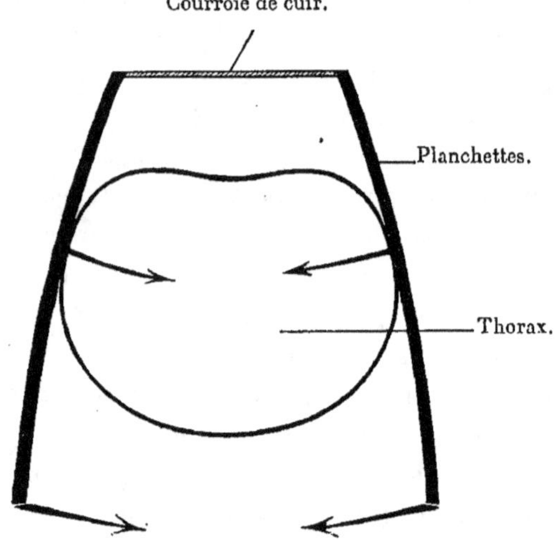

FIG. 11. — Schéma d'appareil pour favoriser l'expiration dans l'emphysème.

en haut et en arrière (inspiration), en avant et en bas (expiration), un coussin maintenant la colonne vertébrale à peu près immobile.

Plusieurs appareils combinés pour les mouvements du tronc sont aussi employables.

Dans l'emphysème léger ou moyen on pourra combiner ces pratiques avec l'hydrothérapie tiède ou chaude : tub à l'éponge ou douche thoracique chaude à haute pression, en jet brisé d'une durée progressive de 2 à 5 minutes.

Toutes ces pratiques kinésithérapiques sont contre-indiquées en cas de fièvre, d'hémoptysie, d'endocardite, d'athérome, etc.

3° Ecarter du patient les causes mécaniques de distension alvéolaire. — On soignera avec soin toute bronchite génératrice de toux provocatrice d'emphysème et l'hygiène préventive des bronchites sera rigoureusement instituée chez tous les emphysémateux.

Pour les mêmes raisons on défendra les montées durables ou fréquentes (montagnes, escaliers, rues en pente), le port de poids lourds (ballots, paquets, valises, matelas, etc.), les efforts prolongés (coïts laborieux, défécation pénible), le jeu d'instruments à vent. On défendra les repas copieux ; on conseillera de se lever lentement, de s'habiller de même « par étapes ».

Il est bien évident que le choix de la profession est de la plus haute importance, et que, dans la mesure du possible, les professions s'exerçant en air confiné, miasmatique ou pernicieux, les professions exigeant des efforts soutenus, des mouvements violents, l'exercice prolongé de la voix devront être interdites : « L'emphysémateux ne sera ni mineur, ni charbonnier, ni tailleur de pierre, ni scieur de long, ni menuisier, ni charpentier, ni meunier, ni boulanger, ni brossier, ni pelletier, ni batteur en grange, ni fileur à sec, il ne sera pas miroitier, il ne sera pas portefaix, souffleur de verre, chanteur, clairon, etc. ». Combemale. On pourrait allonger cette liste à volonté.

4° Soigner les maladies causales. — Si l'emphysème paraît être sous la dépendance d'une cardiopathie, du mal de Bright, de l'obésité, de l'artério-sclérose, de la tuberculose, etc., on soignera lesdites affections génératrices des troubles nutritifs des parois pulmonaires et des congestions actives ou passives qui associées aux causes mécaniques précédemment énumérées provoquent les distensions alvéolaires caractéristiques de l'emphysème.

5° Soutenir le cœur, combattre les congestions. — Les frictions quotidiennes, les applications intermittentes de ventouses sèches voire scarifiées en cas de cyanose, de pléthore, les sinapisations du thorax, les enveloppements humides d'une part, les

toniques neuro-cardiaques (digitale, spartéine, strychnine, etc.)
de l'autre rempliront cette indication.

6° **Assurer à l'emphysémateux une aération correcte.** — Cette
indication générale à toutes les maladies de l'appareil respiratoire
est plus impérieuse chez l'emphysémateux à champ respiratoire
rétréci, à combustion ralentie, à nutrition viciée par une oxygé-
nation insuffisante !

On s'efforcera donc d'entraîner graduellement le patient à la
pratique de la fenêtre ouverte, on combattra en tous cas la tendance à la claustration, à la calfeutration qu'ont quelques-uns
de ces malades, on satisfera la « soif d'air » du plus grand nombre.
Le choix d'une bonne chambre, ensoleillée, d'aération facile, sur
une voie large aussi peu empoussiérée que possible sera capital.

L'été le Mont-Dore, la Bourboule, Royat, peuvent convenir aux
arthritiques ; Cauterets, Luchon, Eaux-Bonnes, Allevard, Enghien,
Saint-Honoré aux catarrheux sous les conditions précédemment
rappelées qu'ils ne soient ni scléreux, ni brightiques, ni congestifs.

Au point de vue climatérique, les stations chaudes, humides,
bien protégées des vents, d'altitude moyenne conviendront particulièrement aux emphysémateux, bronchitiques ou asthmatiques.

L'été une des stations sus-rappelées, la Savoie, le Dauphiné
dans leurs régions basses ou tout autre endroit bien abrité, de
préférence entouré de bois, l'Océan à la rigueur, peuvent convenir ;
mais ce qu'il faut bien savoir c'est que l'altitude ne peut convenir
à de pareils malades, une atmosphère raréfiée ne peut convenir
comme lieu de séjour pour une respiration elle-même amoindrie ;
sous son influence, la dyspnée augmente, la gêne circulatoire
s'accentue, la cardiopathie s'accuse ; parti emphysémateux, le
malade revient cardiaque. La sécheresse de l'air, la brusquerie et
l'étendue des variations thermiques sont d'ailleurs mal supportées
par ces malades, bref *la haute altitude est formellement contre-
indiquée dans l'emphysème.* A notre avis 1 000 mètres est l'altitude
extrême qu'un emphysémateux ne doit pas dépasser.

Il convient cependant de distinguer les malades ; plus l'emphysème est développé, plus l'altitude est dangereuse, plus il est

léger mieux elle est supportée. Il est même possible qu'au début, mais au début seulement, l'altitude avec la gymnastique respiratoire automatique qu'elle détermine soit favorable aux emphysémateux. *Bref aux grands emphysémateux là plaine convient mieux que la montagne.*

L'hiver on recherchera un climat chaud, stations bien abritées de la Riviera, lac de Garde, Pau, etc., ou tout simplement un des bons quartiers de Paris: Passy, Auteuil, Champs-Elysées, Ternes, Parc Monceau, etc.

I. — ORDONNANCE POUR EMPHYSÈME PULMONAIRE AVEC BRONCHITE CHRONIQUE.

I. — TRAITEMENT EXTERNE.

1° *Matin* et *soir* : séance de 15 minutes de gymnastique respiratoire méthodique avec expiration forcée, par compression expiratoire rythmique du thorax soit au moyen des membres supérieurs, soit au moyen de l'appareil de Strümpell.

2° Frictions thoraciques quotidiennes au gant de cuir après la séance de gymnastique, précédée au besoin d'un tub ou d'un enveloppement thoracique chaud.

3° Tous les deux jours pendant un mois, badigeonnages de teinture d'iode, alternativement en avant et en arrière.

Toutes les semaines, le mois suivant, applications de ventouses sèches.

4° Vaporisations fréquentes d'eau aromatique (eucalyptus), soins méthodiques des voies respiratoires supérieures (Voir *Bronchites*).

II. — TRAITEMENT INTERNE.

a) 10 jours par mois, prendre le matin dans une demi-tasse de lait chaud et sucré, progressivement 10 à 20 gouttes de *teinture d'iode*.

b) Les 10 jours suivants : prendre 3 fois par jour en dehors des périodes digestives une des pilules suivantes :

Poudre de Dower. . . . . ⎫
Benzoate de soude. . . . . ⎬ ââ cinq centigrammes.
Poudre de labélie. . . . . ⎭
Extrait de polygala. . . .   dix   —
Baume de tolu. . . . . .   Q. S.
                        pour une pilule, n° 3o.

c) Les 10 derniers jours prendre à midi et le soir au moment du repas une cuiller à soupe de la potion suivante :

Sulfate de strychnine.. . . . . . . $0^{gr},02$
Arséniate de soude. . . . . . .   o o5
Eau distillée. . . . . 3oo cent. cubes.

III. — Hygiène générale.

1° Choix d'un climat chaud, bien abrité, modérément humide, d'air pur ; d'un appartement ensoleillé et facilement aérable ; s'entraîner à la pratique la plus prolongée possible de la fenêtre ouverte.

2° Éviter les montées, les efforts, le port d'objets lourds, le jeu d'instruments à vent, les exercices violents.

Pratiquer en revanche la marche régulière, méthodique, progressive sur terrain plat ou de pente modérée.

3° Alimentation régulière légère, répartie en repas petits ou moyens, restreinte en quantité, choisie comme qualité (écarter les aliments gras, lourds, indigestes ou riches en purines).

2 jours par semaine : régime lacté strict ou régime lacto-végétarien sans sel.

II. — ORDONNANCE POUR EMPHYSÉMATEUX-ASTHMATIQUE.

Voir *Asthme*.

III. — EMPHYSÈME COMPLIQUÉ D'INSUFFISANCE CARDIAQUE.

(Hyposystolie intermittente.)

En sus du traitement (I).

1° Renouveler fréquemment l'application de ventouses sèches sur les régions hépatique et thoracique postérieure.

2° Pratiquer de façon rythmique et concomitante, une fois par semaine :

a) Le repos absolu.

b) La restriction alimentaire : régime lacté absolu, 1 litre un quart de lait en 4 prises régulièrement espacées.

c) L'administration de digitaline : solution de digitaline cristallisée au millième XXX gouttes.

3° *A une période plus avancée de la cardiopathie*. Si le cœur droit est forcé et si les reins sont perméables on pourra recourir au strophantus :

> Teinture de strophantus. . . . . . XX gouttes.
> Sirop des cinq racines. . . . . . 60 grammes.

A prendre en 3 fois dans les 24 heures.

CHAPITRE IV

ASTHME

L'asthme ne peut plus être considéré comme une entité morbide définie, mais comme un syndrome dyspnéique paroxystique, à étiologie variable et complexe (neuro-arthritique, respiratoire, gastro-hépato-intestinale, cardio-artério-rénale, toxi-infectieuse, nasale). L'extériorisation clinique, centrifuge du réflexe, la crise asthmatique, « l'accès » est commun à toutes

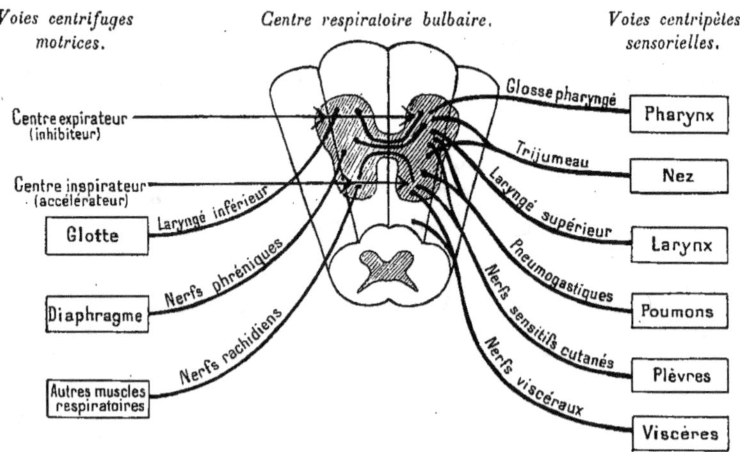

Fig. 12. — Schéma des voies centripètes et centrifuges des réflexes respiratoires (tussigènes, asthmogènes, etc.).

les formes ; le point de départ de l'excitation centripète est variable (fig. 12). Le traitement symptomatique de la crise paroxystique sera sensiblement le même dans toutes les formes ; le traitement pathogénique, causal, différera essentiellement on le conçoit suivant les espèces.

TRAITEMENT SYMPTOMATIQUE DE L'ACCÈS

Les accès d'asthme ne se différencient pas sensiblement les uns des autres d'après leur origine : les deux éléments essentiels sont : un trouble pneumo-spasmodique, la dyspnée ; un trouble excito-sécrétoire, le catarrhe.

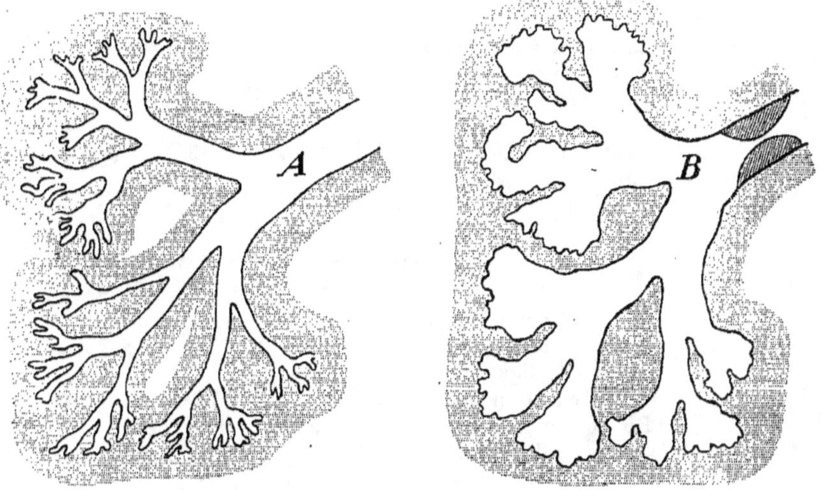

Fig. 13. — Schéma d'une bronche terminale normale (A), pendant un accès d'asthme (B) (d'après Abrams).
Pendant l'accès le spasme des fibres circulaires bronchiques (B) provoque la rétention de l'air dans les alvéoles, la difficulté de l'expiration, la dilatation.

Cliniquement on les distinguera seulement d'après leur intensité.

1° Les *accès mineurs* sont surtout caractérisés par leur brièveté, leur peu d'intensité, la facilité avec laquelle on les réfrène.

Ils sont habituellement calmés par une de ces innombrables

poudres, papiers, cigarettes anti-asthmatiques dont les constituants les plus hatituels sont la datura, la jusquiame, la belladone, l'opium, les nitrates. Toutes sont basées sur l'ingestion mélangée à la salive et l'inhalation des fumées « spasmo-frénatrices » dégagées par les préparations précédentes. Les plus répandues sont peut-être : les poudres Legras, Cléry, Escouflaire, les cigarettes de Despic ; il faut d'ailleurs savoir que telle préparation réussit merveilleusement chez tel malade et échoue pitoyablement chez tel autre et qu'il faut souvent tâtonner avant de trouver la bonne préparation.

Voici à titre documentaire deux formules types de poudres anti-asthmatiques :

Formule 1.

Bioxyde de sodium pulvérisé. . . .	1 gramme.
Poudre de cascarille.	
— benjoin.	ââ 2 —
— opium.	
Poudre de lobélie.	5 —
Nitrate de potasse.	15 —
Poudre de datura.	
— belladone.	ââ 35 —

pulvériser finement et conserver à sec.

Formule 2.

Poudre d'opium.	1 gramme.
Nitrate de potasse.	
Feuilles de digitale.	ââ 5 —
Teinture de benjoin.	10 —
Eau de laurier-cerise.	20 —
Poudre de datura.	30 —
— jusquiame.	40 —
— belladone.	60 —

F. s. a.

Pulvériser et tamiser après amalgame et dessiccation.

Disposer une cuiller à café, en un petit tas de forme conique sur une pelle à feu ou une soucoupe de métal, allumer le sommet et faire inhaler la vapeur dégagée.

Ces vapeurs renferment de l'acide benzoïque, de la pyridine, des traces d'acide cyanhydrique, des alcaloïdes de l'opium, de la datura, de la belladone, de la jusquiame tous antispasmodiques reconnus et dûment catalogués.

Leur emploi prolongé ou trop fréquemment réitéré peut engendrer des accidents classiques d'atropinisme, de daturisme (sécheresse et rougeur de la gorge et de la peau, mydriase, vertiges, voire hallucinations et délire) qu'on saura distinguer des accidents asthmatiques.

Les inhalations d'éther, de chloroforme, d'iodure d'éthyle, donnent aussi chez quelques malades des résultats satisfaisants.

Il faut tenir compte aussi dans l'action spasmo-frénatrice obtenue de la suggestion possible et toujours agissante chez les hyperexcitables et tous les asthmatiques le sont.

2° *Accès moyens* : Ils sont plus longs, se répètent par périodes de 2 à 5 jours, sont plus rebelles à la médication et s'accompagnent d'un catarrhe plus abondant.

Dans ces cas il conviendra d'installer confortablement le patient dans son lit bien assis et calé par des coussins ou des oreillers, par une chaise renversée accotée au mur auquel le lit est adossé ou, mieux souvent, assis dans un fauteuil confortable, le corps chaudement enveloppé, mais bien dégagé de toute stricture, le col et le thorax parfaitement libres. La chambre sera, si possible, vaste, bien aérée, bien éclairée, la fenêtre ouverte si le temps le permet, en tout cas la ventilation bien assurée.

On fera respirer comme il a été dit ci-dessus les fumées dégagées par une poudre, une cigarette, un papier anti-asthmatiques. On pourra aussi avoir recours aux inhalations de *Pyridine*.

La Pyridine C^5H^5Az est une base liquide, très volatile, qu'on trouve en petites quantités dans les fumées, du papier, du tabac, de la belladone, de la datura, etc., et qui jouit des propriétés particulièrement précieuses pour les asthmatiques d'être : 1° modératrice de l'excitabilité bulbo-spinale ; 2° fluidificatrice des sécrétions bronchiques ; 3° vaso-dilatatrice rapide (action sur les coronaires). Le patient respirera 2 ou 3 fois par jour pendant 20 à 30 minutes les vapeurs dégagées par une cuiller à café de pyridine versée dans une soucoupe.

Une pratique des plus recommandables et d'une incontestable

efficacité consiste dans l'administration répétée de *pédiluves* et surtout de *maniluves chauds*. Les ventouses, les enveloppements humides, les cataplasmes sinapisés peuvent rendre d'appréciables services.

L'hygiène alimentaire complètera à l'ordinaire le traitement. On n'hésitera pas à prescrire un ou deux jours de diète hydrique absolue (eau, infusions) concurremment avec une ou deux purgations salines. On autorisera tout au plus, pendant les périodes de crises, la diète hydro-hydrocarbonée (régime des potages maigres) et à la rigueur la diète lactée modérée, la purgation saline étant toujours de rigueur (à moins de contre-indication spéciale).

On sera sobre de médicaments, le mieux à l'ordinaire sera de s'en abstenir — cependant il faut bien dire — et c'est ce qui a fait auprès des malades l'extraordinaire et traditionnelle réputation de l'iodure, que *l'iodure agit parfois dans ces cas à la façon d'un spécifique,* encore convient-il de savoir qu'il faut être particulièrement prudent dans son emploi (savoir même s'en abstenir) chez les brightiques, les cardiaques, les prédisposés aux accidents iodiques (Voir *Médicaments usuels*). Si aucune contre-indication n'existe, si l'on connaît la tolérance du patient à l'endroit de la drogue, si l'élimination iodurée est régulière on pourra prescrire sous bénéfice d'inventaire *l'iodure* à doses élevées de $1^{gr},50$ à 3 grammes, si l'action est nulle ou simplement douteuse on n'en continuera pas l'emploi.

L'association à la *caféine,* peut-être à cause de l'action diurétique de cette dernière, paraît indiquée dans l'asthme. On pourrait formuler :

Caféine.	1 gramme.
Benzoate de soude.	3 —
Iodure de potassium.	5 —
Sirop des cinq racines.	
Hydrolat de tilleul.	āā 100 —

Une cuiller à soupe toutes les 3 heures (5 par jour) potion pour 2 jours.

Les bromures, l'antipyrine, le chloral pourraient rendre des services en cas d'excitation nerveuse générale accusée, de spasme rebelle, d'insomnie, etc. ; d'une façon générale il vaudra mieux, nous l'avons déjà dit, droguer le malade le moins possible.

3° L'*accès majeur* est surtout caractérisée par sa violence impressionnante, inquiétante, par sa durée (6 à 10 jours), par sa ténacité.

Il est à l'ordinaire peu influencé par les médications précédentes et impose souvent l'emploi de la drogue héroïque et quasi spécifique de l'accès d'asthme : *la morphine.*

On formulera :

    Sulfate d'atropine. . . .   .   0^{gr},01
    Chl. de morphine. 0 10
    Eau distillée.. . . . .   10 cent. cubes.
    pour injections hypodermiques de 1 cent. cube suivant besoins.

On en sera particulièrement ménager — on aura toujours présente à l'esprit la crainte de la morphinomanie possible — cependant, en prévision, d'une accoutumance fâcheuse mais incertaine, on ne devra pas laisser courir à l'asthmatique le danger certain d'une crise violente, prolongée, génératrice possible d'accidents secondaires redoutables.

Au cas où l'on serait, par la force des choses, obligé d'en prolonger l'emploi quelques jours on pourrait essayer d'avoir recours à des succédanés (héroïne en pilules ou en potion, association scopolamine-morphine, etc.).

Le reste de la médication sera identique à celle de l'autre moyen.

** **

Voici enfin d'après la *Revue de Cinésie* une suggestion thérapeutique fort recommandable de :

TRAITEMENT DE L'ASTHME PAR LA GYMNASTIQUE RESPIRATOIRE.

L'accès d'asthme est dû à ce que les poumons se laissent distendre par l'air, qu'ils chassent incomplètement pendant l'expiration. Or, que fait le malade lorsque, pour lutter contre la dyspnée ou l'asphyxie, il fait à chaque instant de grandes inspirations. Il aggrave sa situation, parce que la grande quantité d'air qu'il introduit dans ses poumons les distend encore davantage. Que faudrait-il donc faire pour sortir de là ? Deux choses : apprendre au malade à faire des inspirations rares et superficielles, de façon à n'introduire qu'une petite quantité d'air dans les poumons ; lui apprendre à chasser de ses poumons la plus grande quantité d'air possible, au moyen des expirations lentes et prolongées. Pour arriver à ce double résultat, Sænger s'y prend de la façon suivante, qu'il expose longuement dans le *Monatsblatt f. das Schulturnen.*

Lorsqu'il est appelé auprès d'un malade pris d'un accès d'asthme, il dit de compter à haute voix et de ne respirer qu'après être arrivé à un certain chiffre. Le malade compte donc à haute voix et lentement : 1—2—3—4—5—6— et fait une inspiration superficielle, il se remet ensuite à compter : 7—8—9—10—11—12, fait une nouvelle inspiration légère, se remet de nouveau à compter et ainsi de suite, pendant cinq, huit, dix minutes.

D'après ce que nous venons de dire, il est facile de comprendre l'effet de cette respiration réglée et rythmique. Pendant que le malade compte à haute voix, il fait une série d'expirations lentes qui chassent de ses poumons l'air qui y séjourne, en même temps que les inspirations rares et superficielles n'y introduisent qu'une quantité d'air juste nécessaire. Peu à peu, la distension des poumons, cause première de tout le mal, diminue et l'accès se termine rapidement à la grande satisfaction du pauvre asthmatique.

Mais ce n'est pas seulement pendant l'accès aigu que l'asthmatique doit s'astreindre à cette respiration particulière. Il faut qu'il s'y exerce encore dans l'intervalle des accès. S'il veut tirer de ce traitement tout ce qu'il peut donner, il faut qu'il fasse ces exercices respiratoires tous les jours pendant dix ou quinze minutes, en ayant soin d'augmenter progressivement l'intervalle entre les inspirations. Si, au début, il était obligé de respirer quand il avait compté 6, il faut qu'il arrive peu à peu à compter jusqu'à 10, 12, 15, avant de faire une inspiration superficielle. C'est un véritable entraînement, qui ne présente pas de grandes difficultés. Il suffirait de trois semaines pour améliorer notablement la maladie.

TRAITEMENT PATHOGÉNIQUE DE LA CAUSE

C'est dans la recherche de la cause génératrice de l'état asthmatique que le thérapeute devra déployer le plus de sens clinique et d'investigation patiente, car c'est de cette recherche que dépend essentiellement la thérapeutique curatrice. Aucune recherche n'est plus délicate et si parfois il arrive de dépister du premier coup l' « épine » excitatrice, il faudra plus souvent une longue et minutieuse enquête pour y arriver — car « tout est possible dans l'asthme et même en présence de certaines bizarreries, le septicisme aurait tort ». Brissaud.

Dans la pratique clinique on recherchera d'abord les 6 groupes de cause suivants de beaucoup les plus fréquents :

1° Le neuro-arthritisme ;
2° Les causes pulmonaires ;
3° Les causes cardio-artério-rénales ;
4° Les causes gastro-hépato-intestinales ;
5° Les causes toxi-infectieuses ;
6° L'hyperexcitabilité nasale.

On voit que c'est la pathologie presque entière qu'il faudra méthodiquement passer en revue. Nous ne pouvons que rappeler brièvement les espèces cliniques les plus courantes ; il n'est peut-être pas d'affection où il faille savoir davantage individualiser son malade. Chacun de nos groupes devrait pour s'adapter rigoureusement à la clinique, pourrait se subdiviser en formes, en variétés cliniques à l'infini.

I. — ASTHME D'ORIGINE NEURO-ARTHRITIQUE

C'est la variété la plus fréquente, c'est l'ancien asthme essentiel.

Au point de vue thérapeutique les 2 facteurs : *auto-intoxication* et *hyperexcitabilité réflexe* dominent les indications générales ; les indications particulières dépendent des prédispositions variables du sujet, de ses idiosyncrasies, de ses intolérances « anaphylaxiques » pour employer la terminologie actuelle.

Nous passerons rapidement en revue les indications diététiques, hygiéniques générales et médicamenteuses.

A. — Régmie alimentaire.

Au point de vue particulier, individuel on devra tenir le plus grand compte des renseignements fournis par le sujet pour lequel certaines substances alimentaires agissent comme de véritables poisons asthmogènes. On a signalé des intolérances de ce genre à l'endroit des œufs, des coquillages, de l'oignon, de l'ail, de la moutarde, du vin rouge, etc.

En dehors de ces proscriptions spéciales on prescrira un régime hypotonique, hypopurinique — réduit comme quantité qu'on pourra formuler comme suit :

1° *Aliments d'origine animale.*

a) *Plat de viande ou de poisson* une seule fois par jour en quantité modérée (100 grammes).

Permis :

Bœuf, mouton, veau, volailles, grillés ou rôtis sans sauce .
Poissons maigres (sole, merlan, cabillaud, colin).

Défendus :

Bouillon gras, jus et extrait de viande.
Abats (cervelle, foie, rognons, ris de veau, etc.).

Défendus :

    Charcuterie.
    Gibier.
    Crustacés et Mollusques.

    b) OEufs sous toutes les formes.

    c) Lait et *laitages, beurre* et *fromages* à l'exception des fromages fermentés (Livarot, Roquefort).

2° *Aliments d'origine végétale.*

Permis :

    Féculents, pommes de terre, riz, nouilles, macaronis.
    Légumes verts : artichauts, céleris, poireaux, choux-fleurs, choux (?), endives, salades crues ou cuites, haricots verts, épinards, etc.
    Pain blanc.
    Pâtisserie : tartes, tartelettes, gâteaux secs.
    Fruits cuits ou crus, compotes, confitures.

Défendus :

    Haricots, lentilles, fèves, pois (ou du moins autorisés en quantité très modérée).
    Oseille, asperges, champignons, truffes.
    Cacao, chocolat.

3° *Boissons.*

Permises :

    Eau pure, vin rouge ou blanc léger, bière, cidre, infusions chaudes.

Défendues :

    Alcools, liqueurs, apéritifs, vins généreux, café, thé (autorisé à titre exceptionnel), chocolat, cacao.

C'est dans l'asthme surtout que la répartition des repas a une extrême importance. Si l'on considère l'influence manifeste de la digestion sur la genèse des crises — le caractère nocturne des dites crises on réduira autant que possible le repas du soir —, il est même des cas où on se trouvera bien de le supprimer et de le remplacer par une simple collation vers 5 heures.

TYPE DE MENU POUR ASTHMATIQUE NEURO-ARTHRITIQUE SIMPLE.

Petit déjeuner.

    a) bouillie de céréales.
    ou potage maigre (crème de légumes ou pâtes).
    ou lait ou caf

Petit déjeuner.

> *b)* fruit frais de saison.
> ou marmelades, compotes, confitures.
> ou miel et beurre.
> *c)* pain grillé.

Repas de midi (grand repas).

> *a)* olives.
> ou œufs durs hachés aux fines herbes.
> ou artichauts ou haricots verts.
> *b)* viande grillée ou rôtie (80 à 100 grammes).
> ou poisson maigre.
> ou volaille.
> ou 2 œufs.
> *c)* pommes de terre.
> ou riz.
> ou pâtes.
> ou légume vert de saison.
> *a)* fruit de saison.
> ou confitures, marmelades, compotes.
> ou tartelette.
> ou fromage frais.
> *e)* pain blanc.
> *f)* eau pure ou infusion.
> ou vin blanc coupé d'eau.
> ou cidre.

Repas du soir, 6 à 7 heures.

> *a)* potage au lait.
> ou potage maigre.
> *b)* légume féculent.
> ou légume vert.
> *c)* Fruit frais de saison.
> ou confiture.
> *d)* pain blanc (très peu).
> *e)* eau ou infusion.

Mais comme nous l'avons dit au début, il convient d'individualiser les cas, la perméabilité rénale en particulier, demande à être étudiée avec soin. Nous avons dû quelques très belles cures d'asthme récidivant rebelle avec insuffisance d'*élimination* des chlorures, à la pratique du régime déchloruré. Le régime végétarien, strict intermittent nous a donné aussi quelques beaux succès.

B. — Hygiène générale et physiothérapie.

C'est dans ce sens surtout que devra s'exercer la sagacité du thérapeute et il est bien difficile à moins de trop longs développements d'en donner une idée même approximative.

« Théoriquement, comme l'écrit Moncorgé, le meilleur *habitat climatique* est d'altitude moyenne, ni trop chaud, ni trop froid, ni trop sec, ni trop humide, à l'abri des vents violents, de sous-sol perméable. »

Dans la pratique il faut compter avec les idiosyncrasies climatiques les plus singulières — tel lieu est asthmogène pour tel asthmatique sans que nous puissions le plus souvent savoir pourquoi ; ici comme pour l'alimentation il faudra tenir le plus grand compte des observations mêmes du malade.

Disons simplement que, d'une façon générale, les grandes variations de température ou de pression sont cruellement ressenties par les asthmatiques — qui s'accommodent mal à l'ordinaire des altitudes élevées, de la mer (Méditerranée exceptée) et quelquefois même de la campagne (asthme nasal). La réaction climatique est précisément un bon criterium de guérison.

Les conditions d'*habitat* et de *profession* jouent aussi un rôle important ; l'obscurité, l'humidité, l'air confiné, les poussières, la fumée sont néfastes aux asthmatiques qui devront demeurer dans des chambres vastes, ensoleillées, lumineuses, bien aérées, aussi exemptes que possible de poussière et de fumée. C'est dire qu'ils ne se claustreront pas l'hiver dans le coin empoussiéré d'une cheminée tirant mal (8 cheminées sur 10 sont dans ce cas à Paris), mais s'entraîneront au contraire à la pratique de la fenêtre ouverte au moins la plus grande partie de la journée.

Il est certain que les bains d'air, de lumière, de soleil quand ils peuvent être correctement pratiqués sont extrêmement utiles.

On comprend combien, dans le même sens, peuvent être funestes *certaines professions* soit par suite de la vie claustrale qu'elles imposent, soit par suite des poussières, des odeurs, des fumées au milieu desquelles elles obligent à vivre (p. ex. : garçons de bureau, frotteurs, fourreurs, coiffeurs, parfumeurs, etc.).

La pratique modérée de la marche, de la gymnastique — de la gymnastique *respiratoire* en particulier, de sports modérés (bicyclette, automobile, etc.) peuvent être des plus favorables.

Le surmenage, les émotions, les chagrins sont évidemment à éviter.

Il est bien évident aussi que toute pratique intoxicante : [tabac, alcool, morphine, analgésiques divers (antipyrine)] est à combattre.

L'*hydrothérapie* sera instituée, méthodiquement combinée à des *frictions* et à du *massage*.

Elle doit surtout se proposer d' « aguerrir » le malade, par accoutumance, entraînement aux variations, aux excitations asthmogènes.

On prescrira donc *la douche* chaude en jet ou en pluie 38° dégradée progressivement jusqu'à tiédeur 28-30° ; puis la douche écossaise avec jet chaud 38°, thoracique et percutante d'une durée de 2 minutes, suivi d'un jet froid 28°, thoracique et brisé d'une durée de 20 secondes ; puis la douche écossaise suivie d'un jet progressivement refroidi 28-18° ; enfin si possible la douche froide courte de 5 à 20 secondes à 15-18° ; mais il faut bien savoir que cette dernière est très asthmogène, que l'on ne devra y arriver que lentement, prudemment, sous une surveillance médicale très attentive et qu'elle peut être considérée comme un bon critère de guérison.

Le *tub* à l'éponge tiède ou froide sera à la rigueur un bon succédané des pratiques précédentes.

Les *bains* tempérés 35° — de durée moyenne 15 à 20 minutes, bi-hebdomadaires peuvent être utiles à titre sédatif ; on pourra essayer la pratique des bains carbo-gazeux souvent favorables par la vaso-dilatation cutanée qu'ils déterminent.

Brieger et Laqueur conseillent (*Med. Klin.*, 5 février 1905) : A la fin du bain, après l'avoir partiellement vidé, de façon à mettre le ventre à nu, de verser sur ce dernier, d'une assez grande hauteur, de l'eau froide à 12° ou même à 10°. Cette ablution a pour but de provoquer des inspirations profondes, de faciliter l'expectoration et de stimuler en même temps les fonctions intestinales.

Cette pratique fort asthmogène est d'une application assez délicate.

Les *frictions thoraciques* quotidiennes, vigoureuses, pratiquées soit à sec au gant de crin, soit légèrement alcoolisées, constituent aussi une pratique recommandable.

Il sera encore mieux d'appliquer matin et soir sur la poitrine des compresses très chaudes.

Le *massage* enfin tant passif (tapotages, pétrissages) qu'actif (gymnastique suédoise, gymnastique respiratoire) est très indiqué.

C. — TRAITEMENT MÉDICAMENTEUX.

C'est l'essentiel pour le malade qui attache une importance exagérée à la potion à prendre. Ce doit être l'accessoire pour le médecin, qui insistera surtout sur les règles hygiéniques sus-rappelées, et devra s'attacher beaucoup plus à rechercher et à redresser les mauvaises habitudes (climatériques, locatives, diététiques, professionnelles, etc.), à rechercher et à calmer les hyper-excitabilités héréditaires ou acquises qu'à « droguer » son patient.

L'*iode et les iodiques* sont les drogues les plus représentatives de la médication anti-asthmatique traditionnelle.

Leur action sur la respiration relèverait d'après G. Pouchet d'un triple mécanisme : 1° l'hypersécrétion bronchique consécutive à l'hyperémie transsudative a pour conséquence la liquéfaction des exsudats visqueux, et leur plus facile expulsion, d'où plus active pénétration de l'air dans l'appareil respiratoire et plus actifs échanges gazeux ; 2° plus grande activité de la circulation intra-pulmonaire et par suite résolution des stases veineuses avec élargissement du champ respiratoire ; 3° l'activité imprimée à la circulation et aux échanges gazeux diminue la proportion relative de CO_2 contenu dans le sang, d'où résulte une diminution de l'influence excitante exercée par le sang sur le bulbe. Cette influence eupnéique sur le bulbe est donc indirecte.

Les règles cliniques d'administration des iodures dans l'asthme sont bien condensées dans les 3 propositions suivantes (Moncorgé) :

1° S'assurer d'abord de la parfaite intégrité organique et fonctionnelle du foie et des reins. Donner de petites doses, chez les femmes et les enfants.

2° Les conditions idéales d'indication sont représentées par un pouls normal, même un peu fort, par une nutrition générale ralentie, par un état local bronchitique. La thérapie iodurée réalise alors un type de médication pathogénique (anti-arthritique) et de médication locale eupnéique.

3° Ne pas donner de fortes doses, ni continuer trop longtemps l'usage de l'iodure.

(Pour plus de détails : V. iodures in *Médicaments usuels*.) L'administration intermittente 10 à 20 jours par mois de doses modérées $0^{gr},50$ à $1^{gr},50$ nous paraît la plus recommandable.

On pourra au besoin associer l'iodure : à la spartéine (défaillance cardiaque), à l'extrait thébaïque (dyspnée, toux marquée), au polygala, à la lobélie (catarrhe), aux bromures (éréthisme nerveux), à l'arséniate de soude (nutrition déficitaire).

On pourra formuler :

Iodure de potassium chimiquement pur.	10 grammes.
Eau distillée.	300 c. c.

Une cuiller à soupe *matin* et *soir* au commencement du repas.

Extrait thébaïque.	$0^{gr},30$ à $0^{gr},50$
Iodure de potassium..	10 grammes.
Eau distillée.	300 cent. cubes.

Une cuiller à soupe *matin* et *soir*.

Extrait thébaïque..	$0^{gr},30$ à $0^{gr},50$
Teinture de datura.	5 grammes.
Teinture de lobélie.	
— polygala..	ȧȧ 10 —
Iodure de potassium..	
Eau distillée.	300 cent. cubes.

Une cuiller à soupe *matin* et *soir*.

Arséniate de soude. . . . . . ⎫ dix centigrammes.
Iodure de sodium. . . . . . .⎭ 10 grammes.
Bromure de sodium. . . . . . 20 —
Eau distillée. . . . . 300 cent. cubes.
Une cuiller à soupe *matin* et *soir*.

On pourra essayer de substituer à l'iodure de potassium, les iodures de sodium et de strontium.

En cas d'intolérance à l'endroit des iodures on pourrait essayer d'y substituer une des innombrables combinaisons ou pseudo-combinaisons iodo-organiques (iodone, iodalose, lipiodol, iodi-pine, collo-iode, etc.) ou plus simplement de la teinture d'iode (X à XXV gouttes chez l'adulte) administrée de préférence au moment du repas dans de l'eau sucrée, du vin ou mieux du lait.

La *belladone* très vantée par Bretonneau et Trousseau donne parfois de fort bons résultats, on pourra formuler avec ces auteurs :

Extrait de belladone. . . . ⎫ àà 0^{gr},01 centigramme.
Poudre de feuilles de belladone. ⎭
                                  pour une pilule, n° 20.
1 à 4 par jour, progressivement.

La *valériane* est aussi quelquefois utile :

Extrait de valériane. . . . . ⎫
  —   jusquiame. . . . ⎬ àà cinq centigrammes.
Oxyde de zinc.. . . . . . ⎭
                           pour une pilule, n° 30.
3 par jour.

ou   Acide valérianique. . . . . . . 0^{gr},30
       Carbonate d'ammoniaque, q. s. pour neutraliser exactement.
       Extrait de valériane. . . . . . 0^{gr},20
       Eau distillée. Q. S. p. . . . . 100 cent. cubes.
2 à 4 cuillers à café dans les 24 heures.

SCHÉMA D'ORDONNANCE POUR ASTHMATIQUE — NEURO-ARTHRITIQUE NON COMPLIQUÉ — EN DEHORS DES PÉRIODES DE CRISES

1° *Régime alimentaire hypotoxique* (V. plus haut) avec par semaine — 2 jours de *régime lacté strict* (2 litres dans les 24 heures).

2° *Douche quotidienne* progressivement refroidie, d'abord *chaude* (38°), puis *tiède* (3o°), puis *froide* (2o°) (si possible).

Suivie d'une *friction thoracique* soit sèche, soit avec le mélange suivant :

Essence de citron. . ʌ.	10 grammes.
— romarin.	20 —
Baume de Fioravanti..	3oo cent. cubes.
	Usage externe.

3° Arséniate de soude..	dix centigrammes.
Iodure de sodium.	10 grammes.
Bromure de sodium. . . . . ·.	20 —
Eau distillée..	3oo cent. cubes.

Une cuiller à soupe *matin* et *soir* au moment du repas : dix jours un mois, 20 jours l'autre.

4° Éviter avec soin la fumée, la poussière, les grandes variations d'humidité ou de température.

Cet exposé trop succinct et déjà trop long du traitement général pathogénique de l'asthme neuro-arthritique nous permettra d'être bref au sujet des différentes formes d'asthme.

II. — ASTHME D'ORIGINE PULMONAIRE

S'il s'agit par exemple d'un emphysémateux sujet à des accès asthmatiformes avec sécrétions rares on prescrira surtout l'iodure de potassium. La formule de Potain presque classique est ici excellente.

Iodure de potassium..	10 grammes.
Bromure de sodium.	20 —
Chlorure de sodium.	4o —
Eau distillée.	3oo cent. cubes.

Une cuiller à soupe dans une tasse de lait à 10 h. et à 4 h., 10 jours par mois.

On traitera la bronchite concomitante par les moyens appropriés (V. Bronchite).

La lobélie, les ventouses sèches, le repos relatif, l'aérothérapie mitigée complèteront le traitement.

III.— TYPE D'ORDONNANCE POUR ASTHME D'ORIGINE CARDIAQUE

I. — *Pendant la période de crise.*

1° *Soulager le cœur* par

a) régime hydro-lacté réduit : 1 litre 1/2 de liquide au maximum dans les 24 heures.

b) Saignée générale de 200 centimètres cubes ou *ventouses scarifiées* sur les reins.

2° *Tonifier le cœur :*

a) par injections biquotidiennes d'*huile camphrée.*

b) par administration de digitaline :

Solution de digitaline cristallisée au millième.	un cent. cube.
Sirop des cinq racines.	20 gr.
Julep simple. Q. S. p.	120 c. c.

A prendre en 2 jours.

3° *Calmer l'éréthisme nerveux paroxystique* par une *injection sous-cutanée* quotidienne de *1 centigramme de morphine.*

II. — *En dehors des périodes de crises :*

1° Régime alimentaire alternant : lacté (2 litres), lacto-végétarien, mixte déchloruré.

2° Administration alternée de :

Sulfate de spartéine. . . .	cinquante centigrammes.
Iodure de sodium.	3 grammes.
Sirop des cinq racines.. . .	60 —
Julep simple. Q. S. p.. . .	150 cent. cubes.

Une cuiller à soupe *matin* et *soir,* 10 jours par mois.

3° *Hygiène générale des cardiaques.*

IV. — ASTHME D'ORIGINE GASTRO-HÉPATO-INTESTINALE.

C'est une forme très fréquente chez les gros mangeurs, les dyspeptiques.

La restriction alimentaire, l'élimination des aliments particulièrement toxigènes et uricogènes (la viande, le gibier, la charcuterie, le bouillon de viande, l'oseille, etc.), la pratique continue ou intermittente des régimes lacté ou végétarien ou lacto-végétarien seront ici les agents thérapeutiques les plus habituellement efficaces.

On pourra agir sur le foie par l'administration de calomel, de salicylate de soude, les lavements alcalins, les purgations alcalines, etc., etc.

Il en sera de même dans les formes toxi-infectieuses.

V. — ASTHME DES FOINS

I. — *Traitement de l'accès.*

1° *Localement* : badigeonnages ou pulvérisations de la muqueuse nasale avec une solution de cocaïne ou de stovaïne à 1 pour 100.

2° Instillation dans le cul-de-sac conjonctival de *pollantine*[1] (1 goutte 3 fois par jour) ou de *sérum antispasmodique de canard*[2].

3°   Sulfate neutre d'atropine.   .   .   .   cinq milligrammes.
       Sulfate de strychnine. .   .   .   .   .   trois centigrammes.
       Sirop d'oranges amères. .   .   .   .   400 grammes.

Une cuiller à soupe, deux fois par jour au moment du repas (Lermoyez).

II. — *Traitement nasal.*

Cautérisations annuelles ou bisannuelles systématiques des

---

1. La *pollantine* préconisée par Dumbar de Hambourg est obtenue en injectant à de jeunes chevaux une toxalbumine isolée du pollen de certaines graminées (maïs, froment, seigle) et supposée être la cause provocatrice de l'asthme des foins. Le sérum anti-toxique (pollantine) ainsi obtenu serait doué de propriétés préventives et curatives. Glegg d'Edimbourg en aurait vérifié l'efficacité.

2. Le *sérum antispasmodique de canard* est préparé conformément aux indications de Billard et Mallet (de Clermont) par injection intra-péritonéale au canard d'une poudre de lycopode en suspension dans de l'eau savonneuse.

zones pituitaires (du cornet inférieur généralement) hyperesthésiques et asthmogènes.

III. — *Traitement préventif-prophylactique.*

1° Eviter les parfums, les fleurs, le séjour à la campagne au printemps et à l'été, le vent, la poussière, l'air sec, etc.

2° Garnir systématiquement les narines de vaseline ou d'huile de vaseline résorcinée.

3° User préventivement au printemps de valériane et de quinine.

4° Instillations préventives au printemps de pollantine ou de sérum de canard.

VI. — ASTHME INFANTILE

D'après M. Hutinel :

Chez l'enfant, l'évolution est bien moins inquiétante que chez l'adulte. Les bronchites à répétition ouvrent la scène, puis viennent les crises d'asthme, qui tantôt ne réapparaissent que tardivement et tantôt cessent définitivement pour faire place à un état migraineux, dyspeptique ou neurasthénique. Sauf la complication de la tuberculose, qui est rare, on peut donc dire que le pronostic de l'asthme infantile reste assez bénin.

Le traitement comporte les indications suivantes :

1° Pendant la crise, brûler du papier nitré, évaporer de la pyridine dans une soucoupe, saturer la pièce de vapeur d'eau, administrer à l'intérieur, dans une potion, quelques gouttes de teinture de belladone et de drosera.

2° Au déclin de la crise, 15 à 20 centigrammes d'iodure de potassium en solution pour fluidifier les sécrétions bronchiques.

3° Ultérieurement prescrire le sirop iodotannique et l'arséniate de soude; une saison à la Bourboule, pour les asthmatiques lymphatiques, ou au Mont-Dore pour les excités.

Enfin la médication sera utilement complétée par du massage du cou, des épaules, de la poitrine, des lotions tièdes puis froides sur le corps, la gymnastique respiratoire et les bains d'air comprimé.

*
* *

Dans un cas d'asthme infantile typique d'une rare violence et d'une extrême ténacité que nous avons eu l'occasion d'observer avec le Dᵣ Aviragnet chez un enfant de 7 semaines, l'accès fut brusquement sidéré par une cuiller à café de la potion suivante :

Teinture d'ipéca. . . . . }	͞aa VI gouttes.
— belladone.. . . . . . . }	
Acétate d'ammoniaque.	1 gramme.
Sirop d'éther.	10 —
Julep gommeux..	5o —

Les bains chauds et la sinapisation du thorax provoquaient une recrudescence des accès.

CHAPITRE V

PNEUMONIE

La pneumonie est le résultat d'une *infection spécifique (pneumocoque de Talamon-Fränckel), habituellement localisée à un ou plusieurs lobes du poumon* (pneumonie lobaire).

Le *processus anatomo-pathologique* consiste comme on sait en une congestion massive et brutale de la région pulmonaire envahie, avec réaction fibrinogène intense qui comble les cavités alvéolaires et transforme le parenchyme en un tissu compact de tous points comparable macroscopiquement au tissu hépatique (hépatisation). A l'ordinaire après une période de 7-9 jours, il y a résolution progressive de cet exsudat fibrino-hématique (résolution franche) ; quelquefois, mais beaucoup plus rarement, le tissu infiltré suppure (hépatisation grise) ; quelquefois enfin, la résolution se fait mal, lentement et aboutit à une rétraction scléreuse et à une suppression fonctionnelle plus ou moins complète du tissu adultéré (sclérose pulmonaire).

Cliniquement on sait combien à l'ordinaire l'allure de la pneumonie est « franche » caractéristique. Début brusque, point de côté violent, ascension thermique brutale et considérable (39°,5-40°,5) ; période d'état en plateau avec température élevée, dyspnée, expectoration fibrino-hématique caractéristique ; défervescence brusque comme le début, le 9ᵉ, plus rarement le 7ᵉ, exceptionnellement le 5ᵉ jour ; *bref évolution cyclique typique en 7-9 jours avec tendance habituelle spontanée à la guérison*, tel est le tableau habituel de la pneumonie aiguë franche.

Plus rarement le foyer hépatisé suppure, l'expectoration se

modifie (jus de pruneaux), la fièvre persiste et se modifie (fièvre de suppuration), l'état général s'altère, c'est le tableau correspondant à l'*hépatison grise* sus-mentionnée. La mort est possible et même fréquente dans ces cas.

Quelquefois enfin la défervescence se fait, mais la résolution locale est lente, incomplète ; les alvéoles pulmonaires ne se détergent pas, l'air n'y pénètre plus ou mal, il y a tendance à la *sclérose pulmonaire sus-rappelée.*

Tels sont les faits essentiels — qu'il faut toujours avoir présents à l'esprit dans le TRAITEMENT DE LA PNEUMONIE AIGUË FRANCHE.

*
* *

Habituellement primitive — la pneumonie peut parfois survenir secondairement au cours d'une autre infection générale — le plus souvent la *grippe* — quelquefois *la fièvre typhoïde,* le rhumatisme, le paludisme.

L'âge du malade (enfance, vieillesse), *l'état de grossesse,* les *tares toxiques ou diathésiques (alcoolisme, brightisme, diabète), les cardiopathies* peuvent aussi modifier sensiblement la modalité clinique, le pronostic et être l'occasion d'indications thérapeutiques spéciales.

Elles justifient la rédaction d'un chapitre spécial consacré au traitement des FORMES CLINIQUES DE LA PNEUMONIE.

*
* *

La pneumonie enfin, localisation ordinaire de la pneumococcie, peut comme la plupart des autres maladies infectieuses se compliquer de localisations pneumococciques para et extra-pulmonaires dont les plus fréquentes sont la pleurésie (pleuro-pneumonie), l'endo-péricardite, les arthropathies, les méningites, les otites, etc.

Nous dirons un mot de la thérapeutique générale des *complications de la pneumonie.*

*
* *

LES PRÉCEPTES FONDAMENTAUX QUI DOMINENT LE TRAITEMENT DE LA PNEUMONIE AIGUË FRANCHE nous paraissent être les suivants :

1° *La pneumonie aiguë franche évolue spontanément vers la guérison.*

2° *Il n'existe à l'heure actuelle aucune médication spécifique de la pneumonie, ni même aucune médication qui en abrège sûrement la durée.*

LES INDICATIONS THÉRAPEUTIQUES ESSENTIELLES consistent donc :

1° A réaliser les conditions d'hygiène générale susceptibles de placer l'organisme dans les conditions les meilleures, pour atteindre le moment de la défervescence spontanée : TRAITEMENT HYGIÉNIQUE.

2° Combattre par des moyens appropriés les symptômes dominants, inquiétants du cas considéré, dont les plus fréquents sont : *a*) la douleur ; *b*) l'hyperpyrexie ; *c*) la dyspnée par hyperémie étendue ; *d*) l'insomnie, l'agitation, le délire ; *e*) la faiblesse, la défaillance, l'asthénie, l'adynamie : TRAITEMENT SYMPTOMATIQUE.

3° Essayer de prévoir et d'éviter les deux modes de résolution dangereuse de la pneumonie, c'est-à-dire : *a*) la dégénérescence purulente, l'hépatisation grise ; *b*) la dégénérescence scléreuse, la sclérose pulmonaire : TRAITEMENT PRÉVENTIF ANTI-INFECTIEUX ET ANTI-SCLÉREUX.

PNEUMONIE EN GÉNÉRAL

I. — TRAITEMENT HYGIÉNIQUE.

C'est d'une façon générale celui de toutes les infections broncho-pulmonaires aiguës.

On prescrira donc :

1° Le *repos absolu* au lit pendant toute la période pyrétique et même quelques jours après que la température est redevenue normale.

2° L'*aérothérapie* joue ici un rôle tout aussi important que dans les autres infections des voies respiratoires. Le malade sera donc installé, à l'abri des courants d'air, mais dans une chambre largement aérée, aussi exempte que possible de poussière. Le malade étant suffisamment couvert et vêtu et la chambre chauffée s'il y a lieu, on pratiquera sans crainte la fenêtre ouverte ou tout au moins entr'ouverte jour et nuit.

3° Le *régime* sera nécessairement de consistance liquide et constitué surtout par des aliments apuriniques de façon à ménager le foie et surtout les reins du pneumonique qui auront à suffire à une élimination dépurative énorme au moment de la crise. Le lait, les laitages (thé, café au lait), les potages légers au lait (tapioca, vermicelle), bouillons de légumes, quelques jaunes d'œufs s'ils sont bien supportés, des fruits crus (orange, raisin, pêche) ou cuits (gelées, confitures), quelques gâteaux secs, des boissons variées (eau pure, infusions, orangeade, citronnade) en fourniront les principaux éléments. On les répartira en petites prises régulièrement espacées toutes les 2 ou 3 heures. 1 litre à 1 litre et demi de lait, un demi-litre de bouillon de légumes, un ou deux jaunes d'œuf, une orange, une grappe de raisin, 5 à 6 morceaux de sucre, 1 litre environ des boissons diverses (sus-énumérées, nous paraissent constituer une ration de choix pour le pneumonique). La quantité de 2 litres et demi de liquide nous a paru nécessaire et suffisante ; au-dessous l'élimination rénale peut être insuffisante, au-dessus il peut y avoir pléthore aqueuse et fatigue cardiaque.

*
* *

L'emploi de l'alcool dans le cours de la pneumonie et, en général, des maladies infectieuses adynamiques est traditionnel — et nous n'avons trouvé de son action aucune explication plus satisfaisante que celle de Todd. « Dans la pneumonie, il se fait dans les alvéoles un exsudat particulier qui les comble bientôt, le poumon devenant une masse dure et solide. Pour que la guérison ait lieu, il faut que tout cet exsudat se résorbe et que les alvéoles reviennent à leur condition première. Les procédés que la nature emploie pour amener la guérison sont très compliqués, et personne, je crois, ne soutiendra que nous possédons quelque drogue capable, par une action directe sur l'organisme, de réaliser cette guérison. »

« Dans l'accomplissement de ces modifications, il se fait une dépense considérable de force nerveuse et de sang ; aussi devons-nous fournir à l'organisme *un genre d'aliment qui, facilement assimilable, se trouve en même temps capable de soutenir les forces nerveuses et d'entretenir la chaleur animale. L'alcool est cet aliment ; il est assimilé par un simple fait d'endosmose ; il exerce une influence spéciale sur la nutrition du système nerveux et, par sa combinaison avec l'oxygène du corps, il fournit du combustible pour l'entretien de la température animale.* » Comme le rapporte M. Talamon dans son commentaire, on n'a jamais rien dit de plus sage et de plus précis.

L'alimentation pendant ces périodes fébriles est insuffisante pour fournir les 2 000 calories nécessaires à l'existence d'un individu de poids moyen : le sujet vit sur son capital, combure ses graisses et ses albuminoïdes ; sa force vive, sa puissance vitale, son énergie, baissent ; dans ces cas, la thérapeutique alimentaire exerce une action capitale.

Un gramme d'alcool fournit 7 calories et sa combustion est d'autant plus rapide et complète que la fièvre est plus forte : c'est ainsi que, suivant la remarque du Pr Pouchet, chez un pneumonique, si on administre 40 à 60 grammes d'alcool, on ne trouve pas trace d'alcool dans les urines et il est absolument impossible de percevoir la moindre odeur de l'haleine si l'on a fait rincer la bouche du malade après l'ingestion et fait avaler un peu de lait pur. Pour Bunge, de même, « l'alcool est brûlé en grande partie dans l'organisme ; une petite portion seulement est éliminée telle quelle par les reins et les poumons. L'alcool est donc à n'en pas douter une force vive dans notre corps. »

L'alcool exerce donc une action d'épargne sur les substances albuminoïdes dont il permet de réduire la ration au minimum ; c'est un « aliment d'attente » qui permet d'atteindre des jours meilleurs.

Mais, dans ce cas, nous sommes de tous points de l'avis de Todd, de Béhier et de Talamon ; si l'on veut obtenir un effet réellement utile, il faut prescrire l'alcool à doses alimentaires (dans le cas indiqué, nous le répétons), c'est-à-dire prescrire au moins 100 grammes de rhum ou de cognac dans les vingt-quatre heures, la dose classique de la potion dite de Todd étant absolument insuffisante ; et comme c'est une stimulation continue qu'on veut obtenir ici, on devra donner la potion par doses fractionnées toutes les deux heures, par exemple :

Teinture de cannelle.	5 grammes.	
Rhum vieux.. . . . . {	àà 100	—
Sirop simple.. . . . . }		
Eau de tilleul.	40	—

Une cuillerée à soupe toutes les deux heures.

Dans la pratique de l'hygiène générale nous faisons rentrer :

4° *Certaines pratiques hydrothérapiques* élémentaires et courantes et qui nous paraissent recommandables chez tous les pneumoniques nous voulons parler des *enveloppements thoraciques* (V. *Agents physiques usuels,* page 189). On pourra les réaliser fort simplement en enveloppant le thorax avec une serviette humide tiède ou froide 30°-22°, recouverte de taffetas gommé, fixée par une serviette sèche enroulée par-dessus et maintenue par des épaulettes en bretelle. On les laissera suivant les cas 20 minutes à une heure et on les renouvellera au besoin 3 à 6 fois dans les 24 heures.

Elles soulagent la toux, calment la douleur locale, diminuent la dyspnée, facilitent l'expectoration, améliorent et stimulent la circulation pulmonaire, font contracter les muscles de Reissessen.

5° L'*évaporation*, la *pulvérisation* autour du malade de substances aromatiques (essence de térébenthine, créosote, eucalyptus, mixtures composées), la production *modérée* et continue de formol au moyen d'appareils spéciaux (formolateurs) sont recommandables (V. *Bronchites aiguës et chroniques*).

6° *La toilette soignée et quotidienne de la bouche et des dents.* Elle est ici particulièrement utile. On pourra la réaliser avec une eau dentifrice de bonne marque ou avec de l'eau oxygénée dédoublée.

La toilette des mains s'impose au moins deux fois par jour.

Les soins généraux de la peau, souvent négligés chez les malades, sont toujours fort utiles sous forme de lotions quotidiennes tièdes ou fraîches, de frictions alcoolisées, de lotions savonneuses tièdes.

II. — TRAITEMENT SYMPTOMATIQUE.

Le plus grand nombre, de beaucoup des pneumonies guérissent en somme à la faveur de cette médication hygiénique purement expectante.

Comme nous l'avons dit, on combattra les symptômes dominants, désagréables ou dangereux, par une médication appropriée :

1° La *douleur*, le *point de côté* parfois atroce du début sera combattu par les enveloppements humides du thorax. S'il persiste ou est vraiment insupportable on n'hésitera pas à faire appliquer loco dolenti *3 à 6 ventouses scarifiées* et même à pratiquer une *injection sous-cutanée de 1 centigramme de morphine.*

2° L'*hyperpyrexie* doit être combattue quand elle dépasse 40°; on aura recours de préférence aux *pratiques hydrothérapiques,* les enveloppements thoraciques précédemment rappelés seront prescrits froids (20-22°) et plus fréquemment renouvelés S'ils se montrent insuffisants on prescrira les *bains tièdes à 32° progressivement refroidis à 26° d'une durée de 10-15 minutes* (3 ou 4 fois par jour suivant indications) qui exerceront leur action habituelle antipyrétique, diurétique, tonique et sédative tout à la fois et les hyperpyrétiques sont souvent excités. D'une façon générale il vaudra mieux s'abstenir des bains chez les personnes âgées, les nerveux impressionnables, et surtout les cardiopathes. Au contraire chez les adultes vigoureux, les adolescents robustes on pourra parfois si l'hyperpyrexie est tenace avoir recours à la balnéation froide (22°-25°).

On a voulu faire de cette médication (comme de la saignée ou du tartre stibié) une médication systématique de la pneumonie, l'exagération est évidente ; la balnéothérapie nous paraît devoir avantageusement être employée surtout dans les cas d'hyperpyrexie et d'agitation, dans les autres cas elle est le plus souvent inutile et parfois dangereuse.

On pourrait aussi pratiquer la *frigothérapie précordiale*.

Les *antipyrétiques médicamenteux* paraissent à l'ordinaire inopérants, inefficaces et même dangereux (dérivés de l'aniline). Tout au plus pourrait-on autoriser l'usage de quelques doses d'un mélange à parties égales quinine et antipyrine, corrigé quant à son action dépressive neuro-vasculaire par addition d'un peu de caféine :

$$\begin{array}{lr} \text{Caféine.} & 0^{\text{gr}},05 \\ \left. \begin{array}{l} \text{Antipyrine.} \\ \text{Bichl. de quinine.} \end{array} \right\} & \text{ãã } 0\ 50 \\ & \text{un cachet par jour.} \end{array}$$

3° *Si l'hyperémie est fort étendue,* l'engorgement pulmonaire intense il peut y avoir une dyspnée violente avec tendance à la cyanose qu'il est urgent de combattre.

Les enveloppements thoraciques précoces et systématiques préviendront à l'ordinaire cet engorgement, cette tendance à la stase ; s'il se produit on aura recours aux larges *applications répétées de ventouses sèches* (20 à 30), de *ventouses scarifiées* (8 à 10), d'*enveloppements sinapisés* du thorax.

Si la dyspnée devenait menaçante avec tendance à la cyanose, troubles mécaniques de la circulation pulmonaire avec œdème, phénomènes de stase encéphalique on aurait recours à la *saignée générale* (200 à 300 centimètres cubes) qui fut jadis comme on sait érigée en traitement systématique de la pneumonie, et à laquelle on ne reconnaît plus guère aujourd'hui que l'indication sus-rappelée — mais qui dans ce cas conserve toute sa valeur curative au même titre que dans l'œdème aigu du poumon.

Nous en dirons autant du *tartre stibié* qui lui aussi fut employé systématiquement dans le traitement de la pneumonie par Rasori et son école et ce, à des doses invraisemblables (jusqu'à 62 grammes en 10 jours). Il n'est plus guère employé de nos jours. Il peut rendre cependant des services, combiné à la saignée préalable, dans les cas de catarrhe suffocant et de pneumonie grave avec menaces d'encombrement bronchique. On pourra alors prescrire :

    Tartrestibié.. . . . . 0^{gr},40
    Eau distillée. . . . . 150 cent. cubes.
Une cuiller à soupe toutes les heures.

Mais hors ces cas bien précis, le tartre stibié constitue un mode de traitement détestable de la pneumonie en général.

d) En cas d'*insomnie, d'agitation,* de *délire,* la balnéothérapie tiède 33°-30°, la frigothérapie céphalique rendront les plus grands services.

Si ces symptômes sont accusés on emploiera les calmants, les sédatifs, les hypnotiques : le chloral, les bromures, la morphine, le véronal, etc..

    Ex : Sirop de chloral.. . . . . ⎫
          Sirop de morphine.. . . . . . ⎬ àà 100 grammes.
2 à 3 cuillers à soupe dans la nuit.   ⎭

    Bromure de potassium.. . . . . . ⎫
       —   sodium. . . . . . ⎬ àà 3 grammes.
       —   ammonium. . . . . ⎭
    Sirop de chloral.. . . . . 120 —
2 à 3 cuillers à soupe dans la nuit.

    Véronal sodique.. . . . . 0^{gr},25 à 0^{gr},50
                                           pour un cachet.
1 à 2 cachets suivant besoins.

e) Si enfin c'est *l'adynamie* qui prédomine, si l'on craint l'*asthénie cardiaque*, on aura recours à la *strychnine* et à la *digitale* qui sont les deux drogues de choix (V. *Médicaments usuels*).

On pourra prescrire : la *strychnine* en injections sous-cutanées à la dose de 1 à 2 milligrammes pour une dose — ou sous forme de potion alcoolique associée ou non au quinquina.

> Sulfate de strychnine.. . . . . . trois centigrammes.
> Extrait mou de quinquina. . . . 10 grammes.
> Cognac vieux. . . . . 60 —
> Glycérine *neutre*. Q. S. p . . . 150 cent. cubes.
> 3 à 5 cuillers à café dans les 24 heures.

Il paraît rationnel d'administrer la *digitale* de façon à peu près constante du 4ᵉ au 7ᵉ jour de la pneumonie pour soutenir et tonifier le cœur pendant la période de défervescence qui est quelquefois celle de la défaillance cardiaque.

On la prescrira associée à la potion de Todd :

> Teinture alcoolique de digitale à 1/10. .   2 grammes.
> Potion de Todd. . . . . 120 —
> à prendre dans les 24 heures.

On pourrait aussi avoir recours aux injections d'*huile camphrée*, à l'association *spartéine-strychnine*. La *caféine* est moins recommandable à cause de son action plus fugace et de son action excito-nerveuse souvent désagréable.

L'huile camphrée peut être employée largement. Chez les vieillards en particulier où l'adynamie est la règle Seibert de New-York préconise les injections massives d'huile camphrée soit, dans les 24 heures, 3 à 4 injections de 5 centimètres cubes d'huile camphrée à 20 pour 100 ce qui correspond à la dose quotidienne de 3 à 4 grammes de camphre.

f) Enfin quand la défervescence est obtenue la pneumonie laisse souvent après elle des territoires pulmonaires fonctionnant mal, des alvéoles mal déplissées ; la *gymnastique respiratoire* méthodique rendant au poumon son jeu complet empêchera l'installation de scléroses chroniques définitives (V. *Gymnastique respiratoire*).

III. — TRAITEMENT ANTI-INFECTIEUX.

La pneumonie est une de ces maladies, devant laquelle il semble que les médecins n'aient jamais pu se résigner à paraître désarmés. En fait, chaque époque, qu'elle s'en défendît ou non, a adopté une méthode systématique, à laquelle elle a attribué bien à tort les guérisons observées le plus souvent malgré elle par le seul effet de l'évolution spontanée. Et successivement on a vu prôner : la saignée, le tartre stibié, le vésicatoire ; on sait que le temps a fait bonne justice de ces médications dont on peut dire qu'il ne reste rien... qu'un mauvais souvenir. Notre époque a été celle des sérums ; divers ont été essayés ; du sérum anti-diphtérique (Talamon), du sérum physiologique, des sérums prétendus anti-pneumoniques de Klemperer, de Foa, de Carbone et Scabia, etc., on peut dire comme des médications précédentes qu'ils n'ont donné jusqu'ici, dans la pratique, aucun résultat appréciable.

La seule *médication anti-infectieuse* à laquelle la clinique thérapeutique ait apporté la sanction des faits et reconnu quelque valeur est la *colloïdothérapie*, le traitement par les métaux colloïdaux (V. *Médicaments usuels*).

On ne peut qu'être « fort impressionné par l'action heureuse de l'argent colloïdal : 1° chez beaucoup de malades qui paraissaient bien difficilement guérissables et qui ont été rétablis rapidement ; 2° dans des cas moins désespérés où la convalescence est apparue beaucoup plus rapidement qu'à l'ordinaire ; 3° dans des cas où la marche de la maladie n'a pas semblé modifiée, mais où l'état général s'est amélioré d'une façon sensible. » Robin et Bardet.

Toutefois il faut bien savoir, et c'est évidemment ce que cette thérapeutique a de décevant, il faut savoir que les résultats ne sont pas absolument constants et qu'après un résultat quasi miraculeux on aura dans un cas semblable, avec une technique en apparence identique, un résultat inappréciable.

En tout état de cause cette médication sans aucun inconvénient constitue certainement la médication anti-infectieuse générale la mieux connue à l'heure actuelle. Il semble qu'il y ait souvent avantage, surtout chez les débilités et dans les cas graves à la pratiquer systématiquement les 3 ou 5 premiers jours de la pneumonie sous forme soit de *frictions prolongées,* 20 à 30 minutes avec 3 à 5 grammes d'ónguent au collargol à 15 pour 100, soit d'*injections hypodermiques ou intra-musculaires* de 10 centimètres cubes d'argent colloïdal obtenu par voie électrique (électrargol) ou d'une solution stérilisée de collargol à 2 pour 100.

Sous l'influence de cette médication nous avons vu se multiplier les défervescences au 5e, voire au 3e jour.

Enfin il semble que cette médication soit utile pour prévenir l'hépatisation grise.

ORDONNANCES SCHÉMATIQUES

Voici à titre de résumés des notions précédentes quelques types d'ordonnances appliquées à des espèces cliniques de pneumonie aiguë franche de l'adulte.

PNEUMONIE AIGUE FRANCHE D'INTENSITÉ MOYENNE

I. — Les 7 ou 9 premiers jours.

A. — TRAITEMENT HYGIÉNIQUE.

a) *Repos au lit,* dans une *chambre bien aérée, fenêtre entr'ouverte,* le malade étant soigneusement protégé des courants d'air.

b) 4 à 6 fois par jour, *enveloppement humide du thorax* de la façon indiquée, d'une durée de 1 heure.

c) *Alimentation liquide :* lait, bouillon, fruits, eau vineuse, vin sucré, grogs légers, par petites prises régulièrement espacées.

d) Veiller à la régularité des garde-robes ; dès le début de la maladie purgation, de préférence avec :

Calomel . . . . 0^{gr},60
Lactose. . . . . 4 grammes.

diviser en 2 paquets.

A prendre à 10 minutes d'intervalle dans un peu d'eau sucrée.

e) Toilette soignée de la bouche et des mains après chaque repas.

Toilette quotidienne de la peau.

f) Faire évaporer largement : essence de térébenthine, eucalyptus, créosote.

B. — Traitement médicamenteux.

a) Injections de 10 c. c. d'une solution d'argent colloïdal. 1er, 3e, 5e et 7e jour.

b) Bichlorhydrate de quinine. . . . . $\Big\}$ àà 0^{gr},30
Antipyrine. . . . . $\Big\}$

pour un cachet, n° 8.

Un cachet à 1 heure après midi.

c) Teinture de digitale.. . . . . 2 grammes.
Potion de Todd. . . . . 120 —

Par cuiller à soupe toutes les 3 heures (potion pour 24 heures) à partir du 4e ou 5e jour.

II. — A partir de la défervescence.

A. — Traitement hygiénique.

a) Faire lever progressivement.
b) Frictions thoraciques quotidiennes avec du

Liniment de Rosen.

Usage externe.

c) Gymnastique respiratoire méthodique.
d) Alimentation mixte généreuse progressive :

Potages aux légumes, avec œuf poché ou jus de viande préparés avec du bouillon de poulet ou de bœuf.

Viandes grillées ou rôties, poisson, volaille.

Œufs.

Purées de légumes secs, pommes de terre, riz, pâtes.

Fruits cuits et crus.

Fromages frais et gras.

Gâteaux secs.

Vin de Bordeaux ou bière.

B. — Traitement médicamenteux.

Teinture de fève de St-Ignace composée.	deux grammes.
Arséniate de soude.	dix centigrammes.
Glycérophosphate de soude.	10 —
Vin de Gentiane.	} àà 250 cent. cubes.
Vin de quinquina.	}

Un verre à liqueur à chacun des principaux repas.

FORMES CLINIQUES DE LA PNEUMONIE

Pneumonie aiguë franche forte (avec point de côté violent, hyperpyrexie, éréthisme circulatoire marqué, dyspnée intense, agitation, délire).

a) Faire poser sur le point douloureux 6 à 10 ventouses scarifiées, et sur le reste du thorax 20 ventouses sèches.

Continuer chaque jour les ventouses sèches et suivant indications les ventouses scarifiées.

Compléter au besoin par une saignée de 300 centimètres cubes.

b) Frigothérapie céphalique et précordiale.

c) Alimentation liquide exclusivement composée de lait, laitages, fruits, infusions, eau vineuse, par petites prises de 2 en 2 heures.

d) Toilette soignée de la bouche, des mains, du corps.

e) Évaporations aromatiques : eucalyptus, benjoin, térébenthine.

f) Donner :

Eau-de-vie allemande.	} ââ 3o grammes.
Sirop de nerprun..	

g)   Bromure de sodium. . . . . .   10 grammes.
       Sirop de chloral. . . . . } ââ 100 —
       — morphine. . . . . . . }

3 à 4 cuillers à soupe suivant indications.

h) Injections quotidiennes de 10 centimètres cubes d'électrargol.

PNEUMONIE AIGUË FRANCHE, AVEC TENDANCE A L'ADYNAMIE, A LA
DÉFAILLANCE CARDIAQUE.

A. — TRAITEMENT HYGIÉNIQUE.

Comme I.

B. — TRAITEMENT MÉDICAMENTEUX.

a) Pratiquer *matin* et *soir* une injection sous-cutanée de 1
centimètre cube de :

Sulfate de strychnine. . . . . deux centigrammes.
Eau distillée. . . . . 10 cent. cubes.

b) Solution de digitaline cristallisée au millième. 1 cent. cube.
  Teinture de cannelle. . . . . . . 4 grammes.
  Rhum vieux. . . . . } ââ 100 grammes.
  Sirop simple. . . . . }
  Eau de tilleul. . . . . 40 —

Par cuiller à soupe de 2 en 2 heures, les heures intercalaires des repas.

c) Bichlorhydrate de quinine, $0^{gr},40$.
                    pour un cachet, n° 8, un cachet à 3 heures.

d) Injection quotidienne de 5 c. c. d'électrargol.

PNEUMONIE DES ENFANTS

Elle est moins fréquente (surtout dans la 1re enfance) et moins grave que la broncho-pneumonie ; en règle elle guérit sans aucune intervention par simple hygiène :

Pneumonie de la 2e enfance.

1° *Au début et à la période d'état :*

a) S'il y a point de côté très douloureux 2 ou 4 ventouses scarifiées.

b) S'il y a hyperthermie, excitation, agitation, insomnie, on appliquera toutes les 2 heures une compresse thoracique froide et on donnera 2 ou 3 bains tièdes 34-32° de 10 minutes dans les 24 heures.

c) S'il y a au contraire tendance au collapsus, à l'adynannie, on prescrira l'alcool sous forme de cognac (en potion sucrée à la dose de 15 à 30 grammes), le champagne, le vin sucré, le café noir, les frictions excitantes, les injections d'huile camphrée et la digitale.

Teinture de cannelle.	2 grammes.
Teinture de digitale.	XII gouttes.
Cognac.	30 —
Sirop de quinquina..	30 —
Infusion de sauge.	100 —

A donner dans les 24 heures.

d) S'il y a infection profonde on prescrira des frictions biquotidiennes d'onguent à l'argent colloïdal à 15 pour 100.

2° *A la convalescence :*

a) On prescrira les frictions thoraciques excitantes (B. de Fiorovanti, Liniment de Rosen), les pointes de feu ou les petits vésicatoires volants (Le Gendre) si les signes d'encombrement alvéolaire persistent.

b) La campagne, la montagne ou la mer activeront la convalescence.

c) Une alimentation substantielle : les préparations iodotanniques, le quinquina, les arsénicaux, l'huile de foie de morue seront des plus utiles.

PNEUMONIE DES VIEILLARDS

Chez les vieillards la menace toujours présente de l'asthénie neuro-cardiaque, du collapsus implique surtout 3 indications pratiques :

1° La *nécessité de l'emploi précoce des toniques neuro-cardiaques :* alcool, digitale, caféine, strychnine, stimulants diffusibles comme dans la formule suivante :

Sulfate de strychnine.	trois milligrammes.
Teinture de digitale..	2 grammes.
Acétate d'ammoniaque.. . . .	4 —
Cognac vieux..	5o —
Sirop des cinq racines. . . . . }	ãã 6o —
Eau de tilleul.. . . . . . . }	

Par cuiller à soupe toutes les 2 heures, les 3 premiers jours (potion pour 24 heures).

Les jours suivants remplacer par de la caféine :

Benzoate de soude. . . . . }	ãã 1o^{gr},6o centigrammes.
Caféine.. . . . . }	
Cognac vieux..	4o grammes.
Sirop des cinq racines. . . . }	ãã 3o —
Sirop de quinquina.. . . . }	
Eau de tilleul..	5o —

Par cuiller à soupe dans les 24 heures.

Employer au besoin concurremment les injections larges (5^{cc}) et répétées 3 à 5 fois d'*huile camphrée.*

2° Être très sobre d'*émissions sanguines,* ordonner tout au plus 2 ou 3 ventouses scarifiées en cas de point de côté très violent (ce qui est exceptionnel).

S'abstenir d'*hydrothérapie froide* dangereuses chez le vieillard.

3° Autant que possible ne pas employer de *narcotiques*

(opium, chloral, aldéhyde, etc.), tout au plus en cas d'excitation user des calmants (valérianes, fleurs d'oranger, etc.).

PNEUMONIE DES ALCOOLIQUES

Elle comporte surtout 2 indications préventives impérieuses commandées par les 2 grands dangers de cette forme clinique : le *délirium tremens* et le *collapsus cardiaque*.

En prévision du *premier de ces accidents* on prescrira l'alcool et la morphine à hautes doses :

Sirop de morphine.	50 grammes.
Cognac.	100 —
Eau de tilleul.	100 —

A prendre au besoin dans les 24 heures, par cuiller à soupe d'heure en heure, jusqu'à sommeil ou demi-sommeil.

Contre l'*asthénie cardiaque* on pratiquera préventivement *la frigothérapie cardiaque* intermittente et les *injections sous-cutanées de strychnine* (2 à 4 milligrammes et plus dans les 24 heures) et d'huile camphrée.

TRAITEMENT DE LA PNEUMONIE GRIPPALE

La caractéristique clinique dominante de la pneumonie grippale est l'*asthénie neuro-cardiaque*, la tendance à la stase pulmonaire, à la parésie bronchique, à la défaillance cardiaque.

Le danger est au cœur et au système nerveux.

Trois grandes indications :

1° Traiter le symptôme menaçant : stimulation neuro-cardiaque ;

2° Traiter la lésion : décongestionner le poumon ;

3° Traiter l'infection causale : médication anti-infectieuse.

1° *Médication stimulante neuro-cardiaque.*

Le meilleur tonique cardiaque est la *digitale*; le meilleur tonique nervin est la *strychnine*. On pourra prescrire :

a) Solution de digitaline cristallisée au millième de Nativelle.

> 3o gouttes en 2 fois le 1ᵉʳ jour.
> 20 gouttes en 2 fois le 2ᵉ jour.

Sauf indication spéciale, aucun tonique cardiaque les jours suivants.

b)   Sulfate de strychnine. . . . . .   1 centigramme.
        Eau distillée. . . . .   10 cent. cubes.

Pour injections hypodermiques, 1 à 3 centimètres cubes dans les vingt-quatre heures, ou 2 à 4 granules de 1 milligramme de sulfate de strychnine.

2° *Médication décongestive et expectorante.*

a) Ventouses sèches et *cataplasmes sinapisés* qui agiront par dérivation et stimulation réflexe ;

b)   Benzoate de soude. . . . . . . ⎱ àà 10 grammes.
        Teinture de polygala. . . . . . ⎰
        Sirop de codéine. . . . . . .   4o —
        Sirop de tolu. . . . .   16o —

3 cuillers à soupe dans les 24 heures.

3° *Médication anti-infectieuse.*

a) Par antisepsie générale : frictions de collargol ;

b) Par antisepsie intestinale : régime lacté et purgation ;

c) Par antisepsie bucco-rhino-pharyngée.

CHAPITRE VI

TUBERCULOSE PULMONAIRE

Le traitement de la tuberculose pulmonaire nécessiterait — à lui seul — tout un volume. Nous devrons nécessairement savoir nous borner pour en condenser les éléments directeurs essentiels dans le cadre de ce chapitre étroitement limité à la pratique *usuelle* de la phtisiothérapie.

*
* *

La tuberculose pulmonaire est la localisation la plus fréquente de la tuberculose.

On l'observe :

Soit à l'occasion d'une tuberculose généralisée, dont elle ne représente en somme qu'un incident — c'est la *granulie*.

Soit à l'état d'infiltration rapide et massive du poumon, suivie à l'ordinaire d'une caséification « galopante », c'est la *pneumonie caséeuse*.

Soit, et c'est le cas de beaucoup de plus fréquent, à l'état d'infiltration progressive du poumon à évolution chronique vers la sclérose ou la caséification, c'est la *tuberculose pulmonaire chronique*.

*
* *

Dans la pratique, on peut dire, qu'à l'heure actuelle aucune médication spécifique de la tuberculose pulmonaire chronique n'a fait sa preuve ; que tout au plus on peut admettre que certains sérums, certaines tuberculines ont pu paraître exercer, entre les mains de quelques virtuoses de la phtisiothérapie une action adjuvante favorable ; le plus souvent, il faut avoir le courage de le dire, ils ont jusqu'ici abouti à des désastres, nous en avons personnellement observé plusieurs. Nous n'en dirons que quelques mots sous la rubrique : *il n'existe pas, à l'heure actuelle, de traitement spécifique de la tuberculose pulmonaire.*

Les indications puisées, principalement dans l'anatomie pathologique et la clinique et relatives à la constitution du terrain tuberculeux ont conduit à des médications plus ou moins systématiques dont quelques-unes semblent vraiment favoriser les processus de guérison : *Médications systématiques, modifiant favorablement le terrain tuberculeux* au premier rang desquelles il faut placer la *médication hygiénique.*

En somme et jusqu'à plus ample informé la médication antituberculeuse semble aujourd'hui comme il y a 20 ans, se réduire pratiquement encore à ces 2 termes : *médication hygiénique* et *médication symptomatique.*

*
* *

La tuberculose pulmonaire chronique est d'évolution essentiellement variable d'abord suivant les caractères anatomo-pathologiques, — les 3 grandes formes sus-rappelées : granulie, pneumonie caséeuse, tuberculose pulmonaire chronique l'indiquent assez — ensuite, à nous en tenir à la tuberculose pulmonaire chronique suivant l'individu, son âge, son tempérament, ses aptitudes morbides, ses antécédents morbides, les diathèses associées, etc., etc. On ne saurait assez individualiser les cas — c'est l'essence même de la clinique — et multiplier les *formes cliniques.* Nous passeront en revue les principales, indispensables à connaître.

Il n'existe pas à l'heure actuelle de traitement spécifique de la tuberculose pulmonaire.

Nous céderons ici la place au Pr Louis Rénon particulièrement autorisé en l'espèce et qui dans deux articles récents (*Gazette médicale de Paris,* décembre 1909 et *Journal médical français,* 15 janvier 1910) vient de traiter cette question avec la sagacité compétente que tout le monde connaît. Il s'exprime comme suit :

« Tout d'abord, qu'est-ce qu'un traitement spécifique ? D'après Littré, le mot « spécifique » veut dire « exclusivement propre à une espèce » ; les remèdes « spécifiqnes » sont « ceux qui guérissent constamment certaines maladies ». Le mercure est le traitement spécifique de la syphilis, parce qu'il a une action sur toute syphilis quelle qu'elle soit, action plus ou moins marquée, mais toujours indiscutable. Il en est de même du sérum antidiphtérique et de la quinine. Pour la tuberculose, les choses se passent autrement. Tout au plus, pourrait-on comprendre, comme traitement spécifique, une médication utilisant des substances provenant du bacille de Koch ; une telle médication, si elle a une origine spécifique, n'a pas d'action spécifique.

Le traitement vraiment spécifique de la tuberculose pulmonaire devrait empêcher le bacille de Koch de se développer, et devrait neutraliser en même temps tous ses poisons. Un tel traitement n'existe pas actuellement. Ni les tuberculines, ni les sérums antituberculeux ne possèdent une semblable action.

Les tuberculines de l'heure présente ne comprennent pas tous les poisons du bacille de Koch. La plupart utilisent les poisons solubles de ce parasite ; quelques-unes sont composées de poisons bacillaires protoplasmiques, et une d'elles comprend un mélange de toxines intra et extra-cellulaires ; aucune d'elles n'emploie la bacillo-caséine de M. Auclair, un des poisons bacillaires les plus redoutables. Aussi le traitement de la tuberculose pulmonaire par les *tuberculines actuelles*, en n'agissant pas sur tous les poisons du bacille de Koch, n'est-il « qu'un traitement partiel. Effectué avec les diverses tuberculines connues jusqu'ici, ce traitement, même partiel, donne des résultats intéressants dans des cas très limités » [1].

---

1. Louis RÉNON, Étude critique sur l'emploi de la tuberculine dans la phtisiothérapie. *Académie de médecine*, 8 juin 1909, Les indications de la tuberculine dans la phtisiothérapie. *Soc. d'études scient. sur la tuberculose*, 11 mars 1909. Les nouveaux traitements de la tuberculose pulmonaire. *Le journal médical français*, 15 janvier 1910.

Cette limitation de la tuberculinothérapie paraît être acceptée par les auteurs de langue française, M. Guinard[1], M. Küss[2], M. Hamant[3], MM. S. Arloing et Dumarest[4], M. Jacquerod[5], qui se sont occupés récemment de cette question. C'est la conception clinique de la tuberculinothérapie établie par les cliniciens français. Peut-être arrivera-t-on à un résultat meilleur, en combinant à l'immunisation par la tuberculine l'emploi de corps bacillaires vivants, mais atténués par un procédé quelconque. Comme le disent MM. S. Arloing et F. Dumaret « il n'est pas interdit de l'inscrire dans les réserves de l'avenir ».

Si l'action de la tuberculine n'est pas spécifique, celle des *sérums antituberculeux* ne semble pas l'être davantage. L'action de ces sérums reste très discutée. Des auteurs de grande notoriété ont rapporté à leur actif des résultats favorables. D'autres ont mis en lumière les accidents produits par les divers sérums, accidents très particuliers, décrits la première fois par M. Guinard[6]; l'anaphylaxie sérothérapique reste la grande contre-indication de leur emploi, tant qu'ils ne sont pas donnés en lavements, ni tant qu'on n'utilise pas la vaccination antianaphylactique de M. Besredka. D'ailleurs, leurs indications sont loin d'être précisées, comme en témoigne le travail récent de MM. Castaigne et Gouraud, puisque la chose « ne paraît pas possible » à ces auteurs[7]. Il

---

1. L. GUINARD, *Revue de la Tuberculose*, décembre 1907, et octobre 1909, p. 372.

2. Küss, *Société d'études scient. sur la tuberculose*, 13 mai 1909.

3. HAMANT, Sur 14 cas de tuberculose pulmonaire, soumis à la tuberculino-thérapie jointe au régime sanatorial. *Concours médical*, 19 et 26 septembre 1909.

4. S. ARLOING et F. DUMAREST, Sur les indications et le mode d'emploi des tuberculines en thérapeutique. *Revue de la tuberculose*, octobre 1909, p. 335.

5. JACQUEROD, Etude sur l'action thérapeutique de la tuberculine. *Revue médicale de la Suisse romande*, 20 octobre 1909.

6. L. GUINARD, *Revue de la tuberculose*, déc. 1907, et L. Guinard, F. Arloing et Dumarest, Louis Rénon, *Soc. d'études scient. sur la tuberculose*, 11 mars 1909.

7. J. CASTAIGNE et F.-X. GOURAUD, Le sérum de Marmorek dans le traitement de la tuberculose pulmonaire. *Soc. méd. des Hôpitaux*, 19 novembre 1909, p. 593.

se peut que l'action favorable notée parfois avec ces sérums, action que j'ai constatée personnellement dans plusieurs cas, soit due à une tuberculine plus ou moins modifiée qu'ils contiennent. Nous n'avons pas encore de détails sur l'emploi du sérum de M. Vallée. Ce sérum, obtenu en inoculant dans les veines du cheval un bacille tuberculeux équin, a produit des résultats intéressants sur les animaux. Appliqué à l'homme, il aurait donné des effets encourageants, mais, dans ses publications, M. Vallée n'en veut point parler, « n'ayant pas qualité pour le faire, et estimant qu'en pareille matière, l'expérience ne saurait trop durer »[1].

Il ressort de ce rapide exposé que la tuberculose pulmonaire n'est pas toujours justiciable de la médication dite spécifique. Je ne parle pas des autres traitements préconisés comme spécifiques dans la phtisiothérapie. Ils ne sont nullement spécifiques. Chaque année en apporte un ou plusieurs nouveaux. Quelques-uns sont le fruit de longues méditations d'auteurs distingués laborieux et consciencieux ; d'autres naissent spontanément autour de la tuberculose comme autour de toutes les maladies chroniques et incurables pour des raisons qui n'ont rien à voir avec le bien des malades. Tous ces traitements peuvent améliorer temporairement les tuberculeux, en mettant en jeu « le coefficient normal d'amélioration » dont j'ai signalé l'importance dans les médications inoffensives ; mais ils n'ont pu résister à l'épreuve du temps l'épreuve capitale de tout nouveau traitement antituberculeux. Cette année, comme l'année dernière, j'ai donc le droit de dire que « *le traitement spécifique de la bacillose n'est pas encore trouvé* »[2].

TRAITEMENT HYGIÉNIQUE

En l'absence d'une médication spécifique, l'observation cli-

1. H. Vallée, Recherches sur l'immunisation antituberculeuse. *Annales de l'Institut Pasteur*, sept. 1909, p. 675.

2. Louis Rénon, *Le traitement pratique de la tuberculose pulmonaire*. Paris, 1908, p. 25.

nique et l'empirisme thérapeutique ont démontré que le plus souvent la tuberculose pulmonaire avait une tendance spontanée à la guérison et qu'heureusement dans le plus grand nombre des cas, il suffisait, surtout au début, de placer l'organisme atteint, dans des conditions d'hygiène favorable pour obtenir la régression, voire la guérison du processus tuberculeux. Faute de s'entendre sur la terminologie il est bien difficile de donner des chiffres, mais grosso-modo on peut dire qu'à la période de germination congestive du début on observe 90 pour 100 de guérisons « hygiéniques », 60 pour 100 à la période de conglomération, 30 pour 100 à la période de ramollissement, 5 pour 100 à la période d'excavation. Ces chiffres sont, dans l'ensemble, fort rassurants et indiquent suffisamment l'importance d'un diagnostic précoce. Il faut avoir toujours présents à l'esprit ces coefficients de guérison « hygiénique spontanée » dans l'appréciation de toutes les médications curatrices ou prétendues telles.

L'hygiène rationnelle, méthodique et persévérante suffit donc à elle seule à guérir spontanément le plus grand nombre des tuberculeux sans compter même ceux qui guérissent spontanément à notre insu, à leur insu, malgré une hygiène médiocre.

Cette hygiène doit consister en une véritable réglementation de la vie dans un sens curateur tendant à réaliser les conditions de résistance maxima à l'infection. Les conditions majeures de l'hygiène en général sont réalisées par l'alimentation, le travail, l'aération. — S'en tenant à ces 3 termes on a schématisé l'hygiène du tuberculeux en cette triade classique : suralimentation — suraération — repos.

Il convient de préciser chacun de ces termes.

AÉROTHÉRAPIE. — SURAÉRATION

Nous ne pouvons que reproduire ici le chapitre que nous avons consacré à l'étude de cette question dans le volume de cette collection consacré aux « *Agents physiques usuels* » page 103 et suivantes.

A. — Suraération.

Un des facteurs thérapeutiques les plus habituels et les plus importants de la phtisiothérapie est l'**aérothérapie**, la cure d'air, la *suraération*. Son principe essentiel est l'aération continue: vie en plein air dans la journée, sommeil la fenêtre ouverte la nuit. Elle peut se pratiquer en toutes saisons, à toutes les latitudes, à la montagne, comme à la mer, à condition qu'on en adapte le *modus faciendi* aux exigences climatériques et saisonnières.

Le *jour,* elle pourra si le temps et l'état du malade le permettent se pratiquer simplement par la vie au plein air sous forme de promenades ou de sports ou de repos en une région d'air pur bien abritée des vents; un des avantages des climats hivernaux relativement chauds (Pau, Riviera), consiste principalement dans la possibilité de cette vie de plein air, même en hiver. Si le temps est mauvais ou l'état des malades médiocre ou le moment de la journée défavorable la cure se pratiquera au repos sur une chaise longue, abritée du vent (sous une véranda, un kiosque, un abri, une tente, une guérite de bains de mer en osier); la tête et le tronc à l'ombre, le reste du corps au soleil; le malade sera plus ou moins couvert suivant la saison, l'hiver il sera enveloppé d'une pelisse, de châles, ou couché dans un sac de fourrures, avec au besoin une boule d'eau chaude aux pieds.

Dans les stations, celles du littoral méditerranéen en particulier, où au moment du coucher du soleil se produit une baisse thermométrique appréciable avec condensation brusque de vapeur d'eau les malades devront rentrer s'ils sont dehors, fermer la fenêtre s'ils sont couchés. Ils pourront ultérieurement ressortir ou ouvrir à nouveau la fenêtre.

La *nuit,* le malade sera de même plus ou moins chaudement vêtu, de préférence d'une chemise de flanelle avec tricot de laine à col montant et à manches, couvertures, édredons et boules d'eau chaude suivant la saison. On accoutumera le malade graduellement à dormir avec une fenêtre ouverte dans la chambre, voisine de celle où il repose, puis dans la chambre à coucher même rideaux fermés, puis rideaux tirés et fenêtre ouverte, un paravent protégeant au besoin le malade contre l'arrivée directe de l'air froid

Certains auteurs n'admettent aucune contre-indication ni relative au temps, ni relative aux malades, ne reconnaissent à la pratique de la fenêtre ouverte aucun inconvénient.

Cependant un des partisans les plus résolus de l'aération continue (Lalesque) s'exprime ainsi :

« Ne pas croire cependant que la suraération nocturne par les grands froids, même dans les climats tempérés, ne puisse donner lieu à quelques inconvénients. Les connaître, c'est les éviter.

« Les malades peuvent se plaindre au réveil de mal de gorge (pharyngite légère, amygdales rouges, enrouement passager). Ces malades respirent mal, dorment la bouche ouverte. Pendant le jour il faut les entraîner à la respiration physiologique par les voies nasales, leur faire discipliner leur respiration comme ils disciplinent leur toux. D'autres se plaignent d'une légère céphalée. Un foulard de soie ou un bonnet de nuit remédie à cet inconvénient. De même, observe-t-on des douleurs rhumatoïdes de la nuque, des épaules, on les évitera par le port d'une chemise de flanelle plus montante, plus épaisse et par la pratique des frictions au coucher et au réveil.

« L'aération continue est susceptible, de même, de produire la variété la plus fréquente de la froidure au premier degré, l'engelure, résultant plutôt de l'action plusieurs fois répétée du froid, que de l'intensité de la réfrigération. Son siège de prédilection aux doigts montre la prépondérance de l'aération diurne sur son apparition. Aussi par les grands froids continus, ai-je coutume de faire porter de gros gants de laine à mes malades.

« Tous ces inconvénients — on ne saurait dire ces accidents tant ils sont légers — sont passagers et évitables.

« En aucun cas, pour un même malade, ils ne sauraient contre-indiquer la suraération dont l'importance ne le cède en rien à celle de l'alimentation. »

C'est aussi notre avis, toutefois les affections des voies respiratoires supérieures : rhinites, pharyngites, laryngites, trachéites nous paraissent exiger quelques ménagements dans la pratique de l'aération nocturne directe par temps froid. De même chez les débilités, les affaiblis avec tendance à l'hypothermie, il peut être dangereux de laisser la température de la chambre s'abaisser au-dessous de 8° à 10°. Il sera bon dans ces cas de chauffer la chambre de préférence avec un bon feu de bois ou avec un calorifère à circulation d'eau chaude.

Daremberg dont nul ne peut nier la compétence sagace en pareille matière défend la pratique de la fenêtre ouverte la *nuit* chez les jeunes tuberculeux dont la température est susceptible de descendre au-dessous de 36° entre deux et cinq heures du matin ; il ne croit pas l'accoutumance possible pour les vieux tuberculeux qui ont pendant leur sommeil le sentiment de refroidissement ; il proscrit l'ouverture des fenêtres dans les chambres où dorment les tuberculeux à grand minima, en général.

D'une façon générale, et sauf les exceptions précitées, on peut se rallier à la formule de Derecq : « La fenêtre sera fermée à l'heure des ablutions, des frictions, à l'heure du coucher du soleil ; ouverte le reste du temps. »

B. — SANATORIUMS.

La cure d'air, la suraération et d'une façon générale la climatothérapie, peut se pratiquer partout et dans tous les climats. Elle peut se pratiquer librement, *cure d'air libre,* par un malade intelligent et discipliné, dans une maison particulière *home sanatorium,* conformément aux préceptes susénoncés ; il y a souvent avantage à conseiller le séjour dans un *sanatorium.*

Le sanatorium est un établissement spécialement adapté à la cure hygiénico-diététique de la tuberculose pulmonaire. Il doit réunir les conditions suivantes : 1° situation dans un *climat* approprié (air pur, insolation suffisante, abri du vent, perméabilité du sol, voisinage de forêts, etc.); 2° construction adéquate : chambres vastes, bien aérées, faciles à chauffer, faciles à désinfecter; galeries de cure, box, vérandahs convenablement orientés, sol lavable (linoleum, paraffine, etc.); promenades boisées avec abris, etc.; 3° organisation diétético-culinaire spéciale; 4° organisation médicale assurant une surveillance, un entraînement permanents.

Le sanatorium peut être coustitué soit par de grands bâtiments, genre hôtel comme à Leysin et Davos, Lamotte-Beuvron et Durtol, soit par des pavillons, des cottages plus ou moins séparés comme à Meran, soit même par des tentes comme à Nordrach Ranch.

Ce serait sortir de notre cadre que d'entreprendre une description même succincte d'un sanatorium et d'entrer dans le détail de la construction, de l'organisation générale, des pratiques de désinfection du linge, des couverts, des chambres, etc. Rien ne vaut à ce point de vue la visite d'un sanatorium correctement organisé, qui constitue une véritable leçon de choses. Comme sanatorium privé celui de la Motte-Beuvron se recommande aux visiteurs parisiens par sa proximité de Paris, sa très correcte installation et la si franche cordialité de son directeur le Dr Hervé.

On a beaucoup discuté cette question des sanatoria et nous avons entendu à leur sujet des panégyriques et des réquisitoires également passionnés. Nous croyons que la plupart des partisans et des adversaires souscriront avec quelques nuances quantitatives aux 2 propositions suivantes :

1° *Le sanatorium n'est pas un facteur indispensable de la cure de la tuberculose;*

2° *Le sanatorium est un des instruments les plus précieux de la cure de la tuberculose.*

Le sanatorium n'est pas un facteur indispensable à la cure de la tuberculose, parce que nous voyons tous les jours des bacilloses même mal soignées évoluer spontanément vers la guérison ou la quasi-guérison, des bacilloses à caractère évolutif grave s'arrêter, s'atténuer ou guérir par la cure hygiénico-diététique pratiquée librement par un malade méthodique, énergique et discipliné.

Le sanatorium est un des instruments les plus précieux de la cure de la tuberculose parce qu'on y voit couramment s'atténuer ou guérir des formes plus ou moins graves de tuberculose que la cure libre n'avait pas amendées ou qui paraissaient irrémédiablement condamnées à une évolution fatale.

Les *avantages* du sanatorium consistent en :

1° Une organisation matérielle spécialement adaptée à la pratique de la cure d'air, organisation plus rarement réalisée de façon aussi correcte par la cure libre ;

2° Une discipline rationnelle, ferme et avisée, qui jointe à l'entraînement routinier de la cure en commun, fait du sanatorium une merveilleuse école d'hygiène où le malade apprend à se reposer, à s'entraîner, à respirer à l'air libre, à s'alimenter correctement, à ne pas tousser inutilement, à ne pas contagionner autrui, etc., ce qui pourra lui permettre ultérieurement de pratiquer la cure libre ;

3° Une surveillance médicale, discrète mais méthodique et continue, qui pratiquée par un médecin de tact, d'expérience et d'autorité assure une posologie climatérique, hygiénique et diététique rigoureusement adéquate au cas considéré ;

4° Une économie réelle, la cure en commun revenant en général sensiblement moins cher que la cure isolée ;

5° Un isolement relatif du milieu familial et social, qui assure souvent au malade une quiétude physique et morale, la possibilité d'une vie purement végétative où toutes les énergies latentes de l'organisme s'emploient à la guérison.

Mais, à vrai dire, cet élément psychothérapique est un facteur qui peut s'exercer aussi bien dans un sens que dans l'autre, c'est lui, nous semble-t-il, qui constitue la pierre de touche de l'indication ou de la contre-indication de la cure en sanatorium.

Pour l'apprécier avec justesse, il faut considérer : l'entourage, le malade, le médecin du sanatorium.

Le sanatorium sera formellement indiqué en présence d'un entourage affolé, pessimiste, agité qui tourmentera le malade, l'inquiétera, le fatiguera, sans être capable de lui assurer la cure méthodique et patiente indispensable ; il en sera de même en présence d'un malade indiscipliné ou simplement faible et veule ou découragé incapable de se soumettre spontanément à la discipline rigoureuse et réfléchie d'une vie nouvelle entièrement orientée vers un but curatif. Presque tous les jeunes gens sont dans ce cas.

Le sanatorium pourra n'être considéré que comme une adjuvance avec un milieu calme, pondéré, dévoué et patient parfaitement préparé à réaliser l'ambiance de repos, de quiétude, de bonne humeur, d'attention éclairée, désirable ; avec un malade énergique et tenace ou simplement intelligent et docile susceptible de comprendre et d'exécuter les prescriptions d'une hygiène systématique.

Mais il appartiendra au médecin de juger les espèces avec pénétration et sagacité. Il est certaines natures affectives, qui semblent avoir pris pour devise, comme le lierre « je meurs où je m'attache » et qu'on ne pourrait arracher sans cruauté et sans péril à leur milieu, à leurs affections, à leur raison d'être. Il en est pour lesquelles l'entrée dans un sanatorium équivaudrait à un arrêt de mort.

La personnalité du médecin du sanatorium joue dans cette psychothérapie un rôle quelquefois prépondérant — il nous paraît inutile d'y insister autrement ; — bien souvent on peut dire « tant vaut le médecin, tant vaut le sanatorium ». C'est lui, c'est sa présence, c'est la confiance qu'il inspire, la bonne humeur qu'il dégage qui donne au malade la patience et l'espoir, ces deux vertus théologales de l'orthodoxie psychothérapique.

Nous rappellerons sans y insister les principaux *sanatoria français* :

Comme *sanatoria privés* : Durtol (Puy-de-Dôme), Aubrac et Dienne (Aveyron), La Motte-Beuvron (Loir-et-Cher), Meung-sur-Loire (Loiret), Avon, Fontainebleau (Seine-et-Marne), Le

Trespoëy près de Pau, sanatorium de Beaulieu à Cambo (Basses-Pyrénées), sanatorium de Bellecombe à Hauteville (Ain), sanatorium de Gorbio près Menton, de la Mantega près Nice (Alpes-Maritimes).

Comme *sanatoria populaires* : Sanatoria d'Angicourt, de Bligny, d'Ormesson (Seine-et-Oise), de Chécy (Loiret), de Montigny-en-Ostrevent (Nord), d'Hauteville (Ain), de Pessac (Gironde), de Rouvray (Seine-Inférieure), de Sainte-Feyre (Creuse).

Comme *sanatoria étrangers* nous ne rappellerons que ceux de Davos, Arosa, Leysin, Les Avants, Bellegarde en Suisse.

C. — CLIMATOTHÉRAPIE DANS LA TUBERCULOSE PULMONAIRE.

Il nous paraît utile de résumer ici brièvement dans une vue d'ensemble et en se plaçant à un point de vue étroitement pratique la climatothérapie de la tuberculose.

En tête de cette étude il convient de rappeler cette proposition formelle : « Il y a des facteurs climatériques d'une importance capitale pour la phtisiothérapie que nous pouvons rencontrer à la mer, dans la plaine, dans les régions montagneuses d'altitude basse, moyenne ou élevée. *Mais il n'existe aucun climat curateur spécifique pour la tuberculose* » (Schröder).

La croyance routinière à une action spécifique d'un climat quelconque sur les processus tuberculeux ne pourrait qu'être néfaste.

Nos moyens thérapeutiques maniables dans chaque climat sont contenus dans les zones moyennes ; ils peuvent agir trop puissamment et de façon malfaisante dans certaines stations climatériques marines ou de haute altitude. Pour ordonner ces stations il est donc nécessaire d'individualiser rigoureusement les cas.

Le climat qui conviendra en général à la tuberculose pulmonaire devra réunir les caractéristiques suivantes :

1º Surtout, avant tout, *abondance et pureté chimique et bactériologique de l'air,* c'est le facteur essentiel, indispensable, les autres étant comparativement secondaires ;

2° Abondance de luminosité, *grand coefficient d'insolation*;

3° Sécheresse relative, ou *degré hygrométrique modéré* sauf dans certaines espèces cliniques comme nous verrons ultérieurement;

4° Protection des *vents*.

C'est dire qu'on pourra trouver ces conditions réalisées relativement ou absolument à la plaine, à la montagne, en quelques stations marines.

*
* *

Le *choix d'une station climatérique* et la technique climatothérapique seront rationnellement commandés par les 4 facteurs suivants :

1° La situation de fortune du malade;

2° Son état psychique et celui de son entourage;

3° Son tempérament;

4° La forme clinique de son affection.

1° *La situation de fortune du malade* est de toute évidence le facteur prépondérant, il serait puéril d'y insister. Si le malade est riche, libre, sans occupations astreignantes, le choix pourra n'être guidé que par des considérations psycho-médicales strictes; si au contraire le malade est pauvre, ou simplement chargé de famille ou astreint nécessairement à des occupations dont dépendent sa vie et celle des siens il faudra savoir se contenter — sous peine de ne rien obtenir, ou de pratiquer la thérapeutique du « pavé de l'ours » — de demi-mesures, de réglementer l'hygiène alimentaire avec soin, de rogner les occupations, d'organiser une villégiature continue de banlieue en un endroit facilement accessible et d'air relativement pur. Vouloir chasser la maladie en ouvrant la porte à la misère, c'est s'exposer à peu près sûrement à voir s'installer l'une et l'autre au foyer.

Bref dans une ordonnance climatérique se préoccuper avant tout *des moyens d'existence* et faire preuve ensuite de beaucoup d'ingéniosité pour adapter la cure aux moyens avec le minimum de dommages pour le malade et pour son entourage.

2° *L'état psychique du malade et de son entourage* ; nous y avons déjà insisté à propos des sanatoria (Voir sanatoria).

Il est des affectifs pour lesquels l'éloignement, la séparation de l'être aimé, de la famille équivaut à un arrêt de mort et pour lesquels il faudra s'ingénier à réaliser le home-sanatorium dans un climat rigoureusement adéquat à la lésion si les « moyens » le permettent, dans une villégiature proche du centre d'affaires familial si cette condition s'impose.

Il est d'autre part, des intellectuels, des isolés, des indifférents pour lesquels l'isolement, l'éloignement, ne présenteront aucun inconvénient.

Il est enfin des indisciplinés, des agités, des nerveux, des découragés, des ambiances déséquilibrées, pour lesquels l'isolement, l'éloignement, le sanatorium s'imposeront. Toutefois en ce qui concerne les découragés, la décision est particulièrement délicate car il faut prévoir si l'action réconfortante du médecin résidant et des cas de guérison observés, l'emporteront ou non sur l'influence déprimante des cas défavorables.

C'est dans cette enquête psycho-individuelle et psycho-familiale que le médecin aura à déployer le plus de pénétration, le plus de tact, le plus de doigté.

3° *Le tempérament du malade*. Sir H. Weber a dit à ce sujet des choses excellentes. « L'histoire familiale nous aidera souvent à reconnaître si le patient est originellement d'une constitution forte ou faible, quoique les effets de la maladie et de circonstances temporairement défavorables puissent rendre souvent le jugement difficile. Si le patient appartient à une famille où l'on vit longtemps il possède probablement une constitution originellement forte, même si quelques parents sont morts tuberculeux. D'autre part dans les familles où l'on meurt jeune, même en l'absence de toute hérédité tuberculeuse, le patient peut être présumé de constitution originellement faible. Dans la tuberculose pulmonaire, comme d'ailleurs dans bien d'autres affections une hérédité

à tendances à la longévité ou à la brièveté est un facteur de haute
importance tant au point de vue pronostique qu'au point de vue
traitement.

« L'histoire personnelle du patient nous aidera à estimer sa
puissance de résistance. Les individus qui se sont toujours trou-
vés en meilleur état, plus aptes au travail, etc., par les temps
chauds et qui perdent l'appétit, l'embonpoint, l'énergie par les
temps froids appartiennent pour la plupart à la classe originellement faible avec puissance de résistance inférieure ; ceux qui au
contraire se sentent plus vigoureux par les temps froids sont
habituellement de constitution originellement forte et à puissance
de résistance élevée. Les patients qui depuis l'enfance ont toujours une fièvre élevée au moindre malaise, dont les convales-
cences sont traînantes, qui ont les mains toujours moites doivent
être généralement classés dans les constitutions faibles et éréthiques. Cette conclusion est fréquemment confirmée par la couleur de la peau, l'apparence de la face, la configuration générale
du corps, l'existence d'une toux d'irritation opiniâtre, la faiblesse
des battements du cœur et l'instabilité du pouls influencé par le
moindre effort.

« Si le patient a une constitution faible, les climats froids doivent
être habituellement défendus ; les climats de haute altitude et les
voyages en mer ne devront être autorisés qu'avec une grande
prudence ; par contre les stations d'hiver chaudes, ensoleillées,
bien abritées des vents comme Beaulieu et Menton, Pau et quelquefois des localités plus humides comme Madeire seront fréquemment fort utiles.

« Si le patient a une constitution originellement vigoureuse,
les climats de montagne et les longs voyages en mer devront être
préférés. D'ailleurs on peut obtenir souvent des résultats excellents en faisant vivre simplement le patient en plein air, en l'ali-
mentant correctement et en réglementant convenablement ses
exercices » (H. Weber, Climatothérapy, p. 671).

Bref, à *tempérament fort, climats fortement caractérisés*, nécessitant une puissance d'adaptation vigoureuse, ou se fiant à la force

de la nature médicatrice, hygiène bien réglée, en plein air dans un climat quelconque d'air pur ; *à tempérament faible, climats mitigés* (de faible altitude, de caractère marin mitigé), ne nécessitant qu'une faible puissance d'adaptation.

4° Restent à envisager enfin — les facteurs prédominants de fortune, de mentalité et de tempérament ayant été précisés au préalable — les *caractères cliniques de la maladie*. Nous nous en tiendrons pour ne pas compliquer et allonger inutilement cet exposé aux caractères tirés, de l'âge du malade, de l'étendue et du degré des lésions, du caractère de la fièvre et de la tendance évolutive, de l'existence d'hémoptysies, de complications diverses (aff. rénales, diabète, asthme, complications cardiaques, etc.).

Age du malade :

Chez les *sujets jeunes ou adultes*, encore robustes, à lésions débutantes on pourra conseiller les climats fortement caractérisés, les cures de haute altitude tels Davos, Arosa, Leysin, Les Avants, etc., les voyages en mer s'ils sont bien supportés. La Bourboule, le Mont-Dore, Cauterets, pourront être conseillés, l'été surtout, s'il y a tendance au catarrhe.

Les sujets jeunes et originellement débiles seront considérés un peu comme des vieillards.

Chez les *personnes âgées,* la tuberculose revêt habituellement une forme torpide et est souvent compliquée d'emphysème, de bronchique chronique, de catarrhe, de troubles cardio-vasculaires ; la puissance d'adaptation est très restreinte. De ce fait, les hautes' altitudes, les stations marines fortes (Biarritz, l'Océan, la mer du Nord) sont formellement contre-indiquées. Ces malades supportent mal le froid auquel ils ne réagissent pas. On devra donc ou se contenter d'une villégiature confortable proche du centre familial ou rechercher pour l'hiver un climat chaud et stable, modérément humide, bien abrité des vents : La Riviera (Menton, Beaulieu et Cannes, en particulier), Grasse, Pau, Cambo, Arcachon pour quelques malades ; Ajaccio, Corfou, Madeire (Funchal) et les îles Canaries (Las Palmas). Ces dernières stations plus humides, plus chaudes, plus stables, pourront convenir aux malades fortunés.

Les malades encore vigoureux pourraient passer l'hiver sur les lacs italiens ou dans le Sud-Tyrol (Lugano, Locarno, Gardone-Riviera, Meran) dont la température moyenne d'hiver est toutefois inférieure à 5°; ces stations conservent en revanche toute leur valeur comme stations intermédiaires de printemps.

Étendue et degré des lésions. — Si l'affection est au début, bien limitée à un sommet avec tendance modérée à l'extension on pourra suivant la constitution du malade et sa situation de fortune ou bien (et ce sera souvent le mieux) organiser une cure diétético-hygiénique en milieu familial dans le voisinage de la résidence habituelle ou dans cette résidence même si elle s'y prête ou bien, d'emblée ou après échec constaté de l'expérience du home sanatorium la cure de haute altitude en sanatorium.

Si l'affection est à la période de conglomération ou de ramollissement on se basera sur la tendance évolutive, la fièvre, les hémoptysies, comme nous verrons plus loin.

Si l'affection est à la période de cavernes, avec fièvre hectique, circulation mauvaise, etc., les grands voyages devront être formellement interdits et la cure organisée dans le voisinage de la résidence habituelle. Il y a cruauté et imprévoyance à imposer une fatigue ou un effort réactionnel quelconques à ces malades dont la plupart doivent être considérés comme des agonisants.

Fièvre, hémoptysies et caractère évolutif. — A notre avis, la constatation d'une fièvre élevée et continue, la tendance à l'évolution rapide, l'éréthisme nerveux, la tendance à la congestion aiguë contre-indiquent, temporairement au moins, les longs voyages, les climats marins, les hautes altitudes. Il faut dans ces cas faire l'impossible pour, grâce à une cure d'air, de repos absolu, d'isolement relatif, improvisée au lieu de résidence ou dans son voisinage immédiat, « refroidir » la poussée aiguë, arriver à un stade apyrétique, à une « pause » de la maladie, apaiser l'éréthisme nerveux, tonifier le système cardio-vasculaire et c'est alors, mais alors seulement, que l'on pourra penser au choix d'une station éloignée.

Le plus souvent, la plupart des malades pyrétiques avec tendance aux poussées aiguës se trouveront bien des climats de plaine ou de faible altitude : La Motte-Beuvron, Durtol, Le Trespoëy, Pau, Cambo, etc. Ces stations si elles ne possèdent pas les qualités fortement stimulantes des climats forts de mer ou de montagne, n'en présentent pas en revanche les dangers et nulle part le précepte : *Primo non nocere,* n'est d'une application plus rigoureuse qu'en climatothérapie, où les longs voyages, les hautes altitudes, les climats marins peuvent provoquer de redoutables aggravations. Toutefois on rencontrera quelques malades — nous en avons vu — qui ne verront tomber complètement leur fièvre et cesser leurs hémoptysies qu'à la montagne. Mais pour les épisodes aigus, fièvre élevée, hémoptysies en activité, la règle susrappelée nous paraît devoir conserver toute sa rigueur.

S'il s'agit au contraire de phtisie apyrétique ou avec fièvre légère, tendance modérée à l'extension, congestion modérée, évolution lente on aura la plus grande latitude pour tâter la montagne, les altitudes moyennes ou faibles, la mer dans ses stations mitigées, etc.

Souvent enfin après quelques mois d'une cure de plaine ou de moyenne altitude, et une amélioration plus ou moins rapide et parfois considérable constatée dans les premières semaines, les progrès s'arrêtent, l'état reste stationnaire; dans ces cas, il est presque toujours utile, de rechercher alors le « coup de fouet » de la haute altitude qui chez ces malades déjà un peu acclimatés, et sensiblement plus résistants, sera l'occasion d'une nouvelle amélioration.

Complications. — En ce qui concerne les *complications laryngées,* il est admis presque classiquement qu'elles constituent une contre-indication au séjour sur la Riviera ou aux hautes altitudes, et que d'une façon générale les climats secs (et on sait que les hautes altitudes se caractérisent par leur faible degré hygrométrique) même en l'absence de poussières augmentent l'irritabilité pharyngo-laryngo-trachéale; les climats humides ou modérément humides, Pau, Cambo, Arcachon, Ajaccio, Madeire, ont été recommandés dans ces cas.

Cependant des voix autorisées se sont élevées contre cette condamnation. P. Regnard signale fréquemment à la montagne « la disparition très rapide de coryzas ou de trachéo-laryngites, qui s'éternisaient depuis longtemps » (La cure d'altitude, p. 61). Sir Edwin Solly dans son « Handbook of medical Climathotherapy » déclare que « la laryngite tuberculeuse est toujours une grave complication, en haute altitude comme ailleurs, et que, quand elle est avancée, elle est presque invariablement fatale, mais que dans les cas légers ou récents, les hautes altitudes combinées à un traitement approprié offrent autant de chances d'en arrêter ou d'en retarder l'évolution que dans la tuberculose pulmonaire ».

Aux cas de *tuberculose pulmonaire compliquée d'affection rénale* on devra défendre les hautes altitudes et on pourra conseiller l'hiver une station chaude et sèche de la Riviera et à la rigueur Pau ou la Bretagne. Il en sera de même des tuberculoses secondaires au diabète.

Dans les *cas chroniques*, le plus souvent chez des personnes âgées avec *catarrhe* marqué, *emphysème*, *circulation défectueuse*, *inaptitude à réagir au froid*, il faut chercher des stations d'hiver chaudes, peu élevées, aussi bien abritées que possible des vents : Pau, Cambo, Arcachon, Menton, Beaulieu, Cap Martin, Madeire et même quelquefois, s'il y a tendance marquée à l'asthme, des stations moins chaudes peut-être, mais encore moins excitantes similaires dans une certaine mesure à ce point de vue de Pau et de Cambo telles Grasse, Montreux, Locarno, Lugano, Gardone Riviera, Meran.

Le tableau schématique suivant résume les principales indications et contre-indications climatothérapiques :

CLIMATOLOGIE SCHÉMATIQUE DE LA TUBERCULOSE.

I. *Tuberculoses où les déplacements sont contre-indiqués.*

       Tuberculoses aiguës.
          —   hyperpyrétiques.
          —   à grandes cavernes.
          —   cachectiques.

II. *Tuberculoses où la* **montagne** *(type Davos) est*

indiquée	*contre indiquée*
Tuberculeux anémiques.	Tuberculeux cardiopathes.
— juvéniles.	— séniles.
— apyrétiques.	— pyrétiques.
— neurasthéniques.	— névropathes.
	— éréthiques.

III. *Tuberculoses où la* **mer** *est*

indiquée	*contre-indiquée*

a) *Manche* (type Berck).

Tuberculeux ostéo-articulaires, ju-véniles, ganglionnaires.	les autres.
— lymphatiques.	
Prétuberculeux.	

b) *Atlantique et Bretagne* (types : La Baule, Arcachon).

Tuberculeux éréthiques.	Tuberculeux torpides.
— congestifs.	— asthéniés, déprimés.
— nerveux, excités.	
— fébricitants.	

c) *Méditerranée* (types : Cannes, Menton).

Tuberculeux chroniques à évolution lente, torpide type (ca-tarrhe, bronchite chro-nique).	Tuberculoses à évolution rapide.
	— hypersthéniques.
	— congestives.
	— excitables.
— des vieillards.	
— des enfants.	

IV. *Tuberculoses où la* **plaine** *est*

indiquée	*contre-indiquée*

(La Motte-Beuvron, Pau, Cambo).

Tuberculeux éréthiques.	Tuberculeux asthéniques.
— congestifs (hémo-ptoïques.	— déprimés.
— pyrétiques.	
— excitables.	

LA TUBERCULOSE PULMONAIRE ET LES EAUX MINÉRALES[1]

Le choix d'une station hydrominérale dans le traitement de la

[1]. CAZAUX et SCHLEMMER (de Paris) (*Congrès international de Physiothérapie,* Paris, 29 mars-2 avril 1910).

tuberculose doit être basé sur les réactions locales et générales du malade et la marche des lésions. Les auteurs précités schématisent ainsi les indications des cures.

Prédispositions : La Motte, Salins-Moutïers, Bourbonne, Bala-ruc, Biarritz, Salies, La Bourboule, Royat, Challes, Luchon, Cauterets, Amélie, Vernet, Saint-Honoré, Enghien, Pierrefonds, Allevard, Cambo, Mont-Dore, etc., etc.

Suspects de pneumonofolliculose : La Bourboule, Eaux-Bonnes, Allevard, Mont-Dore, etc., etc.

Tuberculose pulmonaire confirmée : La Mouillère, Salies, La Bourboule, Cauterets, Saint-Honoré, etc., etc.

La présence d'une affection concomitante commande d'autres cures : ainsi le diabète ou l'impaludisme relèvent de la Bourboule ou du Mont-Dore ; la syphilis, de Luchon. L'hyperchlorhydrie réclame une saison à Royat ou à Cauterets ; l'hypochlorhydrie, les eaux de la Bourboule et du Mont-Dore.

A l'étranger, enfin, on trouve de nombreuses stations, chlo-rurées sodiques, iodobromurées, bicarbonatées sulfatées, sulfurées sodiques, calciques et arsenicales qui peuvent convenir aux tuber-culeux.

REPOS ET TRAVAIL

La réglementation méthodique du repos et de l'exercice est le 2ᵉ et très important facteur hygiénique curateur de la tuberculose pulmonaire. On sait que le repos systématique et quasi-absolu était érigé en axiome par Dettweiler et ses élèves. Il y avait là certainement une erreur du même genre que celle qui préconisait la suralimentation excessive et indistincte de tous les bacillaires. Le repos trop absolu et trop longtemps prolongé entraîne avec lui le ralentissement de tous les phénomènes vitaux, l'atrophie musculaire, la surcharge graisseuse, une diminution manifeste de la résistance à tous les processus morbides. Le tuberculeux a besoin, plus qu'un autre, quand le moment en est venu d'être « réentraîné » par une véritable « posologie de l'exercice ». Prenant le contre-pied de Dettweiler et de l'école allemande, Paterson et l'école auglaise prônent la « cure de travail » et s'appuyant sur certains résultats relatifs à l'indice opsonique chez les malades atteints d'arthrites blennorrhagiques et traités par le massage croient y voir une véritable cure d'auto-immunisation.

Quand on entre dans le détail on voit que la discordance est plus apparente que réelle, que les vrais cliniciens n'ont jamais appliqué indistinctement et intensivement la « cure de repos » et la « cure de travail » à tous les tuberculeux, que si les uns et les autres ont soumis au repos absolu les tuberculeux pyrétiqucs, les uns et les autres ont autorisé et préconisé l'exercice aux tuberculeux résistants et apyrétiques et qu'il ne s'agit au fond que d'une question d'espèce, de mesure, d'opportunité.

On ne peut, il ne faut, ériger en système ni le repos, ni le travail, mais l'*adaptation progressive d'un exercice méthodiquement gradué aux phases diverses d'une maladie progressive.*

*
* *

La cure de repos abaisse et régularise la température, atténue la tachycardie et la dyspnée, suffit souvent à arrêter les hémoptysies chez les bacillaires. La cure de repos est indiscutablement le meilleur, le plus sûr et le moins dangereux des antipyrétiques chez les bacillaires. Elle s'impose formellement chez tous les tuberculeux pyrétiques.

Sa durée sera variable ; elle sera commandée chez les bacillaires par la température, la tachycardie, les hémoptysies. Si elle devait se prolonger plus de 3 semaines, il conviendrait d'y associer la pratique de massages, de gymnastique suédoise, de mouvements actifs et passifs rationnellement réglés et pratiqués dans la position horizontale.

Ces exercices ont pour but et pour effet de faciliter et d'activer la circulation, d'améliorer la nutrition et la respiration, d'entretenir les muscles en état de travail, d'en éviter l'atrophie et de combattre cette sensation d'asthénie consécutive qui fait dire aux patients et, croire au public que le lit déprime, fatigue ce qui est en partie vrai.

Chez les bacillaires si la température est normale depuis 2 jours (inférieure à 37°,2 rectal matin et soir), si la tachycardie est minime ou nulle (inférieure à 80), s'il n'y a pas d'hémoptysie le malade sera autorisé à quitter le jour le lit pour la chaise longue.

*
* *

Après 10 jours d'apyrexie absolue on passera au second stade : *cure de repos relatif avec exercice modéré, méthodiquement réglé.*

Il sera tout d'abord autorisé à quitter la chaise longue, pour se livrer à l'appartement à quelques occupations manuelles, pour faire sa toilette, pour prendre ses repas à table, etc.

Une semaine après cette épreuve, si l'apyrexie persiste, le malade sera autorisé à quitter la chambre pour faire des promenades de durée et de longueur très lentement croissantes, en terrain plat bien abrité des vents. Ces promenades seront réglées par l'observation de la température et du pouls. Le malade après avoir pris son pouls et sa température fera une première promenade d'essai de 200 mètres environ et prendra à nouveau sa température et son pouls ; si la température s'est élevée de plus de 5/10 de degré, si le pouls s'est élevé de plus de 12 pulsations la cure de repos absolu devra être réinstituée pendant 48 heures après quoi l'expérience sera renouvelée ; si le pouls ne s'est pas élevé de plus de 10 pulsations et est revenu à son chiffre antérieur après moins d'une heure de repos, si la température ne s'est pas élevée de 5/10 de degré et est revenue à son chiffre antérieur en moins d'une heure, on permettra graduellement les jours suivants des promenades de 400, 600, 800, 1 000, 1 200 mètres, etc. en augmentant de 200 mètres par jour jusqu'à 4 à 6 kilomètres.

Il nous paraît inutile pour un bacillaire de dépasser ce chiffre pour une promenade ; plus tard on pourra en permettre une le matin, une dans l'après-midi soit 8 à 12 kilomètres par jour. Le moment le plus favorable est le matin, une demi-heure après le petit déjeuner, l'après-midi une heure à une heure et demie après le déjeuner si l'état de la température le permet et cela dépend essentiellement de la station, de la saison et de la disposition plus ou moins ombragée, plus ou moins inclinée des promenades possibles. Ces promenades devront toujours être fractionnées par des poses de repos assis de 5 minutes à 1/4 d'heure, pendant lesquelles le malade devra veiller à ne pas se refroidir, il devra à cet effet se munir d'une cape ou d'un manteau, et coupées au besoin par de petites collations (type chocolat).

Le choix des promenades, de leur longueur, de leur durée, de leurs étapes gagnera à être fait et réglé par le médecin lui-même qui en possession de plans schématiques de sa ville ou de sa station pourra y tracer un programme progressif et soigneusement étudié (orientation, direction du soleil et du vent, pente, poussière, repos et abris, ombrages, etc.) auquel le malade devra se conformer au moins dans les premiers jours de la reprise de la marche.

La promenade devra être suivie d'un repos absolu et d'une collation.

*
* *

A la période d'apyrexie ancienne et solide chez les bacillaires on peut autoriser la *pratique modérée de divers sports* : cyclisme à petite allure, en terrain plat ou en pente très douce, patinage, jeu de boules, de quilles, de croquet, billard, etc.

Il n'est pas douteux même que quand la guérison paraît solide, le patient peut être autorisé à tenter la pratique de divers exercices manuels, surtout si sa profession antérieure l'y avait accoutumé : le jardinage, le travail modéré du bois, nous paraissent plus spécialement recommandables.

*
* *

Paterson, et l'école anglaise, nous l'avons dit, ont systématisé cette « *cure de travail* » en 5 degrés d'une durée de 3 semaines.

Le premier degré consiste à porter 8o fois par jour un panier chargé sur une distance de 5o mètres avec une pente de 4 mètres. La charge est de 12 livres la première semaine, de 18 la seconde, de 24 la troisième.

Dans le 2ᵉ degré le patient doit charger avec une petite pelle et en consacrant 4 heures à ce travail un tombereau de 2 1/2 à 5 mètres cubes.

Dans le 3ᵉ degré, la petite pelle est remplacée par une pelle ordinaire de terrassier, et la quantité de terre à déplacer est portée à 8 mètres cubes.

Dans le 4ᵉ degré, le travail précédent est accompagné de travail à la pioche.

Dans le 5ᵉ degré, la durée du travail à la pioche est portée à 6 heures.

Le choix du travail de « terrassement » a été déterminé par ce fait qu'il met surtout en jeu les muscles de la cage thoracique.

Il est bien évident que la « systématisation » même de la cure sus-rappelée lui enlève toute autre valeur que celle d'un schéma — qui n'est à peu près applicable, que dans un sanatorium et à certains tuberculeux spécialement sélectionnés, apyrétiques et particulièrement résistants comme c'est le cas au sanatorium de Frimley (F. Dumarest, *Bull. médical*, 1909, n° 93, p. 1061).

Le moins qu'on en puisse dire, pour la phtisiothérapie usuelle, c'est que cette pratique est presque toujours inapplicable, sûrement excessive, souvent dangereuse.

Il ne convient d'en retenir que la suggestion de l'utilité de l'exercice, du travail méthodique et progressif, chez les tuberculeux apyrétiques et résistants.

*
* *

Il est bien évident que les remarques précédentes sont applicables au *travail intellectuel* qui devra être réduit au minimum et dont la reprise devra être aussi progressive pour le moins que celle du travail physique.

L'excitation génitale est fréquente chez les tuberculeux. Peut-être le processus tuberculeux peut-il créer à lui seul l'excitation et la puissance génitales — mais le genre de vie, l'oisiveté, l'isolement ou au contraire la réunion des sexes, le flirt (sanatoria), la suralimentation, les lectures, le décubitus dorsal en sont probablement les éléments prédominants.

Le phtisiothérapeute devra s'efforcer par une psychothérapie judicieuse de réfréner cette excitation pernicieuse. Il choisira les lectures, combattra l'oisiveté par des occupations appropriées comme il a été dit ci-dessus, s'efforcera de supprimer les flirts, recommandera le décubitus latéral et aura recours au besoin à la valériane, aux bromures et au camphre.

*
* *

Comme médication accessoire, M. Sabourin considère comme très utiles les mouvements destinés à développer l'amplitude pulmonaire. Voici la description de la manœuvre à faire : deux ou trois fois par jour, le malade, assis de préférence, sa montre en main, fait pendant cinq minutes un nombre déterminé d'inspirations régulièrement espacées, soit dix à douze par minute. Les inspirations se font par le nez de préférence et le patient doit apprendre à les effectuer de bas en haut, c'est-à-dire en amplifiant d'abord les régions inférieures et moyennes du thorax pour ne dilater et élever la partie supérieure de la poitrine qu'à la fin de l'inspiration.

Il n'est pas douteux que nombre de malades à poitrine aplatie gagnent rapidement de l'ampleur thoracique en se livrant régulièrement à ces simples manœuvres respiratoires.

Mais il faut se méfier au contraire de la gymnastique pulmonaire combinée avec les mouvements rythmés des bras. Surtout chez les éréthiques, les fébricitants, les congestifs.

En revanche la gymnastique respiratoire retrouve tous ses droits chez les prétuberculeux et les prédisposés (V. *Gymnastique respiratoire*).

ALIMENTATION

Nous ne pouvons à ce sujet que reproduire ici le chapitre que nous avons consacré à cette question en collaboration avec le D^r Le Gendre, dans le volume de cette collection « *Les Régimes usuels* ».

Régime des tuberculeux.

Un des facteurs curatifs les plus agissants de la tuberculose pulmonaire est incontestablement une alimentation correcte. Nous écartons avec intention le terme de « suralimentation » si couramment employé, parce que cette conception mal interprétée a probablement aggravé plus de tuberculeux qu'elle n'en a amélioré et qu'il n'est peut-être pas une autre maladie dans laquelle la posologie alimentaire soit plus indispensable.

Quand la conception diétético-thérapeutique curative de la tuberculose « suralimentation — suraération — repos » eut été vulgarisée, la suralimentation fut pratiquée sans mesure, le gavage systématique et indistinct de tous les bacillaires fut institué et, le public aidant, on établit des régimes monstrueux : on vit des malades au repos absorber les doses fantastiques de 4 à 600 grammes de viande, de 12 à 18 et 20 œufs, des rations de 4 000 à 5 000 calories. Quelques tuberculeux guérirent *malgré* ce régime, le plus grand nombre périrent intoxiqués.

Alors, par une réaction non moins excessive, la viande fut proscrite par beaucoup — le régime végétarien, recommandé par quelques-uns (!) — on aboutit à des régimes de famine, tout aussi funestes, mais pour d'autres raisons, que les régimes d'intoxication précédents.

Des travaux considérables, des observations cliniques multipliées ont ramené la diététique des tuberculeux aux règles du bon sens et de la mesure — et ont établi que *la dénutrition et la surnutrition sont également défavorables aux bacillaires.*

*
* *

On peut résumer comme suit les acquisitions essentielles de la clinique diététique :

1° Les tuberculeux ont besoin pour guérir d'une alimentation régulière, abondante et suffisamment substantielle.

2° La ration doit être *en général* supérieure à celle de l'homme normal.

3° *a*) L'élévation considérable du taux des protéides dans la ration provoque :

1° Une excrétion exagérée des substances azotées hors de proportion avec l'accroissement des protéides alimentaires ;

2° Une diminution relative du taux de l'urée excrétée et en conséquence une élévation du taux des substances azotées moins oxydées ;

3° Une diminution dans le taux des nitrogènes assimilés ;

4° Un accroissement du taux des sulfates aromatiques excrétés, indiquant un accroissement de la putréfaction intestinale.

b) L'absorption des graisses reste en général satisfaisante même quand de grandes quantités sont prises.

c) Il en est de même des hydrates de carbone.

d) Il en est de même des sels minéraux.

4° L'influence des régimes riches en protéides est variable suivant le poids. Si le poids est très inférieur à la normale, l'assimilation des nitrogènes est en général supérieure à la normale ; si le poids est normal ou supérieur à la normale, l'assimilation est en général inférieure.

5° Cliniquement les régimes trop copieux provoquent l'anorexie, la dyspepsie gastro-intestinale, la congestion hépatique, les troubles cardio-rénaux, l'intoxication, etc., bref l'aggravation de la maladie.

Les régimes modérés, ne dépassant que de peu la ration alimentaire normale, donnent les résultats les meilleurs.

Ces résultats sont suggestifs.

Puisque des régimes trop copieux donnent des résultats plus mauvais que des régimes plus modérés, le gavage indistinct et systématique de tous les tuberculeux et en toutes circonstances doit être remplacé par des régimes méthodiques et particuliers.

Les formules métaboliques sus-énoncées nous « réenseignent » l'utilité un peu oubliée des corps gras dans la diététique tuberculeuse, sous réserve d'une digestion satisfaisante des graisses.

*
* *

On déterminera méthodiquement le régime, quant à son taux et à sa constitution, chez chaque tuberculeux, en s'appuyant surtout sur les 5 facteurs cliniques suivants.

1° Le rapport du poids à la normale, normale que l'on devra chercher à dépasser de peu.

2° La capacité digestive du malade et ses tares gastro-intestinales.

3° L'activité et l'étendue des lésions pulmonaires, la fébricité.

4° Les localisations extra-pulmonaires, l'état du rein, du foie, du système vasculaire.

5° Et dans une certaine mesure, les préférences et les répugnances personnelles, en d'autres termes les idiosyncrasies alimentaires, dont les régimes systématiques ne tiennent aucun compte.

*
* *

RÉGIME DES TUBERCULEUX D'APRÈS LE RAPPORT DU POIDS
A LA NORMALE.

1° *Le poids est inférieur à la normale.*

L'expérience indique nettement dans ce cas que l'engraissement est un des phénomènes les plus constants de l'amélioration. Le thérapeute doit donc se proposer de réaliser une ration supérieure à la ration d'entretien ; — les constatations sus-rappelées montrent que les meilleurs résultats seront obtenus avec des rations modérées peu supérieures à la ration normale. On peut admettre que la ration d'entretien de l'adulte normal est représentée par kilogramme par 30-33 calories au repos absolu, par 35-40 calories au repos relatif. L'expérience clinique indique que chez le tuberculeux la ration optima (c'est-à-dire celle qui assure le maximum de réconfort avec le minimum d'inconvénients) est représentée par 35 à 40 calories environ à l'état de repos absolu, 40 à 45 calories au repos relatif; étant bien entendu que ces chiffres, tout approximatifs, sont subordonnés aux résultats cliniques individuels. 5o calories paraît être la limite que l'on ne peut pas dépasser habituellement sans danger.

Si donc on considère un tuberculeux de 1ᵐ,70 pesant 60 kilogrammes, au repos relatif, sa ration calculée d'après le poids normal (70 kilogrammes) devra, à priori, osciller entre (70 × 40) 2 800 et (70 × 45) 3 150 calories; 3 500 calories devra être considéré comme la limite extrême que l'on ne devra pas dépasser. Ces chiffres correspondent certainement à la moyenne des cas. C'est ainsi que, dans le rapport pour 1907 du « Deutsche Heilstätte für minderbemittelte Lungenkranke in Davos », la ration alimentaire, calculée strictement chaque jour pendant une période de 2 semaines pour 180 personnes dont 138 bacillaires, oscille entre 2 879 et 3 538 calories avec une moyenne de 3 100 calories. On peut donc en pratique et grosso modo accepter sous bénéfice d'inventaire 3 000 calories comme une bonne ration de début.

Des expériences cliniques répétées ont démontré qu'il y avait intérêt à élever la ration des protéides alimentaires, mais qu'elle ne pouvait pas être augmentée outre mesure sans dangers.

Nous avons accepté 1 gramme comme ration albuminoïde normale par kilogramme pour un adulte au repos absolu, 1ᵍʳ,25 pour un adulte au repos relatif. Ces chiffres doivent être augmentés d'un tiers environ pour le bacillaire, soit 1ᵍʳ,33 pour le repos absolu, 1ᵍʳ,70 environ pour le repos relatif. Dans notre hypothèse on arrive ainsi à accepter 100 à 120 grammes comme la ration optima d'albumines.

Les graisses et les hydrates de carbone sont, comme nous savons, dans une large mesure interchangeables, en sorte que notre ration de 3 000 calories pourra être pratiquement réalisée par 120 grammes d'albumines, 90 grammes de graisses, 400 grammes environ d'hydrates de carbone.

Le régime suivant donne sous une forme concrète un type de réalisation pratique de ce menu de suralimentation pour un bacillaire de $1^m,70$, apyrétique et eupeptique.

Les substances minérales sont très suffisamment représentées par le lait, le pain, les pommes de terre, les œufs. On autorisera largement le sel de cuisine comme condiment ; il pourra y avoir intérêt à y ajouter du phosphate de chaux pulvérisé, comme vecteur de chaux si utile comme on sait aux bacillaires.

MENU DE SURALIMENTATION POUR BACILLAIRE (ARRIVÉ OU CANDIDAT) APYRÉTIQUE ET EUPEPTIQUE (DE $1^m.70$).

	Quantité.	Albumine.	Graisses.	Hydrates.	Calories.
Matin 8 heures.					
Lait.	400^{cc}	14	16	20	290
Petit pain.	50	3	»	30	130
Beurre.	12	»	11	»	100
Miel.	40	»	»	30	120
Matin 10 heures.					
Jus de 100 grammes de viande (1 cuiller à soupe de carnine, succomusculine, etc.).	»	20	»	»	80
Midi.					
Olives.	80	»	12	»	108
Filet de bœuf rôti.	100	20	8	»	152
Pommes de terre.	100	2	»	18	180
avec beurre.	10	»	10	»	90
2 cuillers de compote de pomme.	»	»	10	»	40
1/2 bouteille de bière. . . .	400^{cc}	»	»	»	140
Pain.	100	6	»	60	260
4 heures.					
Un zabaglione fait avec deux jaunes d'œuf, 30 grammes de sucre, 75 centimètres cubes de muscat.	»	10	12	35	350

7 heures.

Une assiette de potage aux pois (20)...............	130^{cc}	5	1	12	74
Poulet rôti..............	90	20	2	»	100
Macaronis (trois cuillers)...	90	6	»	60	260
Orange au sucre..........	»	»	»	20	80
Pain...............	100	6	»	60	260
1 verre de Marsala........	»	»	»	»	130
Dans le soir ou dans la nuit lait.	200	7	8	10	140
		120	90	380	2 985

2° *Le poids est normal ou supérieur à la normale.*

Si le tuberculeux a repris son poids normal et à fortiori si son poids est supérieur à la normale, on pourra, on devra réduire graduellement la ration précédente et se rapprocher autant que possible de la ration normale. Il est rationnel de chercher à dépasser légèrement (de 2 ou 3 kilogrammes) le poids normal ; l'expérience clinique enseigne qu'il est habituellement nuisible de pousser l'engraissement au delà.

Quand donc cette limite sera atteinte, on ne visera plus qu'à maintenir le tuberculeux en état d'équilibre nutritif, on y arrivera par tâtonnements en réduisant progressivement la ration antérieure. En général, la ration d'entretien du tuberculeux est légèrement supérieure à la ration normale ; d'autre part, il semble qu'il y ait intérêt à maintenir un peu plus élevé qu'à la normale le taux des protéides et des substances minérales.

Pour nous en tenir à l'exemple concret précédent, quand le tuberculeux apyrétique et eupeptique de 1^{m},70 aura repris ou dépassé son poids normal (68 à 73 kilogrammes), on pourra réduire la ration à (40 × 70) 2 800 calories et même moins, en supprimant par exemple le jus de viande de 10 heures et le lait de la nuit, ce qui ramène la ration à 2 760 calories avec 95 grammes d'albumine, 82 grammes de graisse et 370 grammes d'hydrates de carbone — ou par la suppression du zabaglione de 4 heures, ce qui ramènerait la ration à 2 635 calories.

Dans cette série de cas, comme on voit, le régime n'a rien de bien spécial. Nous avons donné un type de menu ; il est bien entendu qu'il sera nécessaire de le varier de façon à éviter la monotonie, comme dans la série des menus suivants établis pour une semaine.

(Le premier déjeuner sera uniformément représenté par : café au lait, pain, miel et beurre ; la prise alimentaire de 10 heures, par le jus de viande ; celle du soir ou de la nuit, par du lait.)

Menus pour tuberculeux.

1ᵉʳ jour.

Dîner de midi : olives, filet de bœuf, pommes de terre au beurre, compote de pommes.

Collation de 4 heures : zabaglione fait avec 2 jaunes d'œuf, 30 grammes de sucre, 75 centimètres cubes de muscat.

Souper de 7 heures : potage aux pois, poulet rôti, macaronis, orange au sucre.

2ᵉ jour.

Dîner : Maigre de jambon, noix de veau, riz au jus, mendiants.

Collation : Café noir sucré avec 2 jaunes d'œuf.

Souper : Potage crème de légumes, bifteck fines herbes, pommes de terre frites, camembert.

3ᵉ jour.

Dîner : Huîtres, gigot rôti, flageolets sautés, marmelade.

Collation : Chocolat avec miel et biscuits.

Souper : Potage Chantilly, omelettes aux rognons, petits pois sautés, fruits variés.

4ᵉ jour.

Dîner : filets et laitances de harengs, Châteaubriand aux pommes, tomates farcies, crème à la vanille.

Collation : zabaglione au muscat.

Souper : consommé, côtelettes panées, épinards aux œufs, fromage à la crème.

5ᵉ jour.

Dîner : crevettes, truites au beurre, carottes Vichy, fruits variés.

Collation : chocolat avec miel et biscuits.

Souper : potage paysanne, œufs brouillés aux fines herbes. macaroni au gratin, petits fours.

6ᵉ jour.

> *Dîner* : œufs durs hachés aux fines herbes, blanquette de veau sauce blanche, croquettes de pommes de terre, confitures.
> *Collation* : café noir sucré avec jaunes d'œuf.
> *Souper* : croûte au pôt, bœuf nature, lentilles au lard, Hollande.

7ᵉ jour.

> *Dîner* : langue de bœuf fumée, rumsteack braisé, fonds d'artichauts sauce blanche, gâteau de riz aux fruits.
> *Collation* : zabaglione.
> *Souper* : Potage à la semoule, canards aux olives, morilles au jus, pommes au beurre.

L'édification des menus devra, dans la pratique, tenir compte de multiples contingences : — l'emploi rationnel des restes par exemple dans les milieux modestes — la facilité des approvisionnements, le moment de l'année pour le choix des légumes et des fruits, etc.

Il est bien entendu que, quel que soit le régime institué comme quantité, comme qualité et comme répartition, il doit être modifié au gré des circonstances évolutives et sa pratique sera essentiellement subordonnée aux constatations cliniques : évolution du poids, état de la température, état des urines, condition générale du patient.

*
* *

RÉGIME DES TUBERCULEUX D'APRÈS LA TEMPÉRATURE.

La température des tuberculeux peut être normale, par exemple chez les bacillaires guéris ou dans certaines formes torpides, — inférieure à la normale au moins pendant la plus grande partie de la journée comme chez les bacillaires très anémiés, très maigres ou très cachectisés, — supérieure à la normale enfin comme chez le plus grand nombre des bacillaires en voie d'évolution, et dans ce dernier cas il convient de distinguer les cas à fièvre légère (inférieure à 38°,5 rectal) et les cas à fièvre moyenne ou forte (supérieure à 38°,5 rectal).

Si la température est normale on se conformera aux règles diététiques précédemment énoncées, en se basant surtout sur la considération du poids, de l'état des urines et du tube digestif.

Si la température est subnormale avec tendance au refroidissement, au frisson, il pourra être fort utile de suivre le conseil de Dettweiler, c'est-à-dire d'administrer dans le courant de la journée, à intervalles de plusieurs heures, soit en dehors des grands repas comme collation, soit pendant les repas comme boissons, du vin chaud, des grogs chauds, du thé légèrement additionné de cognac, du champagne, etc. La sensation de réchauffement généralement obtenue, une excitation légère, la disparition des éblouissements, un mieux être général montrent que le résultat recherché a été atteint, et aucun autre moyen diététique ou pharmacodynamique ne le procure si facilement et si rapidement.

Pour les heures intercalaires des repas, dans la matinée et dans la nuit en particulier, on emploiera de préférence les boissons un peu fortes : vin chaud, grogs chauds, Marsala, Porto, Tokay ; au moment des repas on préférera les vins blancs ou rouges légers, parce qu'ils sont plus eupeptiques. Dans les cas de grande faiblesse on sera autorisé à employer, comme stimulant diffusible, le champagne, le cognac pur ou mélangé à du thé, du café, du lait.

Si la température est modérée (inférieure à 38°,5) et que les fonctions digestives ne soient pas altérées, on pourra en général se conformer aux prescriptions générales antérieurement rappelées. Souvent, sous l'influence d'un régime correct et du repos absolu, la température baissera graduellement pour revenir à la normale en même temps que l'état général s'améliorera ; dans le cas contraire, on se conduira comme dans le cas de fièvre élevée.

Si la température est élevée (supérieure à 38°,5), il est bien rare que les fonctions digestives ne soient pas altérées, que l'appétit ne soit pas restreint, la digestion difficile, l'assimilation réduite. Le problème diététique est ici particulièrement délicat, puisqu'il faut instituer une ration supérieure à la normale, pour couvrir les frais de la fièvre consomptive, au moyen d'un appareil digestif à fonctions réduites. On y parviendra parfois :

MARTINET. — Thérapeutique usuelle. 12

1° en ayant recours à la répartition des aliments en repas nombreux, quoique suffisamment espacés, et très réparateurs, quoique d'un volume restreint ;

2° en employant des aliments de choix, très nutritifs, d'une digestibilité et d'une assimilation faciles.

1° L'expérience indique que l'espacement minimum des repas doit être de 3 heures, on pourra donc répartir l'alimentation en 6 ou 7 repas, par exemple : 7 heures, 10 heures, 1 heure, 4 heures, 7 heures, 10 heures, et au besoin la nuit ;

2° On s'adressera aux aliments les plus nutritifs, les plus digestibles.

Viande rouge, viande pulpée, hachée, jus de viande, peptones, albumoses, somatose.
Œufs, jaunes d'œuf.
Lait, laitages, lait caillé, képhyr, koumys, crème, beurre, plasmon, fromages.
Purées de légumineuses, pâtes, riz, farines, potages diastasés.
Céréales, pain, biscottes, biscuits, gluten.
Fruits, confitures, marmelades, compotes, fruits confits.
Vin, bière, vin sucré.
Chocolat.

C'est ici que le médecin et l'entourage devront apporter le plus d'attention, de patience, de ténacité pour éviter les écueils si redoutables de la dénutrition par inanition relative et des désordres digestifs par surnutrition inopportune.

Le malade étant au lit, dans ces cas, c'est-à-dire au repos absolu, la ration de 35 à 40 calories par kilogramme sera habituellement suffisante à l'entretien et même à l'engraissement, en sorte que, dans l'hypothèse d'un adulte bacillaire fébricitant de 65 kilogrammes, une ration de 2 200 à 2 600 calories sera une bonne ration de début.

Elle pourra être réalisée par 90 grammes d'albumine $(1,33 \times 65)$, 70 grammes de graisse, 270 grammes d'hydrates de carbone, 60 grammes d'alcool, qui représentent grosso modo 2 500 calories.

On trouvera ci-dessous une des solutions concrètes de la ration ci-dessus :

	Quantité.	Albumine.	Graisse.	Hydrates.	Alcool.	Calories.
Lait (ou dérivés). . .	3/4 litre	27	3o	32	»	»
Viande (ou dérivés). .	120gr	22	2	»	»	»
Œufs.	3	21	18	»	»	»
Pain (ou équivalent). .	120gr	8	»	66	»	»
Féculents (riz, pommes de terre, pâtes). .	80	2	»	55	»	»
Légumineuses.. . .	50	10	1	28	»	»
Beurre.	10	»	16	»	»	»
Fruits.	100	»	»	6	»	»
Confitures. . . .	5o	»	»	12	»	»
Sucre.	6o	»	»	6o	»	»
(9 à 10 morceaux)						
Vin.	6oo	»	»	»	6o	»
		90	67	260	6o	2 423

EXEMPLE DE RÉPARTITION.

7 heures.

Café au lait (300 centimètres cubes) avec sucre (14 grammes, 2 morceaux), pain (20 grammes) et beurre (4 grammes).

10 heures.

Viande grillée (80 grammes) avec pommes de terre (60 grammes), beurre (6 grammes), une orange (70 grammes), vin (250 centimètres cubes), pain (30 grammes).

1 heure.

Potage aux pâtes (20 grammes) ou lait (250 centimètres cubes), un œuf à la coque, confitures (50 grammes), pain (20 grammes), beurre (4 grammes).

4 heures.

Zabaglione avec vin (150 centimètres cubes), 2 jaunes d'œuf, 20 grammes de sucre.

7 heures.

Viande (40 grammes), purée de légumineuses (50 grammes), beurre (6 grammes), meringues faites avec blancs d'œufs (2) et sucre (20 grammes, 3 morceaux), fruits (30 grammes), vin (200 centimètres cubes), pain (30 grammes).

10 heures.

Lait (200 centimètres cubes), sucre (2 morceaux), pain (20 grammes).

Nous ne pouvons entrer dans plus de détails sous peine de redites, mais il sera loisible de remplacer au goût du malade et suivant indications le lait par du képhyr, du lait caillé, du fromage à la crème, — la viande par du jus de viande, du poisson, des peptones, — le vin par de la bière, — le café par du chocolat, etc., de modifier la répartition des repas, de combiner des associations culinaires adéquates au goût du malade, — bref d'adapter la pratique diététique au cas donné.

Dans certains cas, il conviendra d'adopter, au moins temporairement, le régime lacto-ovo-végétarien.

*
* *

Régime du tuberculeux d'après l'état des fonctions digestives.

Les troubles digestifs sont fréquents chez les bacillaires et compliquent singulièrement le problème alimentaire. Ceux avec lesquels le thérapeute a le plus souvent à compter sont: l'anorexie, la dyspepsie stomacale, l'insuffisance hépatique, la diarrhée, le vomissement. Après la fièvre, les troubles digestifs constituent le facteur le plus redoutable de la tuberculose.

L'*anorexie*, s'accompagnant d'un certain dégoût des aliments, est presque de règle, au moins au début de la tuberculose ; elle est souvent associée à la dyspepsie hyposthénique que nous envisagerons plus loin ; mais elle peut constituer un symptôme prédominant que l'on combattra par la cure de fenêtre ouverte, l'exercice modéré en plein air dont l'influence sur l'appétit est parfois manifeste ; par la répartition des aliments en petits repas fréquents ; par l'usage modéré d'aliments sapides et savoureux, et de condiments, au premier rang desquels il faut placer le sel de cuisine et le jus de citron ; par l'administration judicieuse, 10 à 15 minutes avant les repas, d'une petite tasse de bouillon de bœuf, de volaille, de jarret de veau, par l'administration d'extraits de viande (jus de viande de Valentine, Liebig, etc.) ; par suggestion, entraînement, etc. ; par l'emploi d'injections médicamenteuses (eau de mer, cacodylates, etc.).

La *dyspepsie*, quand elle n'est pas secondaire à une alimentation excessive et mal réglée, la *dyspepsie tuberculeuse primitive* est le plus souvent du type hyposthénique, hypopeptique, hypo-chlorhydrique et se manifeste habituellement par de l'anorexie, du dégoût des aliments, de la pesanteur d'estomac, des palpitations, du malaise après le repas, etc.

Les règles alimentaires sont celles de la dyspepsie hyposthénique (Voir ce mot). Il est surtout recommandable :

1° D'éviter les graisses, les sauces inhibitrices, comme on sait, de la sécrétion gastrique ;

2° De commencer les repas, comme il a été dit précédemment, par des aliments excitateurs de la sécrétion gastrique (bouillon, extraits de viande, maigre de jambon, langue fumée, huîtres) ;

3° D'insister sur une mastication suffisante et de se rappeler qu'en général les hyposthéniques digèrent bien les amylacés ;

4° D'employer à doses modérées pendant les repas des condiments acides ou salés (jus de citron, sel de cuisine, etc.) ;

5° On tirera souvent même un réel bénéfice de l'administration pendant le repas dans un verre de boisson (bière, infusion, eau rougie) de quelques gouttes d'acide chlorhydrique ou d'acide phosphorique ;

6° D'utiliser au besoin des préparations diététiques prédigérées : les peptones, la somatose, les aliments amylacés (potages), ayant subi préalablement l'action des diastases amylopeptiques (orge germée), le lait caillé, le képhyr, le koumys, etc. Toutefois on ne devra user de ces artifices alimentaires que si la dyspepsie est vraiment rebelle, car ce sont des aliments de repos et non d'entraînement stomacal.

7° Il est d'observation courante que dans ces cas la digestion est parfois facilitée par l'absorption après le repas d'un demi-verre de cognac. Cette pratique ne peut pas être recommandée comme une mesure habituelle, elle peut être autorisée temporairement.

On devra ménager l'estomac, « l'entourer de soins pieux » suivant la formule consacrée, mais il faut toutefois s'efforcer, par une organisation méthodique de l'alimentation, d'obtenir une ration suffisante.

Nous donnons ci-dessous un *type de régime de 2 3oo calories* qui a produit les meilleurs résultats locaux et généraux *chez un bacillaire adulte, dyspeptique, apyrétique de 1^m,67, 60 kilogrammes* (diminution progressive des phénomènes dyspeptiques, mieux être général, augmentation de la résistance à la fatigue, engraissement de 2 kilogrammes en un mois) :

	Quantité.	Albumine.	Graisse.	Hydrates.	Alcool.
Lait caillé..	1/2 litre	28	24	4	»
Viande grillée.	100ᵍʳ	18	2	»	»
(Somatose, peptones).	15	13	»	»	»
(Maigre de jambon, langue fumée).	60	13	4	»	»
Pain grillé.	180	13	2	100	»
Farines de céréales (orge).	30	4	1	22	»
Riz, pommes de terre, pâtes.	100	2	»	80	»
Biscuits.	50	5	»	30	»
Confitures..	60	»	»	30	»
Beurre..	10	»	8	»	»
Sucre.	50	»	»	80	»
Vin blanc..	400ᶜᶜ	»	»	»	40
		96	40	316	40
Calories.		384	360	1 264	280

2 248

RÉPARTITION.

7 *heures.*

Bouillie diatasée ou bouillon de poulet avec farine de céréales (orge) (15 grammes) et somatose (8 grammes).

10 *heures.*

Lait caillé (250 centimètres cubes) avec pain (30 grammes).

1 *heure.*

1/4 d'heure avant le repas, une tasse de 150 centimètres cubes de bouillon, maigre de jambon (40 grammes), viande grillée (60 grammes), riz au bouillon (50 grammes), lait caillé (150 centimètres cubes), confitures (30 grammes), biscuits (25 grammes), pain grillé (80 grammes), vin blanc (250 centimètres cubes) chaud, étendu et sucré (30 grammes).

4 *heures.*

Lait caillé (150 centimètres cubes) avec pain (30 grammes) et confitures (30 grammes).

7 heures.

>   Bouillie diastasée au bouillon de bœuf avec farines de céréales (15 grammes)
>   et somatose (7 grammes).
>   Viande grillée (40 grammes), pommes de terre (50 grammes) ou jambon
>   (20 grammes), pain grillé (40 grammes), vin blanc (150 centimètres
>   cubes) chaud, étendu d'eau et sucré (20 grammes).

>   N. B. — Le beurre est employé à la confection des aliments ; on voit que
>   dans l'ensemble la ration des graisses est très faible (40 grammes) ; que les
>   œufs ont été écartés parce que trop gras et nécessitant encore habituellement
>   trop de graisse par leur préparation ; on pourrait, bien entendu, et suivant
>   tolérance, en faire état dans certains cas.

La *dyspepsie secondaire* par surmenage stomacal, si fréquente
et si redoutable, s'accompagne le plus souvent de congestion hépatique, de dyspepsie intestinale, etc. ; bref elle réalise habituellement le type complet de l'insuffisance gastro-intestinale totale,
le plus souvent avec dénutrition et phénomènes d'intoxication.

Ce sont les cas les plus redoutables de la pratique antit-uberculeuse. Il convient d'appliquer en toute rigueur la cure de repos,
afin de pouvoir réduire, au moins temporairement, de façon
appréciable et sans trop de dommage, la ration alimentaire.

Il faut instituer, de toute urgence, une cure de repos gastro-
intestinal et de désintoxication : le régime lacto-hydrocarboné,
quand il est bien supporté, remplit assez bien cette indication, et
pour éviter la dépression neuro-vasculaire parfois marquée que
détermine souvent ce régime, on sera autorisé à y ajouter du café
noir sucré, voire un peu de Champagne.

Un litre et demi de lait, 80 grammes de farines de céréales,
80 grammes de riz, 80 grammes de sucre, représentent 74 grammes d'albumine, 60 grammes de graisses, 266 grammes d'hydrates
de carbone, 1 900 calories et constituent une ration d'attente très
acceptable pour un adulte de 60 kilogrammes au repos absolu.
On la variera quelque peu par addition de café ou de thé, par
substitution de pain, de biscuits aux farines de céréales, de confitures et de fruits au sucre, de lait caillé ou de képhyr au lait.
On se guidera ensuite très prudemment sur les résultats obte-

nus pour la réintroduction pour le régime des œufs, des légumineuses et ultérieurement de la viande.

La DIARRHÉE est aussi un incident fréquent parfois un accident redoutable.

Elle peut être d'*origine médicamenteuse* (créosote, arsenic, etc.), elle cédera le plus habituellement à la cessation de toute drogue.

Elle peut être d'*origine alimentaire,* provoquée par la surnutrition, l'exagération de l'alimentation azotée, animale en particulier, l'ingestion de quelque aliment toxique (coquillages, conserves, jus de viande, etc.); il suffira habituellement de réduire la ration azotée pour y parer.

Elle peut être d'*origine infectieuse* banale, secondaire à des lésions de gastro-entérite banale, habituellement associée à la dyspepsie stomacale susdécrite. La diète lacto-hydrocarbonée et à la rigueur la diète hydrocarbonée presque stricte, mitigée au besoin par addition de quelques cuillerées de jus de viande, de somatose, de peptones, de plasmon, de lait caillé, de vin sucré, s'imposent dans ce cas, car rien n'est plus urgent que d'assurer l'intégrité au moins relative des voies digestives.

Elle peut être d'*origine bacillaire,* subordonnée à des ulcérations tuberculeuses de l'intestin. On peut dire que cette forme de diarrhée est à l'heure actuelle au-dessus des ressources de l'art. Cependant cette entérite bacillaire semble parfois heureusement influencée, au moins de façon temporaire, par l'alimentation avec les dérivés lactiques du lait, le lait caillé ou le képhyr en particulier.

Le VOMISSEMENT, si redoutable aussi, reconnaît les 3 causes habituelles suivantes :

1° L'hyperesthésie stomacale avec vomissement réflexe, qui cède habitellement à la suggestion et à l'administration d'une potion sédative (eau chloroformée, cocaïne, lait de bismuth), et à l'institution du régime antidyspeptique habituel ;

2° Le vomissement par estomac surmené, dilaté, distendu, insuffisance sécréto-motrice. Son traitement se confond avec celui de la dyspepsie hypomotrice et hyposécrétoire susmentionné ;

3° Le vomissement provoqué par la toux quinteuse, spasmodique.

Le rôle de la diététique dans ce dernier cas se borne à écarter
de l'alimentation toutes substances irritantes (vin pur, condiments, acides, etc.) et à conseiller l'ingestion fréquente de petites
gorgées d'eau.

* *
*

RÉGIME IMPOSÉ CHEZ LES TUBERCULEUX PAR QUELQUES COMPLICATIONS.

Les complications extra-digestives avec lesquelles on a le plus à
compter au point de vue diététique chez les bacillaires sont, en
pratique, l'*hémoplysie*, l'*albuminurie*, la *glycosurie*.

Dans l'*hémoptysie*, il paraît prudent d'alimenter le malade
exclusivement avec des liquides : bouillon, lait, potages, œufs, —
les fruits, les boissons acidulées, les marmelades sont probablement recommandables, — et de répartir l'alimentation en petites
prises régulièrement espacées. Est-il rationnel d'administrer ces
aliments glacés, conformément à la tradition ? Sabourin, dont on
ne peut nier la compétence, accuse les boissons glacées de provoquer des réactions congestives dangereuses ; on les prescrira donc
froides, fraîches ou à peine tièdes.

Si l'hémorragie par son abondance provoque une dépression
intense, on sera autorisé à employer comme stimulant diffusible,
l'alcool sous forme de grog, de vin chaud, de Champagne, etc.

L'albuminurie légère n'impose pas un régime spécial. L'albuminurie importante de la néphrite tuberculeuse conduit à traiter
le tuberculeux comme un brightique.

Un tuberculeux dont le foie est insuffisant peut avoir de petites
doses de sucre dans ses urines ; ce régime visera à ménager le
foie en restreignant la ration azotée. Pour le diabétique tuberculeux le régime est celui de la période consomptive du diabète.

*
* *

Régime systématique recalcifiant de Ferrier.

Le rôle si important de la chaux dans le processus anatomique de guérison des lésions tuberculeuses, a frappé particulièrement le Dr Ferrier qui a basé sur cette constatation un *système curatif recalcifiant, antiacide,* dont nous indiquons ci-après le schéma, et qui donne des résultats très encourageants.

Par ce régime on se propose d'écarter l'introduction des acides et de prévenir la production de ceux qui résultent des fermentations par stase gastrique.

Alimentation antiacide. — Suppression absolue des vins, bière, cidre, poiré, liqueurs, eau-de-vie.

Éviter le beurre, les graisses (acides gras), les sauces ou tout au moins les remplacer par la crème de lait.

Ne pas dépasser par jour 200 à 300 grammes de pain. Espacer largement les repas.

Bannir les mets vinaigrés, citrons, oranges, fromages vieux.

User de pommes de terre, carottes, pois cassés, pâtes, œufs, viandes maigres (300 à 400 grammes par jour), poissons (sauf maquereau, hareng, saumon), fruits cuits, confitures non acides.

Médication. — Boire (le matin de bonne heure et une 1/2 heure avant chaque repas) une eau minérale bicarbonatée calcique telle que Saint-Galmier, Pougues (Saint-Léger), etc. Prendre par jour 3 paquets composés comme suit (par cachet) :

Carbonate de chaux..	0,50
Phosphate tribasique de chaux.	0,20
Magnésie calcinée.	0,05

Travailler suivant ses forces et dormir le mieux possible (d'après Letulle[1]).

---

1. Le tuberculeux et la méthode récalcifiante (*In Presse médicale,* 24 mars 1909).

TRAITEMENTS SYSTÉMATIQUES DIVERS

Par traitements ou médications systématiques nous entendons ceux qui sont institués dans un but curateur, avec l'idée préconçue d'agir non pas sur tel symptôme déterminé, mais sur le processus morbide même. A ce titre les tentatives de sérothérapie que nous avons rappelées, l'hygiène générale dont nous avons esquissé les principes généraux dans les chapitres précédents constituent des médications systématiques.

Les médications systématiques qui ont été prônées et pratiquées avec plus ou moins de succès dans la cure de la tuberculose pulmonaire sont innombrables nous ne mentionnerons ici que celles qui ont résisté à l'épreuve du temps et paraissent, correctement appliquées, exercer une action favorable sur l'évolution tuberculeuse.

Toutes, qu'elles soient purement diététiques ou médicamenteuses, semblent surtout agir en modifiant le terrain, l'organisme, le rendant relativement réfractaire à la culture du bacille de Koch, et favorisant l'évolution scléreuse des lésions tuberculeuses déjà existantes.

*
* *

Zoomothérapie. — L'administration de *viande crue* ou de jus de viande dans la tuberculose dans un but curateur est fort ancienne. Dès 1865, dans un rapport présenté à l'Académie des Sciences, Fuster (de Montpellier) préconisait la cure de la tuberculose par la viande crue et l'alcool qu'il administrait aux doses quotidiennes respectives de 100-300 grammes de viande crue et de 100 grammes d'alcool. Les résultats expérimentaux de Richet et Héricourt en 1899-1900 obtenus avec le suc de viande crue, excitèrent un grand enthousiasme, la *zoomothérapie* était créée — et on crut un moment y trouver la médication spécifique antituberculeuse tant cherchée. Il fallut en rabattre. Tous les cliniciens sont d'accord à l'heure actuelle ; *la viande crue et le suc de viande crue sont d'utiles adjuvants de la cure de la tuberculose pulmonaire ; ils peuvent rendre d'appréciables services aux doses quotidiennes de 100 à 200 grammes à la condition toutefois qu'elles soient bien tolérées et que le tube digestif, le foie, le rein, l'appareil cardio-vasculaire n'en soient pas adultérés ; il conviendra donc de s'en montrer particulièrement ménager chez les vieillards, les cardio-rénaux, les hépatiques, les scléreux et dans les formes fibreuses de la tuberculose ; les doses de 500 grammes et plus préconisées par le Dr Richet et ses élèves sont toujours dangereuses.*

Pour le mode d'administration voir le chapitre précédent consacré à l'*alimentation des tuberculeux* et les « Aliments usuels » à l'article *viande*.

*
* *

Réminéralisation. — Un empirisme très ancien, des observations cliniques nombreuses, l'étude clinique du poumon sain, du poumon tuberculeux, des urines tuberculeuses, l'étude anatomopathologique des processus de guérison des lésions tuberculeuses ont conduit depuis fort longtemps à attacher la plus grande importance au terrain tuberculeux, à la déminéralisation plus particulièrement phosphatique et calcique des tuberculeux ; les *tentatives de réminéralisation systématique* par administration de phosphates, glycérophosphates de chaux furent la sanction thérapeutique de ces constatations.

La question a été rajeunie peut-on dire par les travaux contemporains et plus particulièrement par ceux d'Albert Robin et de Ferrier, elle reste fort complexe ainsi qu'il résulte des conclusions du Pr Albert Rolin à l'Académie de Médecine (18 janvier 1910) :

Théoriquement les principes généraux du traitement de la déminéralisation du tuberculeux et du prétuberculeux sont fort simples.

Ils se ramènent, en effet, à supprimer toutes les causes accessoires de déminéralisation et à rendre aux tissus les éléments nécessaires perdus en excès. Pratiquement, ces desiderata sont extrèmement difficiles à réaliser.

En premier lieu, la reminéralisation consiste à supprimer les causes accessibles de la déminéralisation, soit à réduire la formation des acides dans l'organisme (traitement des dyspepsies acides, de la stase gastrique, alimentation fournissant peu d'acides, etc.) et à saturer par des alcalino-terreux (chaux et magnésie) les acides déjà formés. Il faudrait en outre pouvoir saisir et modifier le trouble intime qui, abstraction faite de l'acidose, aboutit à la déminéralisation des prétuberculeux et des phtisiques confirmés. Mais ce trouble nutritif, nous ne le connaissons pas ; nous savons seulement qu'il marche de pair avec une suractivité des échanges respiratoires et avec un fléchissement consomptif de l'état général.

En second lieu, il faut rendre aux tissus, sous une forme assimilable et avec les procédés nécessaires pour aider à leur assimilation, les éléments qu'ils perdent en excès et qu'ils puisent, pour se défendre et tenter de se reconstituer, dans les réserves organiques, particulièrement dans le tissu osseux.

Si le problème des indications est facile à poser, il est difficile à résoudre. En effet, rien ne semble plus aisé que d'administrer aux consomptifs et aux tuberculeux, sous forme médicamenteuse, l'acide phosphorique, la chaux, la magnésie et la silice qu'ils déperdent ; mais les résultats de la pratique ne justifient pas le bien fondé de cette idée simpliste.

La reminéralisation comporte cependant certains principes directeurs que voici :

a) On ne reminéralise pas par le simple apport de principes inorganiques, que l'organisme ne fixe pas plus qu'il ne retient ses éléments minéraux de constitution ;

b) On ne reminéralise pas s'il y a dans l'organisme une fabrique permanente d'acides ;

c) On ne reminéralise pas si l'on s'alimente avec des produits acides, même combustibles, ou avec des produits formant des acides au cours de leur évolution intra-organique ;

d) Il est plus facile de prévenir la déminéralisation que de reminéraliser ;

e) Tout agent reminéralisateur qui accroît, en même temps, les échanges respiratoires, doit être écarté ;

f) La reminéralisation doit marcher de pair avec l'amélioration de la nutrition générale.

On sait que cette médication reminéralisatrice a été récemment concrétée au moins dans sa modalité recalcifiante, par le Dr Ferrier sous le nom de médication recalcifiante que l'on trouvera exposée au chapitre consacré à l'alimentation des tuberculeux et qui agit souvent très favorablement sur l'évolution tuberculeuse. Nous en rappelons les 2 principes pratiques :

1° Bannir de l'alimentation les acides (vin, vinaigre, fruits acides, cidre, poiré, etc.) et les générateurs d'acides (graisses, sauces, etc.).

2° Administrer avec une eau bicarbonatée calcique (St-Galmier, St-Léger) — un paquet alcalino-terreux du type :

Carbonate de chaux.	0^{gr},50
Phosphate tribasique de chaux.	0 20
Magnésie calcinée.	0 15
Chlorure de sodium.	0 15

Nous répétons que d'une d'une façon empirique et depuis les temps les plus reculés les **divers sels de chaux :** phosphate de chaux, glycérophosphate de chaux, carbonate de chaux, entrent et avec raison dans la thérapeutique antituberculeuse.

Mais c'est bien encore le régime alimentaire qui est le plus puissant agent reminéralisant que nous ayons à notre disposition. Comme le fait remarquer le Pr Robin : on trouve de la *chaux*, dans les œufs, le lait, les haricots, les choux, les asperges, les fraises, les oranges, les figues. La *magnésie* est contenue dans les œufs, les cervelles, le ris de veau, les choux de Bruxelles, les pommes, les châtaignes. On a isolé le *phosphore* dans les œufs,

le lait, les poissons, les fromages, la laitance de poisson, les
légumes secs, les carottes, les amandes, les figues, les dattes. Le
fer appartient aux œufs, à la viande rouge, aux légumes secs, au
riz, aux asperges, navets, choux de Bruxelles, salades vertes,
épinards ; les pommes, les poires, fraises, prunes renferment également du fer. La *silice* si précieuse aussi se rencontre dans les
haricots, les féves, les salades vertes, les choux-fleurs. Enfin on
rencontre l'*iode* dans les crevettes, les homards, les haricots verts,
les carottes, le riz, les ananas, les fraises, etc.

On voit quelle riche gamme d'aliments reminéralisants est
offerte à un thérapeute informé.

*
* *

A côté des sels de chaux il faut mentionner un certain nombre
de médicaments dont l'emploi est traditionnel et semble justifié
dans le traitement de la tuberculose pulmonaire. Nous ne mentionnerons comme n'étant vraiment usuels que les *arsenicaux,*
le *tanin,* la *créosote* et ses *dérivés,* parmi les plus anciens, l'*eau
de mer,* les *oxydases* et la *paratoxine* parmi les relativement
récents.

*
* *

Les *arsenicaux* constituent certainement les drogues les plus
anciennement, les plus généralement et les plus justement employées dans le traitement de la tuberculose pulmonaire. Ils
agissent puissamment sur la nutrition cellulaire, sur l'hématose,
exercent sur l'organisme une action stimulatrice générale et sont
de ce fait extrêmement précieux duns les premiers stades de la
tuberculose pulmonaire. On trouvera tous les détails de leur
emploi largement développés dans les « *Mécicaments usuels* » de
cette collection (3ᵉ édition, p. 29). On les emploiera par périodes de 7 à 10 jours, coupées par des repas d'égale durée
aux doses quotidiennes de

$0^{gr},01$ à $0,^{gr}02$ centigrammes ⎰ pour *l'arséniate de soude* et *l'arséniate de potassium.*

$0 \quad 04$ à $0 \quad 10 \quad —$ ⎱ pour le *cacodylate de soude* (diméthylarsénate de soude) et *l'arrhénal* (monométhylarsénate de soude).

Nous rappelons pour mémoire que les *granules de Dioscoride* dosés à $0^{gr},001$ milligramme d'acide arsénieux se prennent à la dose de 2 à 10 par jour.

Les *pilules asiatiques* dosées à $0^{gr},005$ milligrammes d'acide arsénieux se prescrivent à la dose de 1 à 3 par jour.

La *liqueur de Bondin* à 1 pour 1 000 d'acide arsénieux se donnera à la dose de 10 à 20 grammes par jour progressivement.

La *liqueur de Fowler* à 1 pour 100 d'acide arsénieux dans une solution aqueuse de carbonate de potasse se donnera à la dose quotidienne de 1 à 2 grammes soit XXIII à XLVI par jour.

Toutes les doses sus-rappelées pourront et devront être relevées sensiblement si la tolérance des malades le permet.

*
* *

Le *tanin* jouit d'une réputation — probablement exagérée — dans la cure systématique de la tuberculose. Il est malheureusement mal supporté de l'estomac et de l'intestin, provoquant en raison de ses propriétés astringentes des troubles gastriques, intestinaux, des douleurs parfois fort vives.

Les cachets suivants :

> Tanin. . . . . $0^{gr},20$
> Phosphate de chaux. . . . . $0 \quad 40$
> à prendre à *midi* et le *soir.*

sont presque classiques sinon absolument recommandables dans le traitement de la tuberculose.

Nous ignorons si les cachets si fréquemment prescrits :

> Tanin. . . . . $0^{gr},30$
> Phosphate de chaux. . . . . $0 \quad 50$
> Créosote de hêtre. . . . . $0 \quad 25$
> à prendre 2 ou 3 fois par jour.

ont jamais guéri un bacillaire, mais ce dont nous sommes certains c'est qu'ils ont adultéré plus d'un estomac et qu'au point de vue gastro-intestinal tout au moins leur emploi est souvent funeste.

On pourrait encore donner le tanin sous forme de sirop iodo-tannique, de vin iodo-tannique, de vin iodo-tannique phosphaté, ou simplement de vieux Bordeaux rouge.

Peut-être le *tannigène* est-il mieux supporté.

*
* *

En ce qui concerne la *créosote* et ses dérivés nous pensons avec M. Rénon que ces *préparations données par principe à tous les phtisiques sont nocives* ; qu'on peut, qu'on doit seulement les prescrire dans les formes torpides, apyrétiques, non congestives, et dans les grandes suppurations pulmonaires où elles trouvent les indications que nous avons signalées à l'occasion des bronchites chroniques où elles agissent à un triple titre comme antiseptiques, modificatrices de la sécrétion bronchique et sclérogènes. (Voir *Bronchites chroniques*). Elles sont absolument contre-indiquées dans les formes congestives, éréthiques, hémoptisiques, fébriles, et surtout dans les formes s'accompagnant de troubles gastro-intestinaux. On voit que leur champ d'application est restreint aux formes bronchiques torpides, se confondant dans la pratique avec les bronchites chroniques.

La créosote se prescrira de préférence en lavement :

1°   Laudanum de Sydenham. . . . . . .   V gouttes.
        Créosote. . . . .   1 gramme.
        Jaune d'œuf. . . . .   n° 1.
        Lait. . . . .   200 grammes.
            pour un lavement à donner tiède et garder.

2°   Laudanum de Sydenham. . .   un gramme.
        Créosote.. . . . . }
        Savon amygdalin. . . . . . }   āā 10 grammes.
        Eau. Q. S. p. . . . .   150 cent. cubes.
Une cuiller à soupe dans un verre à Bordeaux d'eau tiède pour un lavement.

Les *injections sous-cutanées* d'huile créosotée au 1/15 — à la dose de 5 à 20 centimètres cubes et plus, suivant la méthode de Burlureaux, sont souvent fort utiles et en général bien tolérées.

L'huile de foie de morue créosotée nous a toujours paru mal supportée et *les vins et élixirs créosotés* encore plus mal.

Le *gaïacol* pur (éther monométhylique de la pyrocatechine) et qui constitue 20 pour 100 de la créosote est parfois employé comme succédané de cette dernière soit pur soit sous forme de phosphite, phosphate, carbonate, benzoate, cacodylate de gaïacol aux doses quotidiennes de $0^{gr},20$ à $0^{gr},50$ en cachets, huile de foie de morue, élixir, lavements, injections hypodermiques. Nous ne lui trouvons pas de supériorité marquée sur la créosote.

Nous ferons exception pour le *gaïacol sulfonate de potassium* (thiocol) qui est en effet très peu toxique et n'est pas irritant pour les voies digestives. On pourra le prescrire aux doses quotidiennes de 2 à 6 grammes en cachets, potion, solution ou lavement :

Cachets.

Phosphate de chaux.	$0^{gr},40$
Magnésie calcinée.	o 20
Thiocol.	o 60

pour un cachet.

3 ou 4 par jour au moment des repas.

Poudre de noix vomique.	$0^{gr},01$
Arrhénal..	o 02
Phosphate de chaux.	o 50
Thiocol.	o 60

pour un cachet.

2 à 3 par jour.

Potion.

Thiocol.	} āā 4 grammes.	
Benzoate de soude.		
Sirop de codéine.	60 —	
— térébenthine..	60 —	
— polygala. Q. S. p. . . .	200 —	

3 à 5 cuillers à soupe dans les 24 heures.

*
* *

Nous dirons de l'*eau de mer* ce que nous avons dit antérieurement du suc de viande crue ; elle constitue un adjuvant quelquefois précieux, souvent utile ; il faudrait se garder d'y voir un agent spécifique de la tuberculose. Son emploi est particulièrement indiqué dans les formes torpides, apyrétiques, où prédominent l'anémie, l'asthénie, l'anorexie. Il conviendra d'être tout spécialement prudent chez les éréthiques, congestifs, fébricitants, dyspnéiques, hémoptoïques et à fortiori chez les albuminuriques et les scléreux. Chez un sujet neuf et dont on ignore les réactions on né débutera jamais par une dose supérieure à 50 centimètres cubes.

De la *paratoxine* (extrait de foie et de bile obtenu par l'éther de pétrole et privé de pigment biliaire) nous dirons seulement avec M. Rénon qu' « elle nous a semblé absolument inoffensive » et l'éloge n'est pas mince en matière de médication antituberculeuse à l'occasion de laquelle le « primo non nocere » est si facilement méconnu. Nous n'en dirons certes pas autant des oxydases, des vanadates et des divers produits opothérapiques (surrénales, hypophyses, etc.) qui présentent tout au plus dans la cure de la tuberculose pulmonaire quelques indications symptomatiques particulières, mais qui à titre de médication systématique nous ont paru plus nuisibles qu'utiles.

L'agent actif de la *paratoxine* paraît être la cholestérine.

*
* *

Tout récemment enfin (*Académie de médecine*, 18 janvier 1910) M. Robin a proposé de réaliser l'antisepsie pulmonaire au moyen d'inhalations d'une émulsion d'iodure d'allyle et d'acide hydrofluosilicique associée à l'eucalyptus.

Voici la formule employée :

Iodure d'allyle.	1 à 4 grammes.
Acide hydrofluosilicique.	2 à 6 —
Goménol ou eucalyptol.	10 —
Décoction de lichen Carragheon. . .	Q. S.
	pour émulsionner.
Eau bouillie pour un litre.	Q. S.

F. S. A. Emulsion.

La décoction de lichen Carragheen est destinée à émulsionner les deux antiseptiques et le goménol qui sont insolubles dans l'eau. Il ne faut pas employer la décoction de bois de Panama, qui est très irritante pour les bronches.

D'après M. Robin les effets obtenus seraient : *a*) un apaisement de la toux, à la condition que le dosage de la préparation soit bien adapté à la susceptibilité bronchique du sujet ; *b*) une diminution dans la quantité de l'expectoration, qui devient moins purulente ; *c*) la diminution et parfois la suppression des sueurs nocturnes ; *d*) un abaissement léger de la température fébrile, surtout dans la fièvre hectique ; *e*) une amélioration de l'état général avec augmentation du poids.

Même chez des phtisiques arrivés aux périodes avancées de la maladie, on obtiendrait assez souvent, par l'emploi régulier de ces inhalations, une diminution de la fièvre, de la toux et de l'expectoration.

*
* *

Lees (*Brit. med. Journ.*, n° 2544, 11 déc. 1909, pp. 1659-1664) a préconisé l'inhalation continue, nuit et jour, sauf bien entendu au moment des repas dans le traitement de la tuberculose pulmonaire.

Il adapte à la région oro-nasale des tuberculeux un petit inhalateur très léger, maintenu par un lien élastique se fixant derrière les oreilles. Le récipient contient une rondelle de feutre sur laquelle on fait tomber toutes les heures 6 à 8 gouttes du mélange suivant :

Acide phénique. . . . . ⎫	
Créosote. . . . . ⎬ àà 10 grammes.	
Solution de chloroforme alcoolique à 5°/₀.. ⎭	
Teinture d'iode. . . . . ⎫	
Alcool éthéré (éther 5, alcool 10).. . . . . ⎭ àà 5 grammes.	

Usage externe.

D'après cet auteur ces vapeurs ne seraient nullement irritantes, les bienfaits de cette inhalation se feraient rapidement sentir : la toux diminuerait, l'expectoration serait rendue plus facile, les nuits seraient meilleures, etc. En cas d'hémoptysie il conviendrait d'ajouter de la térébenthine au mélange.

L'avenir nous renseignera sur la valeur exacte de ces médications.

TRAITEMENT SYMPTOMATIQUE

Les *symptômes* contre lesquels le médecin a le plus souvent à lutter dans la cure de la tuberculose sont : la *fièvre*, la *toux*, l'*expectoration*, les *hémoptysies*, la *dyspnée*, les *sueurs*, l'*anorexie*, la *dyspepsie*, l'*amaigrissement*, la *diarrhée*, les *vomissements*.

*
* *

La **fièvre** est un symptôme à peu près constant de toute bacillose active en voie d'évolution. Elle se présente surtout en 3 circonstances : 1° *à l'occasion des poussées congestives* péri-tuberculeuses si fréquentes chez les bacillaires, elle est généralement temporaire comme ces poussées mêmes ; 2° *à l'occasion du ramollissement et de la caséification*, pendant lesquels elle revêt parfois un type continu extrêmement rebelle ; 3° *à l'occasion de la suppuration des cavernes*, véritable fièvre de suppuration, fièvre hectique à grandes oscillations.

La *fièvre des poussées congestives ne relève que de l'hygiène*, du repos absolu au lit, d'une alimentation régulière, bien réglée, de digestion facile, de l'aération continue comme il a été dit plus haut. Sous cette seule influence cette fièvre cède presque toujours en quelques jours ou quelques semaines sans autre intervention. Si elle se montrait tenace, rebelle on pourrait y adjoindre des pratiques hydrothérapiques : lotions fraîches, enveloppements froids du thorax, compresses de Priessnitz (Voir *Agents physiques*) dont l'application soulève parfois au début quelques objections de la part des familles, mais qui sont rapidement acceptées et pratiquées avec ferveur tant les résultats en sont satisfaisants.

La fièvre du ramollissement est souvent particulièrement rebelle, continue, comme le processus anatomique qui lui donne naissance. C'est encore l'hygiène générale, le repos et les pratiques hydrothérapiques (surtout les enveloppements thoraciques) qui donneront les meilleurs résultats et procureront le plus grand soulagement. Mais quoi qu'il fasse et quelle que soit son opinion personnelle il sera à peu près impossible au praticien d'éviter à cette période l'usage des antithermiques médicamenteux dont on peut dire que le meilleur ne vaut pas grand chose ; on peut en effet les ranger, en ce qui concerne la fièvre tuberculeuse, en 2 catégories : les inactifs (type *quinine*) inoffensifs, à peu près inutiles; les actifs (type : *acétanilide, pyramidon, aspirine, cryogénine, gaïacol*) toxiques et dangereux. L'abaissement thermique en effet fugace, transitoire, sans aucune action favorable sur le processus tuberculeux lui-même, n'est obtenu qu'au prix d'une véritable intoxication générale se traduisant par des sueurs, de l'adynamie, de l'hypotension artérielle voire du collapsus ou de l'ictère ou de la cyanose ou de la diarrhée : bref l'abaissement thermique n'est obtenu qu'au prix d'une aggravation plus ou moins marquée de l'état général.

Et cependant nous le répétons on sera le plus souvent obligé d'y avoir recours : 1° parce que l'expectation stricte par simple hygiène est à peu près impossible, au moins en pratique citadine en présence d'un symptôme tenace et rebelle — et cela n'est pas vrai seulement pour la fièvre bacillaire — 2° parce que, quand cette fièvre par son élévation et sa continuité entrave l'alimentation, les inconvénients des antithermiques sont encore moindres que ceux de l'inanition.

Si donc on est contraint d'avoir usage aux antithermiques on fera état des 3 remarques suivantes :

1° Le meilleur des antithermiques est toujours nocif dans la fièvre bacillaire — on ne les emploiera donc que d'une façon temporaire, transitoire, intermittente.

2° L'accoutumance se produisant fatalement et assez rapidement, quel que soit l'antithermique employé, il y aura lieu d'avoir à sa disposition une gamme d'antithermiques bien connus et dont on alternera l'emploi.

3° Les antithermiques chimiques actuellement connus et qui se montrent efficaces contre la fièvre bacillaire sont surtout : l'antypirine, le pyramidon, la cryogénine, la marétine, l'acétanilide, nous en rappellerons rapidement la posologie (Voir *Médicaments usuels*).

L'*antipyrine* se prescrira de préférence en solution à la dose de 1 à 2 grammes par jour, une demi-heure à 1 heure avant le moment de l'accès fébrile.

> Antipyrine. . . . . 10 grammes.
> Eau de Vichy. . . . . 150 cent. cubes.
> (1 gramme par cuiller à soupe).

> Antipyrine. . . . . 0^{gr},60
> Bicarbonate de soude. . . . . o 40
> pour un cachet.

2 à 3 dans les 24 heures.
En même temps qu'une infusion stimulante chaude.

Le *pyramidon* s'emploiera surtout sous forme de camphorate de pyramidon, habituellement mieux supporté à la dose de 0^{gr},60 à 1 gramme en 3 prises.

> Camphorate de pyramidon. . . . . 0^{gr},25
> pour un cachet.

2 à 3 dans les 24 heures.

ou

> Pyramidon. . . . . 2^{gr},50
> Sirop écorces d'oranges amères. . . 60 grammes.
> Eau distillée. Q. S. p. . . . . . 150 cent. cubes.
> (0^{gr},25 par cuiller à soupe).

2 à 3 cuillers à soupe dans les 24 heures.

La *cryogénine* (métabenzamido semi-carbazide) se prescrira en cachets, un peu avant l'ascension thermique, à la dose de 0^{gr},40 à 0^{gr},60 les premiers jours, à doses décroissantes les jours suivants.

$$\text{Cryogénine.} \ldots \ldots \ldots \ldots \ldots \ldots \quad 0^{gr},20$$

pour un cachet.

2 à 3 les 2 premiers jours, 2 les 2 jours suivants, 1 les 2 jours suivants, tous les 2 ou 3 jours ensuite.

La *marétine* dérivé de la méthylacétanilide se prescrira de même en cachets à la dose quotidienne de $0^{gr},20$ à $0^{gr},40$.

L'*acétanilide* est un bon antithermique, mais comme le précédent, il expose à la cyanose, à l'hypothermie, au collapsus ; on pourra l'employer avec prudence aux doses de $0^{gr},50$ à 2 grammes dans les 24 heures :

$$\text{Acétanilide.. } \ldots \ldots \ldots \ldots \quad \text{5 grammes.}$$
$$\text{Elixir de Garus. } \ldots \ldots \ldots \quad \text{80 —}$$
$$\text{Sirop de punch. Q. S. p. } \ldots \ldots \quad \text{150 cent. cubes.}$$

$(0^{gr},50$ par cuiller à soupe).

1 à 4 cuillers à soupe dans les 24 heures.

Pour éviter l'action dépressive, hypotensive, sudorifique de la plupart de ces substances on les prescrira avec une infusion de sauge, voire de café s'il n'y a pas excitation, et on les associera s'il y a lieu avec des toniques neuro-cardiaques, noix vomique, strychnine, spartéine, quinquina comme dans la formule suivante :

$$\text{Sulfate de strychnine. } \ldots \ldots \quad \text{un centigramme.}$$
$$\text{— spartéine.. } \ldots \ldots \quad 0^{gr},25 \text{ cent.}$$
$$\text{Pyramidon. } \ldots \ldots \ldots \quad 2 \ 50$$
$$\text{Elixir de Garus. } \ldots \ldots \ldots \quad 170 \text{ grammes.}$$

Chaque cuiller à soupe renferme ($0^{gr},001$ de strychnine, $0^{gr},025$ de spartéine, $0^{gr},25$ de pyramidon). On la prescrira étendue dans une tasse d'infusion chaude.

On a préconisé aussi contre la fièvre bacillaire et nous avons pratiqué quelquefois les *badigeonnages cutanés de gaïacol* à la dose de 1 à 2 grammes, liquéfié par la chaleur, étendu sur la peau (10 à 20 centimètres carrés), recouvert d'ouate et de taffetas gommé. On obtient en effet ainsi des abaissements thermiques rapides (en moins d'une heure) et considérables (plusieurs degrés) mais c'est le plus souvent au prix d'une asthénie, et de sueurs telles que nous avons quant à nous renoncé à cette dangereuse pratique.

La *fièvre de caséification*, la *fièvre hectique* comporte les mêmes remarques que la fièvre de ramollissement, mais c'est surtout contre la suppuration bronchique qu'il conviendra ici de diriger ses efforts — et d'autre part la tendance à l'adynamie, au collapsus est ici telle que l'association sus-rappelée aux toniques neuro-vasculaires s'imposera ici avec plus de force.

*
* *

La **toux** sera combattue par les moyens ordinaires que nous avons longuement exposés à l'occasion du traitement des bronchites. On en tirera les éléments médicamenteux usuels des opiacés [opium et ses dérivés (extrait thébaïque, morphine, héroïne, dionine)], de l'aconit, de la belladone, de la jusquiame, de l'eau de laurier-cerise, du bromoforme, etc. (V. *Bronchites aiguës*).

On se rappellera toutefois les trois propositions suivantes :

1° Il existe une *toux utile*, une toux expectorante, une toux d'évacuation que l'on ne cherchera pas à combattre mais au contraire à favoriser le cas échéant par l'emploi d'expectorants (kermès, benzoate de soude, gomme ammoniaque, terpine, etc.).

Il existe une *toux inutile*, toux non expectorante, toux sèche, toux d'irritation que l'on combattra au contraire avec soin.

2° Contre cette *toux inutile*, l'aérothérapie méthodique et systématique, les inhalations aromatiques ou non et surtout la psychothérapie, l'entraînement de la volonté du malade à ne pas tousser, à réfréner son obsession tussigène, ont souvent autant d'action que les meilleurs calmants chimiques qu'il conviendra cependant d'employer si la toux est rebelle ou prend un caractère émétisant.

3° Il y a lieu, pour éviter l'accoutumance inévitable en cas de prolongation d'emploi de drogues quelconques d'en alterner systématiquement l'usage.

Voici quelques formules utilisables contre la toux des tuberculeux.

Pilules.

1° Extrait de belladone. . . . . $0^{gr},005$ milligrammes.
    Extrait thébaïque. . . . . . o o1 centigramme.
    Extrait de jusquiame.. . . . o o3 —

3 à 5 dans les 24 heures. pour une pilule.

2° Dionine. . . . . $0^{gr},01$
    Extrait de jusquiame.. . . . . o o3
    Benzoate de soude. . . . . o o5
    Terpine. . . . . o 10
    Beaume de tolu. . . . . Q. S.

3 à 5 dans les 24 heures. pour une pilule.

3° Poudre de Dower. . . . . . $0^{gr},10$ centigrammes.
    Extrait de valériane. . . . o 10 —
    Baume de tolu. . . . . . . Q. S.

3 à 5 dans les 24 heures. pour une pilule.

Gouttes.

1° Chlorhydrate d'héroïne. . . . $0^{gr},10$ centigrammes.
    Eau de laurier-cerise.. . . . }
    Eau chloroformée.. . . . . } àà 5 cent. cubes.

Dix à vingt gouttes, 1 à 3 fois dans les 24 heures.

2° Œthone (orthoformiate d'éthyle).

3o à 5o gouttes dans un peu d'eau sucrée, répéter au besoin 5 à 6 fois par jour.

3° Teinture de belladone. . . . . .)
    —   drosera. . . . . .)
    —   grindelia. . . . . } àà 2 grammes.
    Alcoolature d'aconit. . . . . .)
    Elixir parégorique. . . . . .)

X à XX gouttes, 3 à 5 fois par jour.

Potions.

1° Teinture de belladone 1/10. . . . 5 grammes.
    Teinture d'aconit à 1/10. . . . . 1 —
    Eau de laurier-cerise (1908). . . 10 —
    Sirop de codéine.. . . . . 80 —
    —   polygala. . . . . . } àà 5o —
    —   tolu.. . . . . . . }

3 à 4 cuillers à soupe dans les 24 heures.

2° Extrait thébaïque.. . . . . $0^{gr},10$ centigrammes.
    Eau de laurier-cerise. . . . 10 grammes.
    Eau de tilleul.. . . . . . . 140 — (Rénon)

4 à 6 cuillers à soupe dans les 24 heures.

3º   Menthol. . . . .   4 grammes.
       Alcool..   12   —
       Bromoforme..   1   —
       Teinture d'aconit.   2   —
       Sirop de codéine.   80   —
          — tolu.   120   —

3 à 6 cuillers à soupe dans les 24 heures.

Une mention spéciale doit être réservée à la toux émétisante si funeste et si rebelle des tuberculeux. La toux émétisante est due à un cycle de réflexes ayant son point de départ au niveau de la muqueuse stomacale, cycle de réflexes tussigènes dont le déclic est précisément provoqué par le contact des aliments. Cette toux par sa ténacité et les vomissements qu'elle provoque est un des symptômes les plus redoutables de l'évolution tuberculeuse.

L'observation clinique enseigne que le médicament anti-spasmodique, anesthésiant doit être administré au moment même de la prise des aliments ou immédiatement après.

Les anti-émétisants ordinaires, glace, eau chloroformée, cocaïne, morphine, eau de chaux donnent parfois quelques résultats. C'est le menthol qui donne les résultats les plus constants, on prescrira

       Menthol. . . . . $0^{gr},20$ centigrammes.
       Julep gommeux.. . . . . .   150 grammes.

Au début une cuiller à soupe après chaque prise d'aliments. On diminuera ensuite progressivement les doses jusqu'à cessation.

Les pansements bismuthés donnent certainement de moins bons résultats.

Toute médication par voie buccale sera supprimée et les repas peu copieux, mais fréquents (toutes les 2 ou 3 heures) et régulièrement espacés constitués par des aliments de digestion facile.

*
* *

Le traitement des **hémoptysies** constitue certainement une des questions les plus épineuses de la phtisiothérapie, une de celle qui a le plus excité la sagacité des thérapeutes, et au sujet de laquelle on

peut dire qu'en dépit et peut-être même à cause du grand nombre
des travaux (d'ailleurs contradictoires) accumulés règne encore la
plus grande confusion. D'aucuns affichent à ce sujet le plus grand
scepticisme ; la vérité est qu'on n'est guère sorti, en dépit des
théories les plus rationnelles, en apparence, d'un empirisme
assez grossier. On a vu préconiser en effet, on préconise encore,
soit en vertu d'idées théoriques, soit en vertu d'observations cliniques : des boissons acidulées (eau de Rabel) et du chlorure
de calcium, des vaso-constricteurs (ergotine, adrénaline) et des
vaso-dilatateurs hypotenseurs (ipéca, nitrite d'amyle, trinitrine).

Les raisons de ces contradictions apparentes (et même réelles)
sont probablement les suivantes :

1° Le plus grand nombre des hémoptysies a une tendance naturelle à l'arrêt spontané. La simple hygiène (repos général,
repos vocal, modération de la toux) suffit ici à tout traitement.
Ces hémoptysies guérissent *malgré* tous les traitements, et chaque
méthode acide ou alcaline, hyper ou hypotensive, les porte,
bien à tort, à son actif.

2° Toutes les hémoptysies ne sont pas comparables ; les unes,
hémoptysies par congestion active, peuvent s'accompagner, s'accompagnent souvent d'éréthisme vasculaire, d'hypertension, les
vaso-dilatateurs hypotenseurs peuvent exercer une influence favorable ; les autres hémoptysies par congestion passive, parésie
vaso-motrice, peuvent s'accompagner d'asthénie vasculaire,
d'hypotension, les vaso-constricteurs peuvent exercer une influence favorable ; dans d'autres les deux mécanismes hémorragiques se succèdent ou sont même combinés.

3° Enfin dans les hémorragies par ulcération des vaisseaux la
thérapeutique quelle qu'elle soit est souvent impuissante, si le
calibre des vaisseaux lésés est trop important.

On voit donc que c'est une question d'espèce clinique et que
s'il en est quelques-unes — hémoptysies par congestion active
pérituberculeuse du début — hémoptysies par ulcération vasculaire de la période cavitaire d'une pathogénie suffisamment nette
pour permettre une adéquation thérapeutique précise, le plus

grand nombre, presque toutes celles de la période de ramollissement sont dans ce cas, relèvent du « flair thérapeutique » plus
que de la « science thérapeutique ».

Pour nous résumer :

1° Dans les *hémoptysies congestives du début de la tuberculose,*
peu abondantes, — le repos, la diète, le calme absolu, — et
quelque révulsion sinapisée — suffiront le plus souvent à tout
traitement.

2° Dans les *hémoptysies congestives, pyrétiques, abondantes*
s'accompagnant d'éréthisme vasculaire marqué, d'hypertension,
de congestion très étendue les *vaso-dilatateurs* feront souvent
merveille — combinés bien entendu à l'hygiène générale. On
pourra prescrire

a) L'*ipéca* à doses nauséeuses — il fait merveille en certains
cas :

> Ipéca concassé. . . . .   2 grammes.
> faire
> Infuser dans eau. . . . .   90 cent. cubes.
> ajouter
> Sirop thébaïque. Q. S. p.   120   —

Par cuiller à café de 1/2 heure en 1/2 heure jusqu'à nausées.

b) Le *nitrite d'amyle,* en inhalations — en briser une ampoule
dans un mouchoir — faire inhaler — La dose de 5 à 6 gouttes
suffit à l'ordinaire. L'arrêt de l'hémoptysie est souvent rapide et
s'accompagne de congestion de la face, de bourdonnements
d'oreille, de vertiges.

c) La *trinitrine* en ingestion ou en injection peut s'employer
dans le même but :

> Solution alcoolique de trinitrine au centième.   XXX gouttes.
> Eau distillée. . . . .   300 c. c.

3 à 5 cuillers à soupe dans les 24 heures.

3° Dans les *hémoptysies* provoquées soit par congestion vei-
neuse passive, soit par ulcération vasculaire et s'accompagnant

de phénomènes d'hypotension il sera au contraire rationnel d'essayer l'emploi des vaso-constricteurs *ergotine, adrénaline* (Voir *Médicaments usuels,* p. 212).

a) L'*ergotine* s'emploiera soit en pilules, soit en potion, soit en injection hypodermique.

Pilules.

Bichlorhydrate de quinine. . . . . } ââ 0^{gr},05
Ergot de seigle. . . . . }
Extrait thébaïque. 0 01
F. s. a.   pour une pilule. 5 à 8 dans les 24 heures.

Potions.

Ergotine Bonjean. . . . .   1 gramme.
Sirop écorces d'oranges amères. . . } ââ 5o   —
Eau distillée. . . . . }
Par cuiller à entremets toutes les 2 heures.

Injections hypodermiques.

Ergotine du Codex. . . . . .   2 grammes.
Eau distillée. . . . . } ââ 10 cent. cubes.
Glycérine. . . . . }
Pour injections hypodermiques, 1 à 5 cent. cubes.

b) L'*adrénaline* s'emploie sous forme de chlorhydrate d'adrénaline à la dose de un quart à 1 milligramme. On emploie couramment la solution d'adrénaline titrée au millième qui donne 20 gouttes par centimètre cube au compte-gouttes normal.

V à X gouttes (un quart à un demi-centimètre cube) (soit un quart à un demi-milligramme adrénaline) de cette solution constituent une bonne dose initiale.

XX gouttes (1 centimètre cube) soit un milligramme constituent une bonne dose quotidienne chez un sujet neuf.

*
* *

En ce qui concerne l'**expectoration**, nous ne pouvons que renvoyer aux chapitres consacrés à l'étude du traitement des bronchites chroniques, chapitres dans lesquels on trouvera tous développements utiles. Nous nous bornerons à rappeler ici quelques formules utilisables :

Pilules expectorantes.

Poudre de Dower.. . . . . ⎫
Benjoin de Siam. . . . . ⎬ àà $0^{gr},05$
Gomme ammoniacale. . . . . ⎬
Terpine.. . . . . ⎭

3 à 6 dans les 24 heures.   pour une pilule, nº 3o.

Codéine.. . . ' . . . . $0^{gr},01$
Benzoate de soude. . . . . ⎱ àà 0 10
Terpine.. . . . . ⎰

3 à 6 par jour.   pour une pilule, nº 3o.

Codéine. . . . . $0^{gr},005$
Extrait de belladone. 0 01
Extrait de jusquiame. 0 02
Cynoglosse. 0 05
Terpine. 0 10
Benjoin. . . . . Q. S.

pour une pilule, 4 par jour.

Cachets.

Codéine.. . . . . $0^{gr},01$
Terpine.. . . . . 0 10
Thiocol. 0 5o

pour un cachet, nº 3o.

3 à 6 par jour.

Potion.

Liqueur ammoniacale anisée. . . . 4 grammes.
Benzoate de soude. . . . . . . 6 —
Sirop de codéine.. . . . . . . ⎫
— térébenthine. . . . . . ⎬ àà 6o —
— polygala. . . . . . . ⎭

3 à 4 cuillers à soupe dans les 24 heures.

Lavements.

Créosote de hêtre.. . . . . . . 2 à 4 grammes.
Jaunes d'œuf. . . . . nº 2
Mucilage de guimauve. . . . . . 200 cent. cubes.
pour un lavement.

Injections hypodermiques.

1º   Eucalyptol. . . . . 20 grammes.
Huile d'amandes douces stérilisée.. . . 8o —

1 à 4 injections de 2 cent. cubes dans les 24 heures.

2º   Créosote pure de hêtre. . . . . . .   10 grammes.
      Huile d'olive stérilisée. . . . . . .   150 cent. cubes.

5 à 20 cent. cubes par jour en injection lente.

3º   Huile goménolée à 10 %. . . .   2 à 20 cent. cubes.

*
* *

La dyspnée peut avoir des causes multiples : poussée congestive, étendue des lésions, asphyxie progressive, défaillance cardiaque, urémie menaçante et il est bien évident que dans ces cas le traitement sera celui de la cause. Suivant les cas une application large de ventouses, une révulsion sinapisée étendue, l'administration d'une dose utile d'un toni-cardiaque, l'application sur les reins de ventouses scarifiées, le régime lacté procureront le soulagement recherché.

L'aérothérapie large, toutes les fois qu'elle sera possible, et dans les conditions que nous avons rappelées antérieurement sera une pratique toujours efficace.

Contre la dyspnée nocturne avec insomnie, morphine et éther seront souvent fort utiles :

Sirop de morphine. . . . .   } ââ 60 grammes.
—   d'éther. . . . . }
Une ou deux cuillers à soupe dans la nuit.

Contre la dyspnée fatalement progressive par restriction du champ respiratoire : la fenêtre ouverte, les inhalations d'oxygènes, les stimulants diffusibles :

Acétate d'ammoniaque. . . . .   4 grammes.
Cognac vieux. . . . .   20 —
Sirop d'éther. . . . .   30 —
Par cuiller à café dans les 24 heures.

la morphine enfin, constitue un ultime et précieux palliatif.

*
* *

Les sueurs surtout nocturnes, réaction d'intoxication et d'adynamie, sont à la fois fort pénibles et débilitantes par l'insomnie qu'elles provoquent.

La *belladone* et surtout l'atropine à la dose de 1/4 à 1 milligramme constituent réellement les médicaments héroïques (Voir *Médicaments usuels*, p. 259) des sueurs épuisantes. 1/4 milligramme d'atropine est une bonne dose de début que l'on élèvera ultérieurement si besoin est, en se laissant guider par les réactions du patient. On l'emploiera 3 ou 4 jours de suite, on la supprimera un nombre égal de jours, pour la reprendre ensuite, de cette façon on évitera tout à la fois l'accoutumance et l'action hypocrinique salivaire et stomacale.

1°   Granules d'atropine (sulfate). . .   1/4 milligramme.

1 à 3 le soir suivant la tolérance et les réactions du malade.

2°   Atropine.. . . . .   1 centigramme.
        Glycérine à 28°.. . . . . $3^{cc},5$
        Eau distillée. . . . . $1^{cc},5$
        Alcool à 95°. Q. S. p.. . . . . .   10 cent. cubes.

L gouttes $=$ 1 milligramme atropine, dix à quarante gouttes suivant tolérance.

3°   Teinture de belladone à 1/10. . . . .   10 grammes.
        Teinture d'aconit à 1/10.. . . . . . .   5 —

XX à L gouttes suivant tolérance.

L'*ergot de seigle* est aussi employé, souvent avec succès :

        Extrait de belladone. . . . .   un centigramme.
        Ergot de seigle. . . . . . . $0^{gr},20$ centigrammes.
        Extrait de quinquina. . . . .   cinq centigrammes.
                                           pour une pilule.

1 à 3 suivant réaction.

L'*agaric blanc* est d'un usage traditionnel :

1°   Extrait de belladone. . . . . $0^{gr},01$
        — d'opium. 0 02
        Agaric blanc. 0 20
                                           pour une pilule.

1 à 2 le soir.

2°   Acide agaricinique.. . . . . . .   cinq milligrammes.
        Poudre de Dower.. . . . . . .   dix centigrammes.
                                           pour une pilule.

1 à 2 le soir.

Les *frictions générales* à l'alcool térébenthiné, au Baume de Fioravanti, au liniment de Rosen, etc., sont fort utiles.

La *pratique de la fenêtre ouverte* suffit chez beaucoup de bacillaires à réduire considérablement, voire à faire disparaître les sueurs nocturnes.

*
* *

En ce qui concerne les SYMPTÔMES DIGESTIFS : anorexie, dyspepsie, diarrhée, vomissement, nous renvoyons au chapitre consacré plus haut à l'alimentation des tuberculeux nous bornant ici à de brefs commentaires.

L'*anorexie* est fréquente et constitue un obstacle redoutable à la cure diététique de la bacillose. Les causes sont multiples : anémie, hypochlorhydie, asthénie nerveuse, etc.

La cure d'air, l'alimentation méthodique, les frictions excitantes, l'exercice bien réglé si les malades sont apyrétiques, suffiront souvent à vaincre cette anorexie.

Les arsenicaux, la strychnine, les amers, les extraits de viande, et parfois l'acide phosphorique seront le plus habituellement fort efficaces :

1° Injections hypodermiques quotidiennes de cacodylate de soude ou d'arrhénal (0^{gr},05 à 0^{gr},10) par séries de 6 espacées par une semaine.

ou

2° Sulfate de strychnine. . . . . . trois centigrammes.
Arséniate de soude. . . . . . huit —
Glycérophosphate de soude. . . . 10 grammes.
Extrait de quinquina. . . . . 20 —
Cognac vieux. . . . . . . 40 —
Glycérine neutre. Q. S. p. . . . 150 cent. cubes.

Une cuiller à café *matin, midi, soir,* au moment du repas dans le verre de boisson.

ou

3° Acide phosphorique officinal. . . . 10 grammes.
Phosphate **acide** de soude. . . . . 20 —
Eau distillée. . . . . 200 cent. cubes.

Une à deux cuillers à café à *midi* et le *soir* au commencement du repas dans un peu d'eau sucrée, de vin ou de bière.

ou

4°   Un peu avant le repas, 1/2 tasse bouillon de viande ou de poulet, additionné d'un peu d'extrait de viande (Liebig, Valentine Meat Juice, etc.).

*
* *

Les *phénomènes dyspeptiques* sont bien souvent d'origine médicamenteuse — créosote, gaïacol, vins médicamenteux, tanin, etc. — on supprimera donc systématiquement tous les médicaments chez les tuberçuleux dyspeptiques.

On se rappellera que d'après M. Robin le plus grand nombre des tuberculeux sont hyperchlorhydriques à la 1re période, hyper ou hypochlorhydriques à la 2e, hypochlorhydriques à la dernière période.

Le régime alimentaire s'inspirera de ces données (V. *Régimes usuels* et plus haut dans ce volume *Alimentation des tuberculeux*).

Chez les hyperchlorhydriques du début, le lait, puis les œufs, puis les pâtes et la viande progressivement prescrits feront la base du régime, la belladone et les alcalins la base du traitement.

Chez les hyposthéniques, les graisses seront au contraire restreintes, les amylacés et les viandes prédomineront dans le régime. L'acide phosphorique, les ferments digestifs, la pepsine, la pancréatine, la diastase de l'orge, la strychnine, les amers, seront utilement employés.

*
* *

L'*amaigrissement*, signe relativement précoce de la tuberculose — conséquence de l'anorexie, de la dyspepsie, de la dénutrition — sera efficacement combattu par le repos, l'alimentation méthodique et progressive, le redressement des viciations nutritives, que nous venons de passer en revue. L'arsenic, la glycérine, l'huile de foie de morue, les graisses quand elles sont tolérées exercent plus spécialement leur action contre ce symptôme.

L'*huile de foie de morue* quand elle est acceptée et supportée par les malades, quand elle ne provoque pas de troubles digestifs gastro-intestinaux constitue un aliment gras phosphoré et iodé d'une indiscutable valeur. Mais il faut bien savoir que l'anorexie, la dyspepsie, les nausées, la diarrhée, la fièvre, la congestion du foie en contre-indiquent l'emploi.

On l'administrera soit pure, soit dans de la bière, ou une émulsion à la dose de 3 à 6 cuillers à soupe par jour en 2 fois.

L'huile brune est plus active mais aussi plus nauséabonde et plus souvent mal tolérée ; l'huile blonde est la plus habituellement employée.

On pourrait aussi l'administrer en lavement.

On peut l'associer à différents sels de chaux.

1°   Essence d'amandes amères. . . .   X gouttes.
Hypophosphite de chaux. . . . . } àà 10 grammes.
Fucus crispus. . . . . . . }
Eau de fleur oranger. . . . .)
Sirop de tolu.. . . . . . . } àà 100   —
Glycérine pure. . . . . . .)
Huile de foie de morue. . . .   300   —
Eau distillée. Q. S. p.. . . . .   un litre.

F. s a.

2°   Hypophosphite de chaux. . . : . } àà   5 grammes.
       —   soude. . . . . }
Gomme adragante.   10   —
Eau de laurier-cerise. . . .   30   —
Gomme arabique.   60   —
Glycérine pure. . . . . .   250 cent. cubes.
Huile de foie de morue blonde. .   300   —
Eau distillée. Q. S. p. . . . .   un litre.

F. s. a.

La *diarrhée* peut être d'origine *médicamenteuse, alimentaire, infectieuse banale* ou *bacillaire*.

La *diarrhée d'origine médicamenteuse* est fort fréquente, elle cédera si elle est simple à la suppression de tout médicament.

La *diarrhée d'origine alimentaire* est une des conséquences les plus communes et les plus funestes de la suralimentation. Un jour de diète hydrique, une purgation, le retour graduel à une ration bien étudiée, l'élimination de tous les aliments toxigènes (coquillages, charcuterie, conserves, jus de viande, etc.) suffisent à l'ordinaire à toute thérapeutique. Dans les cas plus rebelles un stade temporaire de régime hydrocarboné (voir *Régimes usuels*) et l'administration concomitante de ferments lactiques (comprimés de préférence) viendront à bout de ce symptôme.

Il en sera de même de la *diarrhée par gastro-entérite infectieuse banale*.

Quant à la *diarrhée d'origine bacillaire* subordonnée à une entérite tuberculeuse, on peut dire quelle est à l'heure actuelle au-dessus des ressources de l'art. Cependant elle peut être heureusement influencée au moins d'une façon temporaire par les dérivés lactiques du lait, yohourth, képhyr, koumyss.

Le régime consistera en bouillies, purées, riz, viande râpée, œufs, maigre de jambon — remplacés temporairement par képhyr, koumyss, yohourth s'ils sont mal supportés.

On suppléera à la digestion gastro-intestinale par administration de *diastase, pepsine, pancréatine*.

Le *bismuth* (salicylate ou carbonate) à hautes doses, 2 à 10 grammes et plus, le *peroxyde de magnésie* à la dose de 0^{gr},50 à 1 gramme pris une heure avant le repas, le *bleu de méthylène*, à la dose quotidienne de 0^{gr},15 à 0^{gr},20, la *poudre d'opium*, la décoction blanche de Sydenham modifient parfois favorablement ce symptôme.

1°	Carbonate de bismuth..	0^{gr},80
	Peroxyde de magnésie.	0 30
	Poudre d'opium.	0 05

pour un cachet, n° 30.

2 à 3 dans les 24 heures, 1 heure avant un repas.

2°	Bleu de méthylène..	0^{gr},10
	Lactose.	0 50

pour un cachet, n° 30.

3 à 4 par jour, avant les repas.

3°	Poudre d'opium.	0^{gr},01
	Bleu de méthylène.	0 05
	Benzonaphtol.	0 30
	Sous-nitrate de bismuth.	0 70

pour un cachet, n° 30.

3 à 4 par jour.

4°   Elixir parégorique. . . . . } àà 10 grammes.
        Sous-nitrate de bismuth.. . . . . }
        Décoction blanche de Sydenham[1].. .   3oo cent. cubes.
Par verre à Bordeaux.

*
* *

Les *vomissements* si redoutables reconnaissent les 3 causes habituelles suivantes :

1° L'*hyperesthésie stomacale* avec vomissement réflexe qui cède habituellement à la suggestion et à l'administration d'une potion sédative anesthésiante et à l'institution d'un régime antidyspeptique :

1°   Codéine.. . . . . cinq centigrammes.
       Eau bromoformée.. . . . . . 100 grammes.
Par cuiller à soupe.

2°   Chl. de cocaïne. . . . . dix centigrammes.
       Eau chloroformée saturée. . . . 100 cent. cubes.
2 à 4 cuillers à café dans un peu d'eau sucrée.

3°   Stovaïne.. . . . . cinq centigramme.
       Lait de bismuth. . . . . . . 100 cent. cubes.
1 à 2 cuillers à soupe.

Les pulvérisations d'éther au creux stomacal, les pilules de glace, la vessie de glace sur la région épigastrique peuvent être aussi d'un secours fort utile.

2° Le *vomissement* par estomac surmené, dilaté, distendu, insuffisance sécréto-motrice sera traité comme la dyspepsie hypermotrice et hyposécrétoire d'où il dérive.

3° *Le traitement du vomissement provoqué par la toux quinteuse, spasmodique* se confond quelque peu avec celui de la toux émétisante.

---

[1]. Voici la formule de la *Décoction blanche de Sydenham*.
    Phosphate tricalcique.. . . . . . . 10 grammes.
    Mie de pain. 20   —
    Gomme arabique.. 10   —
    Sucre blanc. . . . . 6o   —
    Eau de fleur d'oranger. 10   —
    Eau commune. Q. S. p. . . . . . . 1 litre.

La *révulsion épigastrique* sous forme de pointes de feu, mouches de milan, pulvérisations d'éther ou de chlorure de méthyle est recommandable.

On a préconisé aussi la *galvanisation du pneumogastrique*, pôle + entre les scalènes, pôle — épigastrique, intensité 5 à 10 milliampères, durée 10 à 15 minutes.

L'opium, l'eau chloroformée, l'eau bromoformée, la cocaïne, la stovaïne, le menthol sont employés avec des succès divers.

SCHÉMAS DE TRAITEMENTS DES PRINCIPALES FORMES CLINIQUES

I. — TUBERCULOSE APYRÉTIQUE, AVEC ANOREXIE, AMAIGRISSEMENT, ASTHÉNIE, CONGESTION PERMANENTE D'UN SOMMET, SANS HÉMOPTYSIE, NI BRONCHITE, NI DYSPEPSIE.

I. — *Traitement hygiénique.*

a) Repos, au lit : 12 heures ; à la chaise longue : 9 heures ; promenades en terrain plat : 3 heures (en 3 fois).

b) Fenêtre ouverte nuit et jour, journées en plein air sous box ou vérandah si le climat et la saison le permettent.

c) Alimentation régulière substantielle, sans exagération toutefois, en insistant sur la viande rouge grillée ou rôtie sans sauce, les œufs, les cervelles, le maigre de jambon, — les haricots, lentilles, fèves, châtaignes, pommes de terre, carottes, épinards, salades, — les figues, les dattes, les pommes, le gruyère, le camembert, — vin rouge, bière, extrait de malt ou eau de Saint-Galmier comme boisson.

Saler suffisamment les aliments (8 à 10 grammes de sel par jour).

8ʰ : café ou thé au lait, pain ou biscottes, miel, beurre.
12ʰ : hors d'œuvre varié : olives, sardines, jambon, etc.
    viande grillée ou rôtie,
      ou volaille,
      ou poisson,
    pommes de terre ou lentilles ou haricots ou fèves,
      ou pâtes,
      ou riz,
    marmelades, compotes, fruits cuits, gâteaux secs, fromages,
    bière coupée de Malt ou vin rouge,
    pain à discrétion.

4^h : zabaglione de 2 jaunes d'œuf et 80 cent. cubes muscat.

7^h : potage,

     œufs ou volaille ou poisson,

     légumes ou pâtes,

     fruits ou fromages,

     bière ou vin,

     pain à discrétion.

d) *Frictions thoraciques quotidiennes* avec

     Baume de Fioravanti. . . . . .

     Alcoolat de lavande. . . . . . .   }   ää 80 grammes.

     —   romarin. . . . . . .

                                  Usage externe.

e) *Se peser chaque semaine,* prendre la température *matin et soir.*

II. — Traitement systématique.

a)   Sulfate de strychnine.. . . . .   trois centigrammes.

     Monométhyl. arsénate de soude

       (arrhénal). . . . .   un gramme.

     Glycérophosphate de soude. . .   10   —

     Extrait de quinquina..   20   —

     Cognac vieux.   40   —

     Glycérine neutre. Q. S. p. . . .   150 cent. cubes.

Une cuiller à **café** *matin, midi, soir* au moment du repas dans le verre de boisson (vin ou bière ; café ou café au lait), potion pour 10 jours, interrompre une semaine et renouveler.

b) Saler suffisamment les aliments (6 à 10 grammes par jour). Saupoudrer les aliments (potages et purées surtout) d'une pointe de couteau d'un sel de chaux pulvérulent (phosphate tribasique, carbonate).

c) Prendre à *10* h. et (au besoin à 4 h.) une cuiller à soupe de *jus de viande fraîche* (correspondant à 100 grammes de viande).

d) 2 fois par mois *petit vésicatoire volant* alternativement dans les régions sous-claviculaire, sus et sous-épineuse.

*
* *

II. — TUBERCULOSE AU DÉBUT AVEC MODIFICATIONS LÉGÈRES MAIS PERMANENTES DE LA RESPIRATION A UN SOMMET, — FIÈVRE DE FATIGUE, — ASTHÉNIE, ANOREXIE, AMAIGRISSEMENT.

I. — Traitement hygiénique.

a) *Repos absolu au lit* jusqu'à cessation complète de la fièvre, depuis au moins 3 jours.

Chaise longue, puis exercice méthodique progressif.

b) Entraînement progressif à la pratique de la *fenêtre ouverte* nuit et jour.

c) Alimentation purement liquide jusqu'à cessation de la fièvre, répartie en 4 repas 8 h., 12 h., 4 h., 8 h.

Lait, thé, café, chocolat, tapioca, vermicelle, pâtes, riz au lait.

Potages maigres ou au bouillon avec pâtes, jaunes d'œuf, jus de viande, gelée de viande, quenelles de volaille.

Œufs.

Purées de légumes.

Marmelades de fruits, compotes, gâteaux secs.

Vin rouge de Bordeaux.

Une à 3 cuillers à soupe de jus de viande.

Quand la fièvre aura cessé on ajoutera progressivement :
    huîtres, cervelles, maigre de jambon, langue fumée,
    viande rouge ou blanche, grillée ou rôtie,
    purées de légumes secs,
    fromages.

d) Se peser chaque semaine, prendre la température *matin* et *soir*.

II. — *Traitement systématique.*

a)   Bichlorhydrate de quinine. . . . . $0^{gr},05$
          Phosphate de chaux. 0 25
          Tanin. 0 10

                              pour un cachet, n° 40.

4 par jour pendant la période fébrile au moment du repas 8 h., 12 h., 4 h., 8 h.

Quand la fièvre aura cessé.

b) Huile de foie de morue, si elle est supportée 3 à 4 cuillers à soupe en 2 fois, aromatisée, ou en émulsion.

c) Injections quotidiennes par séries de 6, séparées par une semaine de repos de *cacodylate de soude* ($0^{gr},05$ à $0^{gr},10$).

III. — TUBERCULOSE AU DÉBUT AVEC CONGESTION PERMANENTE D'UN SOMMET, HÉMOPTYSIES, POUSSÉES FÉBRILES INTERMITTENTES, AMAIGRISSEMENT.

I. — *Traitement hygiénique* comme II.

Éviter plus particulièrement : les repas trop copieux, l'abus de la parole, la fumée, les efforts, le coït, la constipation.

II. — *Traitement symptomatique.*

a) S'interdire, surtout pendant les périodes hémoptoïques, l'emploi de la créosote, des arsenicaux (surtout des cacodylates), des sulfureux.

b) Pendant les hémoptysies :
α) repos absolu au lit, pas de visites, pas de conversations,
β) alimentation légère purement liquide,
γ) au besoin :

   Ipéca concassé.. . . . .   2 grammes.
   infuser dans
   Eau.. . . . .   90 cent. cubes.
   ajouter
   Sirop thébaïque. Q. S. p. . . . . .   120 —
      par cuiller à café de 1/2 heure en 1/2 heure.
ou

   Inhalations espacées de 3 à 6 gouttes nitrite d'amyle.
ou

   Bichlorhydrate de quinine. . . . . . · $\Big\}$ $\bar{a}\bar{a}$ 0^{gr},05
   Ergotine. . . . .
   Extrait thébaïque.. . . . .   0 01
 4 à 8 dans les 24 heures.   pour une pilule, n° 12.

IV. — TUBERCULOSE A LA PÉRIODE DE RAMOLLISSEMENT AVEC FIÈVRE NULLE OU MINIME ET EXPECTORATION MOYENNE.

I. — *Traitement hygiénique* comme II.

II. — *Traitement systématique.*

A. *Permanent.*

a) inhalations 2 à 6 fois par jour avec
   Iodure d'allyle. . . . . $\Big\}$ $\bar{a}\bar{a}$ 1 gramme.
   Acide hydrofluosilicique. . . .
   Eucalyptol.. . . . .   10 —
   Décoction de lichen cangeron.. .   Q. S. p. émulsionner.
   Eau bouillie, Q. S. p. . . . .   1 litre.
       Usage externe.

b) à 10 h. et 4 h., une cuiller à soupe de jus de viande fraîche (correspondant à 100 grammes).

c)   Chlorure de sodium.. . . . .
   Magnésie calcinée.. . . . . $\Big\}$ $\bar{a}\bar{a}$ 0^{gr},20
   Phosphate tribasique de chaux.. . . . . .
   Carbonate de chaux.. . . . .   0 50
      pour un paquet, n° 30.

Un paquet à chaque repas dans de l'eau de Pougues ou de Saint-Galmier.

B. *Alternatif.*

10 jours.

a)   Codéine.. . . . .   un centigramme.
    Arséniate de soude. . . . . .   deux milligrammes.
    Benzoate de soude. . . . . . }
    Terpine.. . . . . } ãã o^{gr},10 centigr.
    Baume de tolu. . . . .   Q. S.

4 par jour.   pour une pilule, n° 40.

Les 10 jours suivants :

b)   Bichlorhydrate de quinine. . }
    Poudre de Dower. . . . . } ãã o^{gr},05 centigrammes.
    Thiocol. . . . .   o 50 —

4 par jour.   pour un cachet, n° 40.

Les 10 jours suivants.
    Tartre stibié. . . . .   un milligramme.

6 à 12 dans les 24 heures sauf nausées.   pour un granule.

V. — TUBERCULOSE A LA PÉRIODE DE RAMOLLISSEMENT AVEC FIÈVRE, POUSSÉES CONGESTIVES, EXPECTORATION ABONDANTE.

I. — *Traitement hygiénique* comme II.

II. — *Traitement médicamenteux.*

a) Eviter la créosote, les cacodylates, les sulfureux, les grands voyages, les climats excitants.

b) Si la fièvre est tenace et élevée : enveloppements thoraciques et lotions froides, puis essayer en alternant :

α)   Bichlorhydrate de quinine. . . . .   o^{gr},20
    Antipyrine. . . . .   o 50

Un cachet à 9 h. matin et 2 h. soir.   pour un cachet.

β)   Cryogénine ou Marétine.. . . . .   o^{gr},20

Un cachet à 9 h. matin et à 2 h. soir.   pour un cachet.

c) Alterner de 10 en 10 jours.

α)   Gomme ammoniaque.. . . . . }
    Poudre de Dower.. . . . . } ãã o^{gr},05
    Benzoate de soude.. . . . . }
    Terpine.. . . . . } ãã o 10

4 par jour.   pour une pilule, n° 40.

β)   Liqueur ammoniacale anisée. . . .   4 grammes.
        Benzoate de soude. . . . . . .   4 —
        Sirop de codéine. . . . .)
          — térébenthine. . . . . . } àà 60 —
          — polygala.. . . . . .)

4 cuillers à soupe dans les 24 heures.

γ)   Injections quotidiennes de 5 à 10 cent. cubes.
        Huile goménolée à 10 °/₀.

VI. — Schéma d'un traitement d'une durée de 2 mois 1/2 avec alternance d'un traitement principal basal et d'un traitement opothérapique associé (Rénon).

1ʳᵉ *période de 20 jours* (traitement principal).

1° Le *matin* au moment du petit déjeuner une cuiller à café de
        Arséniate de soude. . . . .   0ᵍʳ,05 centigrammes.
        Eau distillée. . . . . . .   300 cent. cubes

2° *Avant le déjeuner et dîner*, un des cachets suivants :
        Carbonate de chaux. . . . .) àà 0ᵍʳ,50
        Phosphate tricalcique. . . . .)
        Protoxalate de fer.. . . . .   0 01
                                        pour un cachet.

3° Pendant cette période pratiquer à 6 jours d'intervalle 3 injections de
.5 cent. cubes d'hémoplase.

2ᵉ *période de 5 jours* (traitement opothérapique associé).

1° *Au déjeuner* et *au dîner* une cuiller à soupe de la solution suivante :
        Solution d'adrénaline au millième. . ..   X gouttes.
        Eau distillée. . . . .   150 grammes.

2° *Au petit déjeuner et au repas du soir* un des cachets suivants :
        Poudre totale d'hypophyse de bœuf. 0ᵍʳ,10
                                        pour un cachet.
Suspendre si la tension artérielle dépasse 17.

2ᵉ *période de 20 jours* (traitement principal).

1°   Liqueur de Fowler.. . . . .   5 grammes.
Cinq gouttes le *matin* au petit déjeuner.

2°   Carbonate de chaux. 0ᵍʳ,50
        Glycérophosphate de chaux. 0 25
          — de fer.. . . . .   0 02
                                        pour un cachet.
Un cachet au *déjeuner* et au *dîner*.

3º Pendant cette période 3 injections de 10 cent. cubes d'hémoplase à 6 jours d'intervalle, suspendre toute autre médication ce jour-là.

2ᵉ période de 5 jours (traitement opothérapique associé).
Identique à la première période opothérapique.

3ᵉ période de 20 jours (traitement principal).

1º   Phytine 0ᵍʳ,50
Un cachet *au petit déjeuner.*   pour un cachet.

2º   Chlorure de calcium.. . . . . .   6 grammes.
        Eau distillée. . . . .   200 cent. cubes.
Une cuiller à dessert au *déjeuner.*

3º   Poudre de moelle osseuse. 0ᵍʳ,15
Un cachet au dîner.   pour un cachet.

3ᵉ période de 5 jours (traitement opothérapique associé).
Identique aux 1ʳᵉ et 2ᵉ périodes opothérapiques associées.

VII. — TUBERCULOSE AU DÉBUT OU A LA PÉRIODE DE RAMOLLISSEMENT. TRAITEMENT CONTINU (D'APRÈS A. ROBIN).

I. — *Traitement permanent.*

1º Hygiène : repos, suraération, hygiène diététique avec viande crue 100 à 300 grammes.

2º Huile de foie de morue.
2 à 4 cuillers à soupe *le matin.*

3º Prendre à la fin de chaque repas une poudre de reminéralisation du type suivant :

Poudre d'os.. . . . .   0ᵍʳ,50
Phosphate de chaux. 0 20
Magnésie calcinée. . . . .)
Silicate de chaux. . . . . } āā 0 15
Chlorure de sodium. . . . . . .)
Lactose. . . . .   2 grammes.
pour un paquet.

4º *Matin et soir* pendant 10 minutes pulvérisation avec :
Iodure d'allyle. . . . .   1 gramme.
Acide hydrofluosilicique. . . .   1   —
Gomènol ou eucalyptol. . . .   10   —
Décoctions de lichen canaghue. .   Q. S. p. émulsionner.
Eau bouillie. Q. S. p.. . . . .   un litre.
Usage externe.

Le malade se tiendra tout d'abord éloigné du jet, puis s'en approchera gra-duellement et fera de profondes inspirations.

II. — Traitement alterné par séries.

a) Première série, une semaine :

α) Injections hypodermiques quotidiennes de 1 cent. cube d'une solution de cacodylate de soude à 5 % (0,05 par injection).

β) Matin et soir une cuiller à soupe de sirop d'extrait de feuilles de noyer.

b) Deuxième série, une semaine :

α)   Iodure d'allyle. . . . . $0^{gr},10$
       Bisilicate d'éthyle. 0 50
       Huile stérilisée. . . . . 100 grammes.
Injections rectales quotidiennes de 5 cent. cubes.

β)   Tartre stibié. . . . . un milligramme.
                           pour un granule, n° 100.
5 à 15 par jour, suivant tolérance.
(Cesser en cas de nausées.)

c) Troisième série, une semaine :
    Créosote de hêtre. . . . . 10 grammes.
    Décoction de bois de Panama. 90   —
Injection rectale quotidienne, avec une cuiller à café (5 c. c.) de cette solution dans un verre à Bordeaux d'eau ou de lait.

VIII. — Tuberculose ancienne, torpide, apyrétique avec lé-sions bien limitées, suppuration abondante (type catarrhe bronchique).

C'est la forme la plus fréquente chez les personnes âgées.

I. — Traitement hygiénique.

a) Repos relatif.

b) Aération continue méthodique.
Séjour si possible l'hiver dans un climat chaud et sec (Menton, Cannes).
Fuir l'air confiné, empoussiéré, enfumé.

c) Alimentation régulière, substantielle, mais modérée.

II. — Traitement médicamenteux.

a) Inhalations aromatiques : eucalyptol, teinture de benjoin, thymol, etc.
Pulvérisations nasopharyngées d'huile de vaseline résorcinée à 1/50.

Matin et soir, pendant 10 minutes, *pulvérisation avec :*

Iodure d'allyle.. . . . . . . ⎫	
Acide hydrofluosilicique.. . . ⎬ àà 1 gramme.	
Eucalyptol.	10 —
Décoction de lichen carraghen..	Q. S. p. émulsionner.
Eau distillée. Q. S. p . . .	un litre. (A. Robin).

Le malade se tiendra la première fois à l'extrémité du jet de vapeur et se rapprochera graduellement. Il devra respirer par la bouche et faire de profondes respirations (Ces inhalations pourront être renouvelées jusqu'à 6 fois par jour).

b) Alterner par périodes de 10 jours les 3 médications suivantes :

1°   Créosote de hêtre. . . . . 10 grammes.
      Décoction de bois de Panama. . . . . 90 —
                               F. s. a.

Graduellement une à quatre cuillers à café ($0^{gr},50$ à 2 grammes de créosote) dans un verre à Bordeaux de lait, additionné de V gouttes de Laudanum pour un lavement quotidien à garder.

2°   Poudre de Dower. . . . . ⎫
      Benzoate de soude. . . . . ⎬ àà $0^{gr},10$
      Gomme ammoniaque. . . . . . . ⎬
      Terpine.. . . . . ⎭

                                 pour une pilule, n° 40.
4 par jour.

3°   Iodure de sodium. . . . . 10 grammes.
      Bromure de sodium.. . . . . . . 20 —
      Chlorure de sodium. . . . . . . 40 —
      Eau. . . . . 300 cent. cubes.

Une cuiller à soupe *le matin* et à 4 h. dans une tasse de lait.

III. — *Traitement externe.*

Frictions thoraciques quotidiennes avec *Baume de Fioravanti.*

IX. — TUBERCULOSE A LA PÉRIODE DE CAVERNES AVEC FIÈVRE HECTIQUE, CACHEXIE, EXPECTORATION ABONDANTE, DÉNUTRITION.

I. — *Traitement hygiénique* comme II.

Mais fermer les fenêtres le *matin* par des temps froids pour éviter l'hypothermie.

Vaporisations antiseptiques larges.

Repas peu copieux, mais fréquents toutes les 3 heures. User de grogs, de vin chaud, d'œufs battus, de jus de viande, de café noir, etc.

II. — *Traitement médicamenteux.*

a) Traiter les *symptomes :* toux, insomnie, fièvre, asthénie, sueurs, etc.

b) Pratiquer alternativement *matin et soir*

α) une injection de 1 à 4 cent. cubes d'huile camphrée à 1/10.

β) une injection de 1 cent. cube.

     Sulfate de strychnine. . . . . .   un centigramme.
     Eau distillée . . . .   10 cent. cubes.

X. — TUBERCULOSE PULMONAIRE AVEC ALBUMINURIE D'ORIGINE TUBERCULEUSE.

1º Repos absolu d'abord, relatif ensuite, mais éviter toute fatigue, tout refroidissement.

Suraération, vivre de préférence dans un climat chaud et sec, séjour l'hiver dans le Midi.

Alimentation régulière et substantielle mais surtout lacto-ovo-végétarienne : le lait, les laitages, les fromages, les œufs, les purées de légumes, les marmelades, les compotes, les gâteaux secs, constitueront le fond du régime dans lequel on n'introduira qu'avec prudence et ménagement, la viande, la volaille, le maigre de jambon.

2º Etre très sobre de médicaments : les phosphates, le tanin, les arsenicaux à faibles doses en feront tous les frais.

XI. — TUBERCULOSE PULMONAIRE CHEZ UN DIABÉTIQUE.

I. — *Traitement hygiénique.*

α) *Cures de repos et d'aération* rigoureuses comme II.

β) Régime surtout composé de : potages au bouillon, viandes rouges ou blanches, volailles, poissons, huîtres, œufs, pommes de terre, légumes verts, fromages variés, oranges, pommes, beurre, graisses, olives, féculents, riz et pâtes sous bénéfice d'inventaire, vin rouge, eau de Pougues. Pas de pâtisseries, pas de sucre, pas de bière, glycérine ou saccharine en guise de sucre.

II. — *Traitement médicamenteux.*

a) *L'hiver :* le *matin* 3 à 6 cuillers à soupe d'huile de foie de morue.

b) A 10 h. et à 4 h., une *cuiller à soupe de jus de viande fraîche.*

c) *Alternativement pendant 10 jours :*

α)   Glycérophosphate de chaux.. . . . . . . ⎫
       Magnésie. . . . . ⎬ àà 0^{gr},30
       Bicarbonate de soude. . . . . ⎭

                    pour un cachet.

Un cachet *matin, midi, soir* au moment du repas avec un verre d'eau de Pougues.

β)   Sulfate de strychnine.. . . . .   trois centigrammes.
     Arrhénal. . . . . $0^{gr},8o$ cent.
     Glycérophosphate de soude.. . .   10 grammes.
     Extrait de quinquina.. . . . .   20 —
     Cognac vieux.. . . . . . .   40 —
     Glycérine neutre. Q. S. p. . . .   15o cent. cubes.

Une cuiller à café *matin, midi, soir* au moment des repas.

γ)   Thiocol. . . . . $0^{gr},6o$
3 à 4 par jour.   pour un cachet.

XII. — TUBERCULOSE PULMONAIRE ET SYPHILIS.

(Syphilis survenant chez un tuberculeux.)

I. — *Traitement hygiénique.*

Celui exposé précédemment de la tuberculose pulmonaire chronique.

II. — *Traitement médicamenteux.*

a) 20 jours par mois, et 2 mois sur 3, injection hypodermique quotidienne de 2 cent. cubes.

     Biiodure d'hydrargyre. . . }   àà $0^{gr},4o$ centigrammes.
     Iodure de sodium. . . . . }
     Cacodylate de soude. . . .   1 gramme.
     Eau distillée. . . . . .   4o cent. cubes.

(chaque c. c. renferme : 0,01 biiodure, 0,025 milligr. cacodylate).

Ou en cas d'impossibilité frictions quotidiennes avec

     Onguent napolitain. . . . .   3 grammes.
Ou par jour 4 pilules.   pour un cachet.

     Arséniate de soude. . . . .   deux milligrammes
     Biiodure d'hydrargyre. . . .   cinq —
     Extrait de quinquina.. . . . }   àa dix centigrammes.
     Phosphate de chaux. . . . . }

    pour une pilule, n° 8o.

b) Les 10 autres jours potion tonique :

     Sulfate de strychnine.. . . . .   trois centigrammes.
     Glycérophosphate de soude.. . .   10 grammes.
     Extrait de quinquina.. . . . .   20 —
     Cognac vieux.. . . . . . .   4o —
     Glycérine neutre. Q. S. p. . . .   15o cent. cubes.

Une cuiller à café *matin, midi, soir.*

MARTINET. — Thérapeutique usuelle.   15

XIII. — Phtisie aiguë a forme typhoïde avec hyperthermie.

I. — *Traitement hygiénique.*

a) *Repos absolu au lit.* Il ne peut être question d'aucun déplacement pendant la pyrexie.

b) *Aération continue.*

c) *Alimentation substantielle mais liquide* répartie en petits repas : lait, laitages, potages au bouillon de viande ou de poulet avec tapioca, vermicelle, pâtes, gelées de viande, peptones, somatose, purées de légumes, marmelades et gelées de fruits, thé, café, vin chaud, biscuits, gâteaux secs.

Si les fonctions digestives sont satisfaisantes, la langue nette et humide, la fièvre modérée on pourra essayer les œufs, le jus de viande, les croquettes de volaille, les filets de sole, les cervelles, etc.

II. — *Traitement symptomatique.*

a) Lutter contre la *fièvre*, avec les *lotions froides*, les *enveloppements thoraciques*, la quinine ?

b) Lutter contre *l'infection*, par les frictions ou les injections de collargol.

c) Lutter contre la *congestion pulmonaire* par les enveloppements thoraciques, es cataplasmes sinapisés, les ventouses, la digitale.

d) Lutter contre *l'adynamie* par le café, l'alcool, le quinquina.

Sulfate de strychnine..	trois centigrammes.
Glycérophosphate de soude.. . . .	10 grammes.
Extrait de quinquina..	20 —
Cognac vieux.	60 —
Glycérine neutre.	90 —

3 à 4 cuillers à café dans les 24 heures dans du vin, du café, ou champagne.

e) Lutter contre la *dyspnée* par l'aérothérapie, les ventouses, les inhalations d'oxygène, l'éther et la morphine.

Sirop d'éther.	} ââ 100 grammes.
Sirop de morphine..	}

Par cuiller à soupe, 4 au maximum dans les 24 heures.

XIV. — Phtisie aiguë a forme bronchopulmonaire (phtisie galopante).

I. — *Traitement hygiénique.*

Identique à celui de la forme précédente mais *suralimentation possible.*

II. — *Traitement symptomatique.*

Identique à celui de la forme précédente ; on pourra y ajouter systématiquement, tanin, phosphate de chaux, quinine.

Bichlorhydrate de quinine. . . . . $0^{gr},05$
Phosphate de chaux. . . . . ·. 0 25
Tanin. 0 10

pour une pilule, n° 40.

4 par jour au moment des repas.

III. — *Traitement prophylactique.*

Il consiste à éviter les erreurs thérapeutiques qui peuvent transformer une bacillose pulmonaire chronique éréthico-congestive en une bacillose aiguë.

Dans ces formes on évitera donc :

1° les grands voyages, les grandes fatigues, particulièrement s'il y a de la fièvre.

2° les climats excitants : mer du Nord, Méditerrannée, Biarritz.

3° les médications congestionnantes et excitantes : soufre, arsenic et créosote en particulier, sérum artificiel, eau de mer.

CHAPITRE VII

COQUELUCHE

Nous ne saurions mieux faire que reproduire en tête de ce chapitre les lignes suivantes de M. le D^r Le Gendre auxquelles nous souscrivons entièrement (*Thérapeutique infantile*, 2e édition, page 277).

« Malgré les tentatives faites de tous côtés, on ne possède encore de la coqueluche, ni le microbe pathogène, ni une sérothérapie digne de confiance.

« On a épuisé toute la série des antiseptiques connus et chaque jour voit naître encore une thérapeutique nouvelle, ou renaître une thérapeutique ancienne, il serait vain d'énumérer ici tous ces traitements. Nous pensons que, pour le moment, le meilleur traitement est celui qui fatigue le moins les enfants ; nous ne croyons pas qu'on réussisse à abréger par aucun médicament la durée de la période convulsive. Quand on soigne les coquelucheux à l'hôpital on remplit tout son devoir lorsqu'on leur assure une hygiène rigoureuse, lorsqu'on les soulage en modérant leurs quintes, en assurant leur alimentation, en combattant leurs complications et on peut se convaincre au bout de quelques années d'observation, sur un grand nombre de malades, qu'indépendamment de tout traitement, il y a des coqueluches courtes et des longues.

« En ville et dans tous les milieux, le médecin se trouve dans une situation particulière. S'il dit nettement son opinion sur l'inutilité des traitements réputés curateurs, ou on cesse de l'appeler, ou on fait à son insu tous les essais suggérés par la réclame ou la tradition. Il vaut donc mieux ne pas afficher ce scepticisme et il est légitime de se prêter aux essais inoffensifs : on conserve ainsi la direction du traitement et le contrôle utile dans l'intérêt des petits malades pour endiguer l'abus de polypharmacie et des remèdes secrets. »

*
* *

Les principes généraux du traitement de la coqueluche se résument en les 2 termes suivants :

1° **Hygiène générale des infections des voies respiratoires.**

2° **Médication antispasmodique modérée et surveillée.**

L'*hygiène générale* sera celle des bronchitiques à laquelle nous renvoyons pour les détails : Isolement dans une chambre vaste d'aération facile ; si le temps et le climat le permettent aération continue — vaporisations larges de substances aromatiques et antiseptiques : eucalyptus, térébenthine, benjoin, acide phénique, eucalyptol, etc. — toilette et antisepsie bucco-naso-pharyngée soigneuse et méthodique au moyen d'eau oxygénée, de phéno-salyl à 1/100, d'huile de vaseline résorcinée à 1/50-1/100.

Ces mesures hygiéniques prophylactiques s'imposent plus impérieusement dans cette maladie où l'infection secondaire des voies respiratoires, la bronchopneumonie est si particulièrement redoutable.

Une question sans cesse agitée est celle des sorties : d'aucuns préconisent, sans autre restriction, la sortie large, systématique quotidienne sous prétexte que le coquelucheux a besoin d'air, de changement d'air ; d'autres par crainte d'une complication inflam-matoire à frigore, calfeutrent le coquelucheux en chambre close pendant toute la durée de la maladie, et on sait qu'elle est le plus souvent fort longue.

La première formule appliquée inconsidérément expose aux complications broncho-pulmonaires, la seconde conduit fatalement à la débilitation, à l'anémie et prédispose au développement ulté-rieur de la tuberculose.

A notre avis — qui est croyons-nous celui de la plupart des pédiatres — *séjour à la chambre*, largement aérée, méthodiquement ventilée, entraînement à l'aération continue systématique *pendant la période aiguë des crises fréquentes* ; *sorties régulières et prolongées*, si le temps le permet et avec les précautions d'usage, *pendant la période de déclin* ; *changement d'air*, par déplacement de climat *à la période des quintes rares et peu prolongées* — telle est la formule évolutive qui donne les meilleurs résultats.

*
* *

Tous les *antispasmodiques* et les *antiseptiques* ont été préconisés dans le traitement de la coqueluche ; tous ont à leur actif des guérisons apparentes, des sédations rapides ; tous ou presque correctement maniés sont susceptibles de procurer une diminution plus ou moins grande du nombre des quintes, une diminution de leur durée.

Nous rappellerons seulement les principaux, avec les remarques indispensables à l'administration infantile.

La *teinture de belladone* à 1/10 (V. Médicaments Usuels) est restée depuis Trousseau la drogue classique du traitement de la coqueluche. Il faut avoir bien présent à l'esprit que la teinture du Codex de 1908 est à 1/10, elle est donc moitié moins active que celle de 1885 qui était à 1/5. Les doses anciennes doivent donc être doublées ; on pourra, sous surveillance, accepter III à VI gouttes progressivement par jour et par année d'âge. On pourra la prescrire associée à la teinture de drosera, de digitale, de valériane, d'aconit, etc.

Le sirop qui renferme 2 grammes de teinture par cuiller à soupe, n'est vraiment pas maniable chez les enfants. Posologie théorique : 1 gramme par année d'âge.

La *teinture d'aconit à 1/10* se prescrira à la dose de II gouttes par année d'âge.

Voici pour exemple une formule qui associe les deux drogues précédentes, à d'autres antispasmodiques :

Teinture de belladone 1/10. . . . . ⎫
   —   aconit à 1/10. . . . . ⎪
   —   drosera. . . . . . . ⎬ áá 2 grammes.
   —   grindelia. . . . . . ⎪
Elixir parégorique. . . . . . . ⎪
Eau de laurier-cerise à 1/1000. . . ⎭

V à X gouttes, 3 fois par jour (pour un enfant de 2 ans), augmenter d'une goutte par jour jusqu'à effet.

Rappelons la formule suivante préconisée par Trousseau.

Sirop de belladone. . . . . . . ⎫
  — d'opium . . . . ⎬ áá 15 grammes.
  — d'éther . . . . ⎪
  — fleurs d'oranger. . . . . . ⎭

Par cuiller à café suivant tolérance.

Antipyrine. On peut accepter $0^{gr},50$ par jour et par année d'âge. On peut l'administrer en paquets dans de l'eau sucrée ou de l'eau de Vichy ou dans une potion associée à la belladone et aux bromures.

Le *bromoforme* fort actif est d'un maniement délicat. Il est plus prudent de s'abstenir de son emploi avant 2 ans et d'accepter IV gouttes par jour et par année d'âge comme dose moyenne au-dessus de cet âge. Très peu soluble dans l'eau, le bromoforme l'est au contraire dans l'*huile* (ce qui permet de le donner en émulsion) et dans l'*alcool* ce qui permet de l'associer aux teintures comme dans la formule suivante :

Bromoforme. . . . . 2 grammes.
Alcool à 90°. 30   —
Teinture de belladone 1/10. . . . ⎫ áá XX gouttes.
   —   aconit 1/10. . . . . ⎭
Sirop de codéine. Q. S. p. . . . . 100 cent. cubes.

Chaque cuiller à café renferme.

    $0^{gr},10$ ou 4 gouttes de bromoforme.
    1 goutte de teinture de belladone.
    1 goutte d'aconit.

On peut en donner 1 cuiller à café par jour, par année d'âge comme dose initiale.

Les *bromures* sont de même recommandables associés ou non

aux drogues précédentes à la dose moyenne de 0ᵍʳ,20 à 1 gramme par année d'âge.

Ex.	Bromure de potassium.	2 grammes.
	Sirop de codéine	40 —
	Eau de fleur d'oranger.	40 —
	Eau chloroformée. Q. S. p.	100 cent. cubes.

Une cuiller à café renferme.

    0ᵍʳ,10 de bromure

    0 001 codéine.

On peut en donner 3 à 5 cuillers à café dans les 24 heures, par année d'âge.

Le *chloroforme* en inhalation a été préconisé contre les quintes violentes. Il sera prudent pour cet âge de l'associer à l'éther.

Triboulet et Boyé ont employé avec succès à partir de 18 mois les injections de *morphine* aux doses progressives de 1/4, 1/3, 1/2 centigramme.

En ce qui concerne les antiseptiques administrés par voie interne comme anticoquelucheux nous ne retiendrons que le *sirop phéniqué* que nous avons vu prescrire de la façon suivante par le Dʳ Barbier:

Sirop phénique du Codex (1885).. .	12 grammes.
Eau distillée.	āā 24 —
Julep gommeux. . . . . :	

Donner chaque jour par cuiller à café, cette potion en totalité.

L'*huile goménolée* à 20 pour 100, en injections hypodermiques quotidiennes de 5 à 10 centimètres cubes se serait montrée très efficace entre les mains de Leroux et Ausset.

Il serait facile, mais fastidieux, d'allonger indéfiniment cette énumération de tous les antispasmodiques, et antiseptiques utilisables et utilisés chaque jour avec des succès divers dans le traitement de la coqueluche.

Voici encore quelques formules anti-spasmodiques, anti-coquecheuses dont il sera légitime de tenter l'essai :

Bromure de potassium.	3 grammes.
Eau de laurier-cerise (Cod. 1908).. . .	2 —
Teinture de belladone à 1/10.	trente gouttes.
Sirop d'éther.	15 grammes.
Sirop de codéine.	30 —
Sirop de fleur oranger.	45 —

6 cuillers à café dans les 24 heures (pour un enfant de 2 ans), potion pour
3 jours.

§ Antipyrine. . . . .   3 grammes.
  Sirop de belladone.   25   —
  Eau de tilleul.   100   —
                                   (Marfan.)

0^{gr},10 d'antipyrine par cuiller à café.
  0   20   —   à dessert.
  0   40   —   à soupe.
  au-dessous de 2 ans. . . . . . 0^{gr},20 à 1 gramme.
  au-dessus { dose initiale. . .   1   —
            { dose maxima. . .   3   —

§ Bromoforme. . . . .   1 gramme.
  Codéine. . . . . 0^{gr},10 centigrammes.
  Alcool à 90°. . . . . . .   10 grammes.
  Teinture d'aconit. . . . .   XX gouttes.
  Eau de laurier-cerise 1908. .   3 grammes.
  Sirop de tolu..   50   —
  — de Desessartz. Q. S. p. .   200   —

8 cuillers à café dans les 24 heures (pour un enfant de 2 ans), potion pour
5 jours.

§ Teinture de grindelia, ...)
  —   drosera. . . . . } ãã 10 grammes.
  —   belladone. . . . . .)

X à XV gouttes dans de l'eau sucrée, 2 à 4 fois par jour (enfant de 3 à 4 ans).

§ Bromoforme. . . . .   2 grammes.
  Alcool à 90°.   30   —
  Sirop simple. Q. S. p. . . . .   100 cent. cubes.

Une cuiller à café contient IV gouttes par cuiller à café (IV gouttes en
moyenne par jour et par année d'âge).

§ Essence de térébenthine. . . . . . .   10 grammes.
  Chloroforme.   30   —
  Ether.   60   —
                               Usage externe.

Pour inhalations en cas de quintes trop prolongées.   (Wilde.)

*
* *

Quant au traitement des *complications* — broncho-pneumonie,
épistaxis, convulsions, asphyxie — c'est le traitement usuel tout
symptomatique de ces affections ou symptômes — nous ne pouvons que renvoyer aux chapitres de cet ouvrage consacrés à leur

étude. Pour les *vomissements*, on fera manger après la quinte, on essaiera d'autre part le café noir froid ou très chaud, l'eau de seltz, l'eau de Vichy. Les *ulcérations de la langue* seront traitées en garnissant de gutta le bord des dents et en touchant l'ulcération avec de la glycérine boratée à 1/10, du nitrate d'argent à 1/30 ou de l'acide lactique à 1/5.

TYPE D'ORDONNANCE POUR COQUELUCHE SIMPLE CHEZ UN ENFANT DE TROIS ANS

1° Isoler le malade — dans une chambre — vaste — bien aérée. Renouveler l'air aussi souvent que possible, en évitant toutefois les courants d'air.

Pratiquer l'aération continue si le climat et la saison le permettent.

2° Évaporations larges d'essences aromatiques : eucalyptus, térébenthine, benjoin, créosote.

3° Antisepsie soignée :

a) De la bouche : au moyen de lavages à l'eau oxygénée détriplée ou d'une solution de phénosalyl à 1 pour 100.

b) Du pharynx et du nez : au moyen de pulvérisation et d'instillation d'huile de vaseline résorcinée à 1/50.

4°	Teinture de belladone à 1/10.	.	.	.	un gramme.
	Antipyrine..	.	.	.	5 —
	Bromure de potassium.	.	.	.	6 —
	Sirop de fleur d'oranger..	.	.	.	80 —
	Eau de tilleul. Q. S. p.	.	.	.	240 cent. cubes.

4 cuillers à soupe dans les 24 heures, potion pour 4 jours.

5° Si l'enfant vomit, supprimer les repas réguliers et à heure fixe — et lui donner à manger après chaque quinte — ajouter à l'alimentation une demi-tasse de café sans chicorée.

6° Si les quintes se suppriment brusquement, s'il y a fièvre, consulter immédiatement.

CHAPITRE VIII

CONGESTIONS PULMONAIRES

Il est bien difficile de donner des congestions pulmonaires une classification logique, pratique et compréhensive. Les congestions pulmonaires se rencontrent en effet dans les conditions cliniques les plus diverses, tant primitivement que secondairement — soit consécutivement à un coup de froid (congestion pulmonaire primitive (maladie de Woillez), congestion pleuro-pulmonaire (fluxion de poitrine), spléno-pneumonie de Grancher — soit au cours d'une maladie des voies respiratoires (tuberculose, pneumonie, broncho-pneumonie), — soit au cours d'une maladie infectieuse (grippe, fièvre typhoïde, paludisme) — soit au cours d'une affection cardio-vasculo-rénale (aff. mitrales, asystolie, urémie).

Chacune de ces congestions revêt un type clinique un peu spécial du fait de son étiologie propre ; — les indications thérapeutiques sont en partie au moins liées à cette étiologie (pulmonaire, infectieuse ou cardiaque) et seront développées dans chacun des chapitres de cette collection consacrés à la maladie causale (tuberculose, grippe, aff. mitrales, etc.).

Nous ne retiendrons ici pour la pratique que ce fait que la plupart de ces congestions appartiennent à deux grands types généraux auxquels on peut, abstraction faite de leur étiologie, les ramener presque toutes.

Congestions fluxionnaires actives par afflux sanguin, suractivité circulatoire pulmonaire. A ce type appartiennent les congestions primitives (maladie de Woillez), les congestions pleuro-pulmonaires (fluxion de poitrine), les congestions péribronchiques, péri-pneumoniques et péri-broncho-pneumoniques, les congestions péri-tuberculeuses et paludéennes, les congestions rubéoliques.

Leur siège le plus habituel est le sommet ou le lobe moyen.

Elles sont presque toujours pyrétiques et s'accompagnent d'éréthisme cardio-vasculaire marqué.

Congestions hypostatiques, passives. — Par parésie vaso-motrice, asthénie cardio-vasculaire, ralentissement circulatoire, engouement mécanique de zones plus ou moins étendues du poumon. A ce type appartiennent les congestions des asystoliques, des emphysémateux, des rénaux, des scléreux, la plupart des congestions grippales et typhiques. Cependant il faut bien savoir que dans ces dernières affections, comme dans la plupart des infections, on peut constater l'existence, surtout au début, de congestions du type fluxionnaire souvent localisées au sommet.

Les congestions hypostatiques revêtent souvent la forme œdémateuse aiguë ou chronique.

Elles sont presque toujours localisées aux bases.

Congestions contemporaines d'une infection (grippe ou fièvre typhoïde) exceptées, elles ne s'accompagnent pas de fièvre ; l'asthénie cardio-vasculaire est habituelle.

*
* *

Dans les **congestions fluxionnaires actives,** les indications thérapeutiques essentielles — abstraction faite des indications pathogéniques causales — consistent essentiellement à faire de la révulsion cutanée, à dériver la congestion et à combattre l'éréthisme cardio-vasculaire.

On obtiendra la *dérivation cutanée* par les moyens variés et classiques, qu'on graduera suivant l'intensité du syndrome congestif: bottes d'ouate, ventouses sèches ou scarifiées, enveloppements thoraciques froids ou tièdes, sinapisés ou non, sinapismes et cataplasmes sinapisés, bains chauds sinapisés ou non dont la technique a été exposée à l'occasion des bronchites et des pneumonies.

La saignée générale même serait indiquée en cas de fluxion très étendue et d'éréthisme vasculaire menaçant.

En ce qui concerne la lutte contre l'*éréthisme cardio-vasculaire* — nous pourrions répéter ici exactement ce que nous avons dit à l'occasion des hémoptysies de la tuberculose. Il est classique et probablement irrationnel d'administrer des vaso-constricteurs du type de l'ergotine avec l'idée préconçue de faire contracter les vaisseaux dilatés ; ce faisant on ne peut qu'augmenter l'éréthisme cardio-vasculaire. La tendance clinique actuelle — certainement plus logique — consiste nous l'avons vu dans l'administration des vaso-dilatateurs (trinitrine, nitrite d'amyle, etc.). En fait il est un hypotenseur qui a depuis longtemps fait ses preuves dans le traitement des hémoptysies fluxionnaires de la bacillose et qu'on peut fort bien employer et avec succès dans la plupart des congestions fluxionnaires actives, c'est l'*ipéca* à doses fractionnées, dont une des propriétés est précisément d'anémier le poumon.

On pourra prescrire :

1°   Bichlorhydrate de quinine. . . . . $0^{gr},03$
      Ipéca.. . . . . o 15
      Extrait de valériane. . . . . o o3
                        pour une pilule, n° 20.

Une pilule d'heure en heure, avec une infusion aromatique, 8 à 10 par jour.

ou

2° combinant avec un stimulant diffusible diaphorétique.

    Ipéca. . . . . 3 grammes.
    Acétate d'ammoniaque . . . . . . 10 —
    Sirop de tolu. . . . . 30 —
    Décoction de polygala. . . . . . . 90 —

Par cuiller à dessert d'heure en heure.   F. s. a.

ou

3° combinant avec un calmant et un drastique pour obtenir une dérivation intestinale.

    Elixir parégorique. . . . . 12 grammes.
    Teinture d'aloès. . . . . ⎫
                        ⎬ āā 3o —
    Sirop d'ipéca.. . . . . ⎭
    Sirop de polygala.. . . . . . . ⎫
                        ⎬ āā 6o —
    Hydrolat de tilleul. . . . . . . ⎭

Par cuiller à soupe toutes les 2 heures.

Au surplus il est 2 préparations officinales à base d'ipéca particulièrement recommandables dans le traitement des congestions actives du poumon — le *sirop de Desessartz* surtout employé en thérapeutique infantile et la *Poudre de Dower*.

Le *sirop de Desessartz* ou *sirop d'ipéca composé* dont nous rappelons la formule :

Ipéca concassé..	} àà 3 grammes.
Serpolet.	
Folioles de séné.	}
Fleurs de coquelicot	} àà 10 —
Sulfate de **magnésie**.	
Vin blanc.	} àà 75 —
Eau de fleur oranger.	
Eau bouillante.	300 —
Sucre blanc.	Q. S.

S'emploie par cuillers à café chez l'enfant, par cuillers à soupe chez l'adulte. Il peut être le point de départ d'associations médicamenteuses fort variées et intéressantes.

La *Poudre de Dower* renferme par grammes :

Poudre d'opium.	} àà $0^{gr},10$
Poudre d'ipéca..	
Sulfate de potasse..	} àà 0 40
Nitrate de potasse..	

Et est à la fois de ce fait *calmante* par son opium, *anti-congestive* et *expectorante* par son ipéca, *diurétique* et *diaphorétique* par ses sels de potasse.

C'est une des préparations les plus recommandables dans le traitement des congestions actives : on peut l'associer à la quinine :

Bichlorhydrate de quinine.	$0^{gr},10$
Poudre de Dower..	0 50

pour un cachet, n° 12.

4 par jour à 4 heures d'intervalle.

Si l'on estime que la proportion d'ipéca est un peu faible on peut la relever comme dans la formule suivante :

Poudre d'ipéca.	$0^{gr},10$
Bichlorhydrate de quinine..	0 05
Poudre de Dower.	0 20

pour une pilule, n° 30.

8 à 12 par jour, à une heure d'intervalle.

*
* *

Dans les congestions hypostatiques, passives.

L'indication *dérivatrice cutanée* est identique à celle de la forme précédente et s'obtiendra par des moyens identiques : ventouses sèches ou scarifiées, sinapismes, enveloppements thoraciques sinapisés ou non. La saignée serait de même indiquée si l'encombrement était fort étendu, la cyanose marquée, l'asphyxie menaçante ; elle s'impose plus particulièrement chez les cardio-rénaux. Les bains sont en revanche d'un maniement beaucoup plus délicat et somme toute généralement peu recommandables.

Mais ici l'*indication primordiale* (abstraction faite nous le répétons, de l'indication causale, réservée dans ce chapitre) c'est la *lutte contre l'asthénie neuro-cardio-vasculaire* qui domine le syndrome.

On aura donc surtout recours aux toniques neuro-cardio-vasculaires — au premier rang desquels il faut mentionner la strychnine, la digitale et l'ergot de seigle — au second rang tous leurs succédanés : huile camphrée, caféine, spartéine, etc.

La strychnine et l'ergot sont plus particulièrement recommandables dans les congestions infectieuses adynamiques de la grippe et de la fièvre typhoïde ; la digitale, l'huile camphrée, la spartéine chez les cardio-rénaux.

On pourra prescrire :

1°   Huile camphrée à 1/10. . . . . . . 20 cent. cubes.
2 à 5 cent. cubes dans les 24 heures en injection hypodermique.

2°   Sulfate de strychnine. . . . . . . un centigramme.
       Eau distillée. . . . . 10 cent. cubes.
2 à 4 cent. cubes et plus par jour en injection sous-cutanée.

3°   Sulfate de strychnine. . . . . . un milligramme.
       Ergot de seigle frais. . . . . . . dix centigrammes.
                           pour une pilule.
2 à 5 par jour suivant réaction et tolérance.

4°   Sulfate de strychnine. . . . .   trois centigrammes.
        Sulfate de spartéine. . . . .   trente   —
        Glycérophosphate de soude. . .   6 grammes.
        Extrait de quinquina.   10   —
        Cognac vieux.   40   —
        Glycérine neutre. Q. S. p. . . .   150 cent. cubes.

3 à 5 cuillers à café dans les 24 heures, dans du lait, du café, du vin chaud ou un grog.

5°   Solution de digitaline cristallisée au millième.   cinquante gouttes.

En 2 fois dans les 24 heures (ne pas renouveler avant un intervalle de plusieurs jours).

6°   Poudre de scille. . . . . ⎫
        Résine de scammonée. . . . . ⎬ ââ 0^{gr},05
        Poudre de digitale fraîchement préparée.. . ⎭

4 par jour.   pour une pilule, n° 20, etc.

La diète lactée est de rigueur dans la plupart des cas.

*
* *

Les 2 types concrets mais schématiques suivants, volontairement simplifiés, feront toucher du doigt la mise en œuvre des 2 médications.

*
* *

CONGESTION PRIMITIVE DU POUMON (Maladie de Woillez).

1° Couvrir le thorax de ventouses sèches — matin et soir — le premier jour avec 3 ventouses scarifiées sur le point douloureux. — Le soir seulement, les jours suivants sauf dyspnée très prononcée.

2° En cas de dyspnée menaçante et de congestion très étendue — saignée de 300 centimètres cubes environ :

3°   Poudre de Dower. . . . .   0^{gr},25
        Bichlorhydrate de quinine. 0 20
        Poudre d'ipéca.. . . . .   0 15

4 cachets dans les 24 heures.   pour un cachet, n° 8.

3º Lavement purgatif avec :

Follicules de séné.	8 grammes.
Sulfate de soude..	3o —
Eau de guimauve.	3oo cent. cubes.
	pour un lavement.

4º Alimentation liquide :

Lait, laitages — grogs légers, vin chaud —, tisanes, infusions.

CONGESTION PULMONAIRE HYPOSTASTIQUE CHEZ UN ASYSTOLIQUE MITRAL.

1º Repos absolu, au lit — buste relevé par les oreillers.

2º Ventouses sèches matin et noir — surtout aux bases.

En cas de cyanose marquée, d'asphyxie menaçante — saignée
de 3oo grammes.

3º   Poudre de scille. . . . . $\left.\right\}$

      Résine de scammonée. . . . . $\}$ àà o^{gr},o5

      Poudre de digitale fraîche. . . . . . .

                        pour une pilule, nº 18.

8 pilules le premier jour, 5 le 2ᵉ et le 3ᵉ.

4º Les jours suivants :

a) *Le matin* une injection de 2 centimètres cubes d'*huile camphrée.*

b) *Matin, midi, soir*, au moment d'une prise de lait une des
pilules suivantes :

Sulfate de strychnine.	un milligramme.
Sulfate de spartéine.	cinq centigrammes.

3 par jour.   pour une pilule, nº 3o.

*
* *

Mentionnons enfin l'**œdème aigu du poumon** d'une symptomatologie si dramatique et si précise (dyspnée brusque, angois-
sante, paroxystique — toux quinteuse incessante — pluie de râles
fins envahissante), d'une pathogénie si discutée encore.

On le rencontre comme on sait dans 3 circonstances cliniques
bien déterminées, au cours des *aortites,* au cours des *néphrites*

aiguës, à titre de *pneumococcie fruste, abortive* (Guillain et Laroche, *Soc. méd. hopitaux,* 25 fév. 1910). On l'a signalé enfin après une thoracentèse trop considérable.

Pour Huchard (*Consultations médicales,* 3ᵉ édit., p. 145), la filiation pathogénique des accidents serait la suivante (du moins au cours des aortites) : troubles de l'innervation cardio-pulmonaire par péri-aortite ; augmentation considérable de la tension vasculaire dans la petite circulation ; insuffisance aiguë ou rapide du ventricule droit.

D'autre part Bouchard et Claude, puis Josué ont provoqué expérimentalement des accès typiques et souvent mortels d'œdème aigu du poumon par injection brusque, intra-veineuse de fortes doses d'adrénaline. En sorte qu'on peut admettre qu'au moins en certains cas, ce syndrome clinique est sous la dépendance « d'une activité exagérée des glandes surrénales celle-ci pouvant être elle-même sous la dépendance d'altérations rénales, » ce qui expliquerait la pathogénie de l'œdème du poumon au cours de certaines néphrites aiguës.

Enfin l'observation récente précitée de MM. Guillain et Laroche semble démontrer qu'elle peut être la traduction clinique d' « une pneumopathie pneumococcique abortive, une forme fruste de pneumonie, un équivalent pneumonique ».

*
* *

Le traitement héroïque de l'œdème aigu du poumon c'est la saignée large de 300 à 500 centimètres cubes, grâce à laquelle on assiste à de véritables résurrections.

A défaut de saignée on couvrirait la poitrine de ventouses scarifiées ou on poserait des sangsues.

Les toni-cardiaques (huile camphrée, spartéine), le régime lacté, l'aérothérapie systématique, les inhalations d'oxygène compléteront le traitement.

Ce qu'il faut surtout éviter c'est la morphine, inopérante dans ces cas et particulièrement dangereuse.

CHAPITRE IX

PLEURÉSIES

Pratiquement les pleurésies se classent d'après la nature de leur épanchement en pleurésies sèches, séro-fibrineuses, hémorragiques et purulentes.

PLEURÉSIES SÈCHES

Le malade sera tenu au lit pendant toute la durée de la période thermique et pendant la dizaine qui suivra. A ce moment on pourra l'autoriser à garder simplement la chambre, puis les sorties seront autorisées avec les précautions d'usage. La suraération méthotique sera pratiquée comme elle a été exposée à l'occasion de la tuberculose.

Pendant la période pyrétique, l'alimentation sera exclusivement lactée ou lacto-ovo-végétarienne.

Pendant la période apyrétique, la diététique sera celle de la tuberculose, dont la pleurésie sèche est le plus souvent une modalité.

Comme *médication générale,* les toniques généraux (quinquina, arsenicaux, glycérophosphates) seront indiqués dans les formes asthéniques ; les *calmants* (opiacés, aconit, œthone, eau de laurier-cerise) serviront à combattre la toux parfois fort rebelle ; le salicylate de soude à la dose quotidienne de 3 à 5 grammes chez l'adulte, paraît être d'une réelle utilité au début desdites pleurésies.

Comme *médication locale, révulsive,* les ventouses sèches, voire scarifiées en cas de point de côté très douloureux, les sinapismes, les cataplasmes sinapisés, la révulsion iodée, les pointes de feu pourront être employées. A notre avis, mouches de Milan et vésicatoires sont parfois dans ces cas parfaitement légitimes et efficaces.

*
* *

PLEURÉSIES SÉRO-FIBRINEUSES

Les *pleurésies séro-fibrineuses* sont, comme on sait, le plus ordinairement l'expression d'une *tuberculose pleurale* atténuée, mais on peut les constater aussi quoique moins fréquemment à l'occasion du *rhumatisme articulaire aigu*, de la *congestion pulmonaire*, de la *pneumonie*, de la *grippe*, de la *fièvre typhoïde*, des *cardiopathies*, des *néphrites*, de la *syphilis*.

Il nous paraît intéressant de rappeler les formules cytologiques les plus générales relatives au liquide pleural :

a) Pleurésie tuberculeuse primitive : lymphocytose;

b) Pleurésie tuberculeuse secondaire : éléments polymorphes en cytolyse.

c) Pleurésie infectieuse non tuberculeuse : polynucléose;

d) Pleurésies mécaniques (des cardiopathes, des brightiques) : grandes cellules endothéliales soudées.

Leur traitement comporte :

a) Des indications générales applicables à toutes les pleurésies;

b) Des indications étiologiques, dépendant de leur nature spécifique;

c) Des indications symptomatiques;

d) Des indications prophylactiques au point de vue des suites éloignées possibles de la pleurésie.

Traitement général.

La pleurésie séro-fibrineuse banale, habituellement d'origine

bacillaire, est peu influencée dans son évolution par une thérapeutique active. Elle évolue à l'ordinaire vers la guérison en 3 ou 4
semaines, sauf complications.

Le traitement général systématique se ramène en somme :

1° Au *repos absolu au lit* pendant toute la période fébrile et
environ 5 jours après l'apyrexie.

2° A l'aération, voire la *suraération méthodique* et systématique comme dans toute tuberculose.

3° A une *alimentation* d'abord exclusivement lactée, puis lacto-
végétarienne, puis lacto-ovo-végétarienne déchlorurée au fur et
à mesure de la défervescence de la fièvre.

Les *médications purgatives, diurétiques* et *diaphorétiques* —
abstraction faite des indications causales ou symptomatiques —
ne semblent exercer aucune action directe appréciable sur la
vitesse de résorption de l'épanchement. On pourra cependant les
instituer sans se faire trop d'illusion sur leur efficacité.

La question du *vésicatoire* semble à peu près généralement
tranchée, au moins à Paris, par la négative; il a paru plus nuisible qu'utile. L'Ecole de Montpellier y est restée fidèle : le
Pr Grasset conseille d'appliquer un vésicatoire le 7e jour si l'épanchement peu abondant n'a pas de tendances à la résolution.

TRAITEMENT SPÉCIFIQUE.

Il est bien évident que la cause de la pleurésie, sa nature,
imposeront des indications thérapeutiques particulières :

a) La *pleurésie tuberculeuse* comportera surtout le traitement
hygiénique systématique bien connu que nous avons longuement
exposé au chapitre tuberculose pulmonaire : repos puis exercice
progressif (à la période apyrétique) — suraération méthodique —
alimentation progressive suffisamment substantielle.

b) La *pleurésie rhumatismale,* assez fréquente, mobile et peu copieuse comportera l'administration correcte d'une préparation sali-
cylée (salicylate de soude, aspirine, etc., voir Médicaments usuels).

c) La *pleurésie* qui accompagne la *congestion pulmonaire* et la *pneumonie* comportera les mêmes indications : ventouses, toni-cardiaques, alcool, etc.

. *d)* La *pleurésie des typhiques* contre-indiquera l'usage des bains froids, auxquels on s'efforcera de suppléer par les lavements froids, les lotions froides, la quinine.

e) La *pleurésie des cardiopathes* sera traitée par la digitale, la spartéine, le strophantus, le théobromine qui d'ailleurs ne seront souvent efficaces qu'après la thoracentèse qui devra être pratiquée lentement et avec une grande prudence par crainte de syncope.

f) La *pleurésie des néphrétiques* indiquera plus spécialement les régimes lacté et déchloruré, les ventouses scarifiées sur les lombes, la caféine et la théobromine.

g) La *pleurésie syphilitique* sera traitée par le mercure et l'iodure.

TRAITEMENT SYMPTOMATIQUE.

En dehors des médications précitées le traitement sera purement symptomatique.

Contre le *point de côté* et la *dyspnée* du début : des ventouses scarifiées, une mouche de Milan dont la plaie sera pansée avec une pommade morphinée, une application locale de salicylate de méthyle et à l'extrême rigueur une piqûre de morphine.

La *toux quinteuse,* fatigante, épuisante des pleurétiques sera traitée par les *opiacés* (voir bronchites), la belladone, l'aconit, l'œthone, les bromures, etc.

L'*oppression,* si elle est surtout nerveuse, cédera à des enveloppements thoraciques chauds, à des ventouses, à une potion éther-morphine, à une injection de morphine ; si elle est subordonnée à un gros épanchement elle indiquera la thoracentèse.

La *fièvre* sera, à l'ordinaire, comme la fièvre tuberculeuse peu influencée par les antiseptiques usuels. Cependant le salicylate de soude, l'aspirine, seront utiles chez les rhumatisants. On pourra essayer le mélange quinine-antipyrine, la marétine, la cryogénine. Le mieux sera, sauf hyperthermie, de s'en abstenir.

Le *symptôme* le plus important de la pleurésie est l'*épanche-ment*; la thoracentèse sera indiquée 1° si l'épanchement par son abondance devient un danger; 2° si dans la 3° semaine de sa formation, il ne manifeste pas de tendance à la résorption; 3° si une affection concomitante rend les accidents possibles d'asphyxie ou de syncope plus menaçants.

L'INDICATION DE LA THORACENTÈSE *est donc tirée 1° de l'abondance de l'épanchement ; 2° de sa durée ; 3° de l'intensité des signes fonctionnels ; 4° de sa nature.*

1° En ce qui concerne l'abondance de l'épanchement on peut admettre comme règle générale que : *la thoracentèse est urgente quand il existe un litre 1/2 dans la plèvre gauche, ou 2 litres dans la plèvre droite ou si avec un épanchement moindre l'existence d'une cardiopathie ou d'une pneumopathie concomitante rend la dyspnée menaçante.* Nous rappellerons les formules cliniques suivantes de Dieulafoy : « En ce qui concerne la *pleurésie gauche* : lorsque la matité et l'absence des vibrations remontent en arrière jusqu'à l'épine de l'omoplate, lorsque la sonorité de l'espace de Traube a disparu, lorsque la submatité remplace, à la région claviculaire, la tonalité du son skodique, lorsque surtout le cœur est dévié, au point que le maximum du bruit systolique siège au bord droit du sternum ou entre le sternum et le sein droit, bien qu'à ce moment la cavité pleurale ne soit pas remplie au maximum, de tels signes chez un adulte, dénotent que l'épanchement atteint ou avoisine 2 litres. Dès lors la thoracentèse est urgente; elle s'impose, il faut opérer, et ne pas oublier que remettre au lendemain est une formule malheureuse qui coûte la vie aux malades ».

Pour la *pleurésie droite* l'évaluation de la quantité de liquide épanché est plus délicate, mais on peut admettre de même que lorsque la matité et l'absence de vibrations remontent en arrière jusqu'à l'épine de l'omoplate, lorsque la submatité remplace sur la clavicule la tonalité du son skodique, et surtout si le foie est abaissé la thoracentèse s'impose.

Elle s'imposerait de même, avec un épanchement moindre, et en l'absence des signes précédents, si comme nous l'avons déjà dit la dyspnée devenait menaçante du fait d'une pneumopathie du côté opposé (emphysème, foyer pneumonique, pneumothorax) ou d'une cardiopathie.

TECHNIQUE DE LA THORACENTÉSE

Nous rappellerons brièvement la technique et les incidents de la thoracentèse.

Instrumentation. — La ponction de la plèvre se fait couramment :

Soit avec l'*appareil de Potain* (fig. ci-contre), le vide est pra-

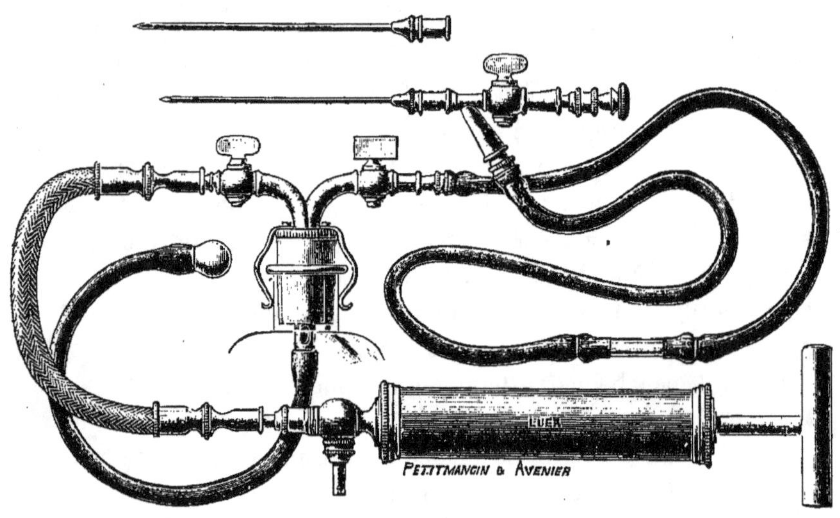

Fig. 14. — Aspirateur Potain.

tiqué dans une bouteille, en communication, au moyen d'un tube de caoutchouc souple, avec le trocart ponctionnant la plèvre. Le liquide pleural y est aspiré.

Soit avec l'*appareil de Dieulafoy* (fig. ci-contre), le liquide est aspiré directement dans le corps de pompe de l'aspirateur.

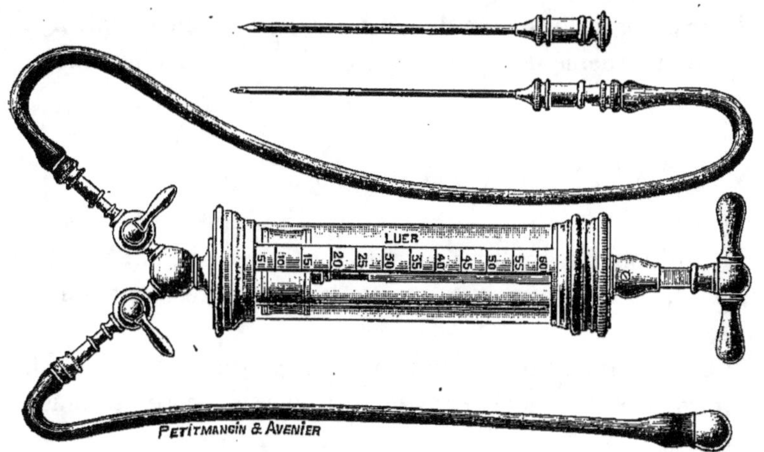

Fig. 15. — Aspirateur Dieulafoy.

Soit avec le *siphon de Duguet,* constitué simplement par le trocart n° 3 de l'appareil de Potain, muni d'un tube d'écoulement auquel on a adapté au besoin un entonnoir d'amorçage.

Il est superflu de recommander de vérifier avec soin le bon fonctionnement des appareils, la perméabilité des aiguilles ou trocarts, et si l'on n'est pas très au courant du maniement des appareils, de pratiquer *in vitro* quelques manœuvres préalables d'aspiration d'un liquide aseptique, eau bouillie ou eau phéniquée.

Préparatifs. — Ils consistent essentiellement en :

Stérilisation des trocarts (et même des caoutchoucs et du flacon récepteur si l'on pense injecter ultérieurement de l'air dans la plèvre) par ébullition prolongée plus de 10 minutes et séjour ultérieur dans de l'alcool à 90° ou de l'eau phéniquée.

Stérilisation de l'opérateur par savonnage prolongé des mains et des ongles à la brosse de chiendent, suivi d'une immersion plus ou moins longue dans un liquide antiseptique (alcool à 90°, sublimé au millième, etc.).

Stérilisation du lieu de la ponction par savonnage prolongé à la brosse, suivi d'un lavage à la liqueur de Van Svieten, puis d'une friction à l'alcool ou à l'éther.

Pour éviter la formation de mucus dans le flacon récepteur, il est recommandable d'y verser au préalable un peu d'huile stérilisée.

Position a donner au malade.

La position classique est la position assise, le thorax incliné en avant, les bras tendus en avant, les mains reposant sur les cuisses.

Milian a récemment recommandé la position couchée ; elle doit être en effet préférée dans les cas où la syncope est plus à craindre.

Lieu de la ponction.

Il est évidemment variable suivant la localisation et l'étendue de l'épanchement.

Habituellement on choisit le 6e, 7e ou 8e espace intercostal, à l'intersection d'une verticale abaissée du sommet au creux de l'aisselle.

Technique de la ponction.

Avant toute thoracentèse — les préparatifs précédemment énumérés ayant été pris — il sera toujours prudent de pratiquer une ponction exploratrice au point choisi. En cas de ponction blanche, aller à la recherche de l'épanchement, par une ou deux nouvelles ponctions exploratrices en pleine matité et avec une aiguille assez grosse et assez longue enfoncée à des profondeurs variables ; en cas d'insuccès, penser à une pleurésie bloquée

(voir plus loin) ou à un abcès du poumon, ou à une spléno-pneumonie, etc.

La ponction exploratrice ayant été positive, repérer le point de
la ponction au moyen de l'index gauche déprimant fortement les

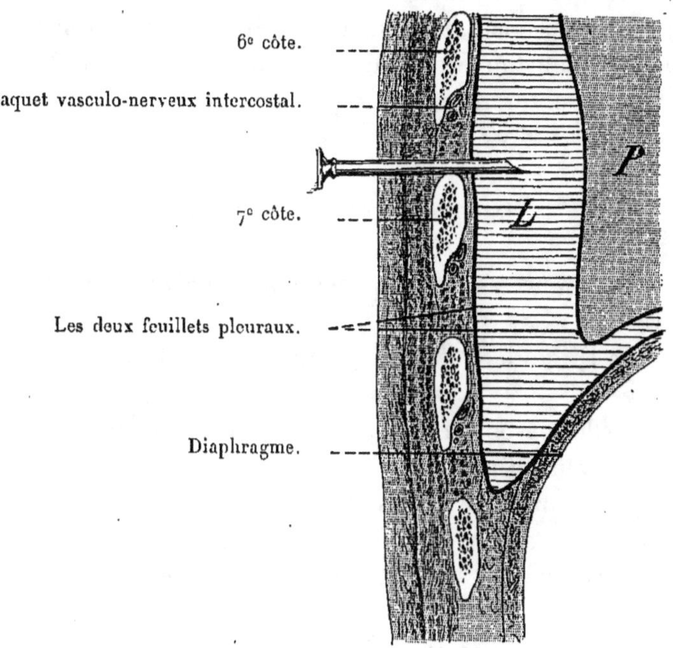

Fig. 16.

tissus, l'ongle qui servira de guide touchant le bord supérieur de
la côte inférieure.

Le vide ayant été fait au préalable dans le corps de pompe ou
le flacon récepteur, saisir solidement le trocart à pleine main,
l'index allongé sur l'aiguille en limitant la course à 3 centimètres
environ et l'enfoncer d'un coup sec à travers la paroi thoracique,
sur l'ongle indicateur de l'index gauche correspondant au bord
supérieur de la côte inférieure.

Retirer le mandrin obturateur du trocart ou de l'aiguille, ouvrir le robinet qui le fait communiquer avec le flacon, le liquide se précipite dans le flacon.

Régler les robinets de façon à obtenir un écoulement modéré.

Sauf urgence, éviter de retirer plus d'un litre à un litre et demi lors de la première ponction. Dans le cas contraire (où l'on croit devoir retirer une plus grande quantité de liquide) il pourra être prudent d'insuffler un peu d'air dans la plèvre.

Quand la ponction est terminée, retirer brusquement l'aiguille ou le trocart, obturer le point de ponction par un petit pansement collodionné.

INCIDENTS ET COMPLICATIONS.

Ponction blanche. — Si la ponction exploratrice préalable a été positive c'est :

Ou que l'aiguille a été insuffisamment enfoncée : l'enfoncer davantage ;

Ou qu'elle est obturée par une fausse membrane : la déboucher au moyen du mandrin ;

Ou que l'aspiration est insuffisante : vérifier l'appareil.

Piqûre de la côte. — On l'évitera sûrement en suivant la technique susindiquée et en ponctionnant au moment d'une inspiration.

Blessure du poumon et du foie. — Elle sera évitée en limitant à 3 centimètres environ la pénétration de l'aiguille et en n'allant, le cas échéant, au delà que le « vide à la main ». Au surplus si cette piqûre est aseptique elle est inoffensive ainsi qu'en témoignent les ponctions exploratrices pulmonaires ou hépatiques.

Syncope, surtout à craindre en cas de lésion cardiaque concomitante, préférer dans ce cas la position couchée ; surtout grave en cas de thrombose vasculaire ; beaucoup plus bénigne et d'ailleurs fort rare si elle est simplement réflexe, provoquée par la douleur au moment du coup de trocart. On la traitera par les moyens habituels (éther, caféine, huile camphrée, respiration artificielle, tractions rythmées de la langue, etc.).

Toux quinteuse et *expectoration albumineuse* avec suffocation traduisant une crise d'œdème aigu du poumon. On l'évitera en pratiquant au besoin préventivement une injection de morphine (un demi à un centigramme), en pratiquant l'aspiration lentement et en ne la poussant pas trop loin (un litre et demi), en insufflant au besoin consécutivement un peu d'air dans la plèvre, en pratiquant enfin une application thoracique large de ventouses.

La transformation purulente de l'épanchement n'est possible que si le liquide, en apparence limpide, était cependant primitivement infecté ou si la ponction a été faite dans des conditions non aseptiques.

On a beaucoup discuté sur la question de la quantité de liquide à retirer en une seule fois. Il semble prudent de ne pas dépasser 1 litre à $1^l,500$ en une séance, quitte à renouveler l'opération si cela semble nécessaire. En tout cas il ne faut jamais chercher à pousser la thoracentèse le plus loin possible, mais au contraire laisser toujours dans la plèvre une certaine quantité de liquide qui se résorbera spontanément ultérieurement, c'est surtout chez les cardiopathes que cette prudence s'impose. Cette intervention sera répétée aussi souvent que cela sera nécessaire. Un malade de Dieulafoy atteint de pleurésie intarissable a subi en 10 ans plus de 100 ponctions et s'est vu extraire plus de 250 litres de liquide.

2° *La thoracentèse sera de même justifiée quand au bout de 15 jours à 3 semaines, la pleurésie même moyenne ne montre aucune tendance à la résorption.* Il conviendra cependant de se montrer réservé s'il s'agit d'une pleurésie séro-fibrineuse secondaire à une tuberculose pulmonaire avérée aiguë ou subaiguë, surtout s'il y a de la fièvre, car dans ces cas une thoracentèse peut être l'occasion d'une poussée aiguë de tuberculose; dans ces cas on se laissera guider seulement par l'abondance de l'épanchement.

3° *La dyspnée intense et permanente, l'insomnie et l'agitation, la tendance à la syncope* constituent aussi des indications précieuses de l'opportunité de la thoracentèse.

4° Enfin la ponction sera plus précoce, chez les cardiaques, surtout si la pleurésie siège à gauche, dans les pleurésies diaphragmatiques, méta-pneumoniques, grippales ou typhiques.

INDICATIONS PROPHYLACTIQUES.

La pleurésie séro-fibrineuse aiguë peut guérir presque complètement sans laisser de trace bien apparente que quelques frottements fugaces, une diminution légère de la respiration, elle peut au contraire aboutir à *la tuberculose pulmonaire* ou à la *symphyse pleurale*. La convalescence de la pleurésie devra donc être fort surveillée.

Contre *la tuberculose pulmonaire* possible on instituera le traitement prophylactique habituel de cette affection : repos de préférence à la campagne, suraération, alimentation substantielle et méthodique avec au besoin zoomothérapie modérée. La médication arsenicale, sous forme, de préférence, d'injections sous-cutanées d'arrhénal ou de cacodylate de soude complètera le traitement. Le convalescent sera autorisé à reprendre ses occupations quand toute fièvre aura cessé depuis au moins 3 semaines, quand tout épanchement aura disparu, quand l'hématose et, la nutrition, les forces seront normales.

Contre *la symphyse pleurale* on aura surtout recours à la *gymnastique respiratoire systématique,* au *massage thoracique à l'ionisation Leducsé* ; un *jour en montagne* à altitude élevée 1 200 à 1 800 mètres sera des plus salutaires à ce point de vue. De petites doses répétées d'iodure comme dans la formule suivante peuvent exercer aussi une action très favorable.

Arséniate de soude.	huit centigrammes.
Iodure de sodium..	5 grammes.
Chlorure de sodium.	20 —
Eau distillée.	300 cent. cubes.

Une cuiller à soupe à *midi* et le *soir* au moment du repas.

Voici un type d'ordonnance schématique résumant succinctement les notions précédentes.

PLEURÉSIE SÉRO-FIBRINEUSE AIGUE

I. *Traitement hygiénique.*

Séjour au lit — dans une chambre vaste, bien aérée, bien ventilée, ensoleillée si possible, de température égale 16-18° — éviter avec soin les courants d'air et les refroidissements (port d'un tricot thoracique).

Régime lacté absolu et exclusif. Toutes les 2 heures un bol de 200 centimètres cubes de lait sucré ou non, chaud ou froid, additionné au besoin d'un peu de thé, de café, d'eau de Vichy, etc. — de tapioca, de vermicelle, de pâtes.

II. *Traitement systématique.*

1° 4 fois par jour — un des cachets suivants avec une demi-tasse de chiendent additionnée de 2 cuillerées à café de lactose.

Poudre de scille. . . . . $0^{gr},15$
Théobromine. . . . . o 5o
pour un cachet, n° 4o.

2° 3 fois par semaine le soir une des pilules suivantes :

Extrait de belladone. . . . . $0^{gr},01$
Podophyllin. . . . . o o5
Aloès. . . . . o 15
pour une pilule, n° 10.

III. *Traitement symptomatique.*

1° En cas de point de côté violent, au début — 4 ventouses scarifiées loco dolenti — et au besoin une piqûre de morphine.

2° En cas de dyspnée — ventouses ou sinapismes — employer pure la potion suivante par cuiller à dessert :

Sirop d'éther. . . . . } ää 6o grammes.
— de morphine. . . . . }

3° En cas d'épanchement abondant (déplacement du cœur, abaissement du foie, matité sous-épineuse, submatité sous-claviculaire), même en l'absence de dyspnée marquée, et au plus tard du 15ᵉ au 20ᵉ jour — pratiquer avec l'aspirateur Potain ou Dieulafoy ou le syphon de Duguet et en veillant à une rigoureuse asepsie, une thoracentèse lente et discontinue de 1 à 2 litres.

(La ponction se fera dans le 6ᵉ, 7ᵉ, 8ᵉ espace intercostal, au niveau du bord supérieur de la côte inférieure. L'évacuation sera lente, la respiration et le pouls du patient très surveillés au point de vue œdème du poumon et syncope. On interrompra la thoracentèse en cas de toux quinteuse, de douleur, de dyspnée ou d'intermittences cardiaques).

Cette opération sera répétée aussi souvent que cela sera nécessaire.

IV. *Traitement prophylactique* de la convalescence.

1° Convalescence à la campagne, de préférence à la montagne à 1 500 ou 1 800 mètres.

Nourriture abondante et substantielle.

Entraînement à l'aération continue.

Gymnastique respiratoire méthodique — marche, chant, escrime.

2° Saupoudrer les aliments de *phosphate de chaux* pulvérulent (une pointe de couteau).

3° Prendre 10 jours par mois au repas *une cuiller à soupe* de la solution suivante :

Arséniate de soude..	dix centigrammes.
Iodure de potassium.	5 grammes.
Eau distillée..	300 cent. cubes.

Les 10 jours suivants : au repas *une cuiller à café* de la potion suivante :

Sulfate de strychnine.	trois centigrammes.
Glycérophosphate de soude.. . .	10 grammes.
Extrait de quinquina..	20 —
Cognac vieux.	40 —
Glycérine *neutre*. Q. S. p.. . .	150 cent. cubes.

Les 10 autres jours : huile de foie de morue ou suc de viande.

AUTOSÉROTHÉRAPIE
DES ÉPANCHEMENTS PLEURAUX

Nous croyons devoir mentionner cette méthode quoiqu'elle n'ait pas, entre nos mains, donné de résultats bien probants.

Ce traitement vraiment nouveau fut imaginé par Gilbert de Genève dès 1891 — mais c'est seulement depuis quelques années, on peut même dire quelques mois qu'il fut expérimenté assez largement. On peut dire que dans l'ensemble les faits semblent avoir confirmé les constatations de Gilbert. Le mémoire de Marcon (*Presse médicale,* 4 septembre 1909) semble particulièrement démonstratif.

Nous en rappellerons la technique, les résultats et les indications :

Technique. — Le seul instrument nécessaire est une seringue hypodermique facilement stérilisable de préférence tout cristal du type Luër d'une contenance de 2 à 5 centimètres cubes munie d'une aiguille longue de 5 à 6 centimètres.

La technique est exactement celle d'une ponction exploratrice avec les précautions habituelles (stérilisation de la peau au point choisi, de la seringue, de l'aiguille). On prend ainsi 2 ou 3 centimètres cubes environ du liquide pleural et retirant incomplètement l'aiguille on réinjecte ce liquide dans le tissu cellulaire sous-cutané. L'opération est terminée. Un carré de gaze est appliqué sur le point de ponction ; le patient se couche dessus et reste immobile une demi-heure.

Une deuxième injection est quelquefois pratiquée au bout d'une semaine : Il est rare qu'une troisième injection soit nécessaire.

Gilbert (de Genève) considère comme inutiles les doses préconisées par quelques-uns de 5 à 10 centimètres cubes.

Résultats. — La douleur est négligeable, identique à celle de toute ponction exploratrice.

Les *phénomènes principaux et purement objectifs* observés sont les suivants au dire des observateurs :

1° Réaction thermique inconstante plus ou moins violente, habituellement de 0°,2 à 0°,5, pouvant atteindre 1 et 2 degrés, de courte durée 12 à 36 heures suivie d'un abaissement de température et d'un retour graduel à la normale en 5 ou 10 jours. « Si, écrit Marcon (loco citato), au bout d'une semaine la fièvre monte encore à 38° le soir, je fais alors une deuxième piqûre. Si au bout d'une nouvelle semaine, la fièvre continue, j'estime qu'il est inutile de prolonger le traitement, car j'ai affaire à une fièvre tuberculeuse. »

2° Résorption rapide et définitive de l'épanchement dans l'espace de 6 à 10 jours. « Depuis 4 ans, dit Marcou, loco citato, je n'ai fait qu'une seule *ponction évacuatrice* sur 82 malades souffrant d'une pleurésie exsudative. Tous mes malades ont guéri. »

3° Miction abondante accompagnée quelquefois de sueurs et marchant parallèlement avec la chute de la fièvre et la résorption de l'exsudat. L'urine s'élève brusquement de quelques centaines de grammes à un litre et plus et le poids du malade baisse de façon synchrone de 5 à 600 grammes par jour.

Subjectivement il est fréquent de voir les malades accuser un soulagement immédiat soit de leur dyspnée soit de leur point de côté.

Indications. — D'après Marcon, et Gilbert (de Genève) semble partager son opinion, *l'indication primordiale semble résider essentiellement dans la nature du liquide pleural.* « Dès que je soupçonne la présence d'un épanchement je fais une ponction exploratrice avec une seringue de Luër de 2 centimètres. Si je reçois un liquide citrin, transparent ou même hémorragique j'applique le traitement de Gilbert. Je ne m'abstiens que si le liquide est purulent ou séro-purulent. Que l'épanchement soit la manifestation d'une pleurite tuberculeuse, d'une pleuro-pneumonie grippale, d'une pleurite typhoïde ou d'un hydrothorax peu importe, j'applique toujours la méthode. Ce n'est que le pus qui m'arrête » (Marcon).

La seconde indication est la précocité de l'épanchement. L'observation démontre que ce sont les pleurésies au début qui réagissent le mieux. D'après Gilbert (de Genève) l'effet du traitement est nul ou presque nul dans les pleurésies un peu avancées, datant de plus de 3 semaines et dans lesquelles l'épanchement est abondant et où la plèvre a perdu ses propriétés de résorption par le fait d'altérations pathologiques plus prononcées (production de fausses membranes) ou par le fait de la pression exercée par une trop grande quantité de liquide.

Par quel mécanisme se produit cette réaction curatrice c'est ce qu'il serait prématuré de dire, mais il est intéressant de signaler que cette méthode auto-sérothérapique, appliquée conformément aux suggestions de Marcon (loco citato) au traitement de l'ascite d'origine hépatique par MM. Audibert et Monges (de Marseille) (*Presse médicale,* 2 février 1910, p. 81), a donné des résultats identiques à ceux rappelés plus haut à l'occasion des épanchements pleuraux : élévation considérable de l'excrétion urinaire, résorption rapide de l'exsudat péritonéal, amélioration de l'état général.

Nous devons déclarer à la vérité que dans le petit nombre de cas où nous avons pu personnellement employer ce procédé, il nous a paru parfaitement inoffensif, mais les résultats ont été douteux quant à la diurèse provoquée et à la résorption de l'épanchement.

INSUFFLATION D'AIR DANS LES PLEURÉSIES

MM. Vaquez et Quiserne, MM Achard et Grenet ont préconisé l'insufflation d'air stérilisé dans la plèvre, dans le traitement des pleurésies récidivantes.

Le résultat le plus remarquable de l'insufflation gazeuse semble être la suppression des accidents de décompression, tels que dyspnée, douleur, toux malgré une évacuation copieuse. MM. Achard et Grenet ont pu dans un cas évacuer sans inconvénient en une séance 4 250 centimètres cubes en injectant 2 275 centimètres cubes d'air. Cette technique paraît donc constituer par excellence le traitement des accidents de la ponction évacuatrice.

L'insufflation d'air combine les bienfaits de l'évacuation avec les avantages mécaniques de la compression modérée et de l'allégement du thorax. Le danger des gros épanchements ne consiste pas seulement dans le refoulement des organes, mais aussi dans le poids qu'il impose au diaphragme ; alors même que les organes restent déviés et comprimés par la masse gazeuse injectée, le soulagement n'en est pas moins manifeste. « Aussi l'insufflation « d'air paraît-elle avoir pour indication principale le traitement « des gros épanchements » (Achard).

Aucun dispositif spécial n'est nécessaire. On insufflera l'air par la pompe foulante, dans la bouteille qui sert à recueillir le liquide aspiré, à la condition que cette bouteille ait été préalablement stérilisée à l'eau bouillante. L'air se dépouille de ses germes en circulant à travers les tuyaux humides comme en passant dans les tubes sinueux des expériences de Pasteur. On trouvera plus loin à l'occasion du traitement des pleurésies bloquées l'indication d'un dispositif plus impeccable encore.

PLEURÉSIES BLOQUÉES

MM. Mosny et Stern auxquels nous empruntons les développements qui vont suivre [1] désignent sous ce nom les pleurésies où l'épanchement est emprisonné de telle sorte dans la poche qui le contient que l'aspiration même la plus énergique ne peut l'en faire sortir.

Le blocage partiel ou total de l'épanchement est fonction de la rigidité incomplète ou complète des parois de la cavité qui le contient.

---

1. Mosny et Stern, Pleurésies bloquées, *Presse médicale*, 11 décembre 1909, p. 889.

Dans les *pleurésies aiguës* les causes les plus probables du blocage sont l'isolement de l'épanchement du diaphragme par une zone d'adhérences pleurales et la sphéno-pneumonie concomitante.

Dans les *pleurésies chroniques* les causes les plus probables du blocage sont le blindage, l'épaississement scléreux des parois de la cavité et la rétraction scléreuse du poumon (pneumonie interstitielle de Charcot).

En ce qui concerne le traitement desdites pleurésies nous ne croyons pouvoir mieux faire que reproduire le texte même desdits auteurs, *Presse médicale*, 11. 12. 09, p. 891, colonnes 1 et 2.

*
* *

Quant au *traitement* de ces pleurésies, deux questions se posent : 1° Peut-on évacuer un épanchement bloqué? 2° Doit-on l'évacuer ?

1° *Peut-on l'évacuer ?* — Oui et très facilement, si, au fur et à mesure de l'évacuation, on remplace le liquide par un gaz. Les injections gazeuses permettent donc, à la fois, de diagnostiquer et de traiter les pleurésies bloquées.

Quel gaz injectera-t-on, à l'aide de quel appareil, et en quelle quantité? On a utilisé l'oxygène ou l'azote. Nous avons renoncé à l'oxygène parce qu'il se résorbe trop vite, et à l'azote parce qu'il se résorbe trop lentement. Nous utilisons l'air atmosphérique dont la résorption, plus rapide que celle de l'azote et beaucoup plus lente que celle de l'oxygène, s'oppose suffisamment à la reproduction du liquide, tout en donnant aux parois de la poche pleurétique la possibilité de se rapprocher graduellement et de reprendre, finalement, leur place normale.

Quant à l'appareil, nous nous servons de celui qui est communément employé pour l'introduction du gaz dans la plèvre ; il injecte l'air après l'avoir stérilisé et, en même temps, en mesure le débit. Nous allons en rappeler le dispositif et en indiquer le maniement.

A un tube en verre et en forme de T aboutissent trois autres tubes en caoutchouc épais : l'un A est relié à l'appareil Potain ou Dieulafoy, le deuxième B au trocart, le troisième C à l'appareil producteur et injecteur d'air stérilisé. Ce dernier est composé de deux flacons E et F et d'une ampoule D, le tout réuni par des tubes en caoutchouc, comme le montre la figure ci-contre. Le flacon F contient de l'eau chaude qui échauffera l'air à injecter ;

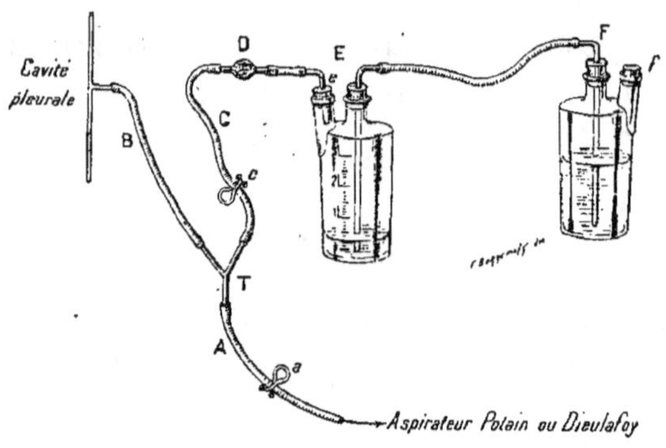

Fig. 17.

le flacon E, gradué, de l'air ; l'ampoule D du coton stérilisé. Disons, enfin, pour terminer la description de l'appareil, que les tubes A et C sont munis de petites pinces à pression a et c à l'aide desquelles on peut les fermer.

Voici, maintenant, le manuel opératoire [1] : 1° On commence par élever le flacon F au-dessus du flacon E ; le bouchon f étant enlevé, une certaine quantité d'eau s'écoule de F dans E. Alors, le siphon étant amorcé, on remet en place le bouchon f et on serre la pince c.

---

1. Avant chaque opération, on stérilisera au four Pasteur l'ampoule de verre D et l'ouate qui le remplit; et à l'autoclave de Chamberland tous les tubes de caoutchouc A, B, C, le tube de verre T ainsi que le trocart, de façon à opérer toujours avec la plus minutieuse asepsie, et à n'injecter dans la plèvre que l'air ou un gaz rigoureusement stériles.

2° Le trocart est introduit dans la plèvre. La pince *a* étant desserrée, on fait l'aspiration à l'aide de l'appareil Potain ou Dieulafoy. Si la pleurésie n'est pas totalement bloquée, l'exsudat pleural s'écoulera en suivant le tube B, le tube en T et le tube A. Si, au contraire, la pleurésie est totalement bloquée, on commence par l'injection d'air, qui s'opère de la façon suivante :

3° Dès que l'écoulement du liquide devient impossible, on ferme la pince *a*, on ouvre la pince *c*. En enlevant alors le bouchon *f*, l'eau du flacon F s'écoulera dans le flacon E et en chassera l'air. Celui-ci s'engagera dans le tube *e*, se purifiera en D et, par les tubes C, T et B, pénétrera dans la cavité pleurale. Le flacon E étant gradué, le volume de l'eau qui y est entrée mesurera le volume de l'air qui en a été chassé.

4° Puis, on fermera de nouveau la pince *c* et, en ouvrant *a*, on recommencera l'aspiration jusqu'à nouvelle cessation de l'écoulement. Et ainsi de suite.

Quelle quantité d'air injecterons-nous ? La quantité nécessaire pour permettre l'évacuation complète de l'épanchement. Il faut, en général, injecter la moitié au moins du liquide soustrait, ou bien, au plus, un volume égal. On alternera les aspirations de liquide pleural avec les injections d'air ; on fera, en d'autres termes, une *évacuation fractionnée*. Dès que l'écoulement du liquide s'arrêtera, ou, encore, dès que le malade accusera de l'oppression ou des douleurs thoraciques, on laissera pénétrer de l'air dans la cavité pleurale : les troubles subjectifs s'évanouiront et la soustraction d'une nouvelle quantité de liquide deviendra immédiatement possible.

2° *Doit-on évacuer les pleurésies bloquées ?* — La réponse diffère selon qu'il s'agit d'une pleurésie aiguë ou d'une pleurésie chronique.

Dans les pleurésies bloquées *aiguës*, dont l'épanchement est riche en polynucléaires ou en cellules endothéliales (ainsi que cela s'observe très fréquemment dans les pleurésies tuberculeuses au début, à la phase de splénopneumonie), l'évacuation est inutile, car, quoi qu'on fasse, le liquide se reproduira.

Au contraire, dans les pleurésies bloquées *chroniques*, pleurésies tuberculeuses, dont l'épanchement se montre riche en lymphocytes, il y a grand avantage à évacuer, et à évacuer promptement et complètement. Le liquide se reproduit-il, il ne faudra pas hésiter à recommencer. Car, abandonner l'exsudat pleural dans une cavité blindée, c'est, croyons-nous, le vouer à une suppuration presque fatale ; encore l'évacuation ne met-elle pas toujours à l'abri de cette suppuration, ainsi que le prouve l'une de nos observations où la purulence de l'épanchement pleural accompagna la caséification des lésions pulmonaires.

PLEURÉSIES HÉMORRAGIQUES

La nature hémorragique de l'épanchement — si elle peut avoir une valeur diagnostique réelle (tuberculose, brightisme, cancer) — ne modifie pas sensiblement les indications thérapeutiques qui sont identiques à celles que nous venons d'énumérer à l'occasion des pleurésies séro-fibrineuses.

PLEURÉSIES PURULENTES

Le traitement des *pleurésies purulentes* est d'ordre presque exclusivement chirurgical. Le moment et la nature de l'intervention sont rationnellement indiqués par l'examen cytologique et bactériologique du liquide retiré par une ponction exploratrice — et auquel suffit à l'ordinaire l'examen direct d'un simple frottis.

S'il s'agit d'une *pleurésie purulente aseptique* (absence d'éléments microbiens, intégrité des polynucléaires) le pronostic est des plus bénins, les indications sont celles de la pleurésie séro-fibrineuse aiguë ; il y a tendance spontanée à la guérison ; à la rigueur la thoracentèse peut, quoiqu'exceptionnellement, s'imposer ; dans les cas publiés il n'a jamais été besoin d'avoir recours à la pleurotomie.

S'il s'agit d'une *pleurésie purulente à pneumocoques*, forme rare chez l'adulte, fréquente chez l'enfant; il faut tenter la *thoracentèse,* car cette pleurésie guérit souvent par simple ponction, mais si le liquide se reproduisait, que la fièvre fût élevée, l'état général médiocre, il faudrait sans trop temporiser avoir recours à la thoracotomie plus ou moins large. A signaler la tendance de ces pleurésies à s'enkyster et la terminaison par vomique.

La *pleurésie purulente à streptocoques* sera traitée par la *thoracotomie précoce* avec ou sans résection costale, drainage, lavages en cas de fièvre persistante.

Les *pleurésies putrides à anaérobies* seront traitées par la thoracotomie large avec résection costale, drainage, lavages répétés de la plaie à l'eau oxygénée, au permanganate de potasse à 1 pour 4 000, au sublimé à 1/2000 suivi dans ce dernier cas de lavage simple à l'eau bouillie.

La *pleurésie purulente tuberculeuse* primitive, d'un diagnostic parfois assez délicat (prédominance au début de la lymphocytose, recherche d'ailleurs fort aléatoire du bacille, début de l'évolution insidieux, silencieux, ophtalmo-réaction, inoculation au cobaye) — contre-indique la thoracotomie dont les résultats sont le plus souvent déplorables. On se contentera de traiter le malade médicalement et de le ponctionner si l'abondance de l'épanchement ou l'intensité de la dyspnée rendent nécessaire cette intervention.

*
* *

Quant au traitement général, médical — il sera principalement :

a) *Tonique* (aération, alimentation substantielle, strychnine, arsenic, quinquina, glycérophosphates, alcool, zoomothérapie, etc.).

b) *Antiseptique* (terpine, thiocol, hyposulfite de soude, etc.), principalement s'il y a infection pulmonaire concomitante.

La fièvre, la douleur, l'insomnie seront le cas échéant combattues comme il a été dit à l'occasion des pleurésies séro-fibrineuses.

Le traitement consécutif prophylactique et curateur sera identique.

LES TOUX DITES RÉFLEXES. — LEUR TRAITEMENT.

La toux est un symptôme d'une telle banalité au cours des affections des voies respiratoires, que nous établissons un rapport quasi-nécessaire entre ces deux termes et que presque fatalement nous posons l'égalité : toux égale affection des voies respiratoires. De temps à autre, cependant, un malade se présente à nous, toussant, chez lequel l'examen le plus attentif ne décèle rien d'anormal dans l'arbre laryngo-trachéo-bronchique. Le plus souvent c'est une toux fatigante, quinteuse, une toux désespérante pour le malade et le médecin, la thérapeutique ordinaire du symptôme toux échouant pitoyablement.

On a créé pour ces faits la rubrique de « toux réflexes », terme certainement impropre, car la toux est toujours réflexe ; c'est une réaction de défense de l'organisme à une excitation périphérique dont le point de départ est presque toujours une des terminaisons sensitives du pneumogastrique étalées de la muqueuse des cordes vocales aux dernières ramifications bronchiques, mais qui peut être très différent.

On ne viendra à bout de ces toux « dites réflexes » ou mieux d'origine extra-respiratoire, qu'en en connaissant le mécanisme, qu'en en dépistant la cause et qu'en instituant une médication rigoureusement pathogénique.

*
* *

Il est un certain nombre de caractères qui donnent à la toux d'origine extra-respiratoire une *physionomie clinique particulière*.

C'est une toux *sèche*, une toux « inutile », si l'on entend par là qu'elle est sans but, qu'elle n'aboutit pas, qu'elle ne peut pas aboutir (sauf le cas de bronchite concomitante) à l'expulsion d'un crachat véritable ; tout au plus peut-elle être suivie quelquefois de l'expectoration de quelques mucosités ou d'un peu de salive.

C'est une toux souvent *quinteuse,* c'est-à-dire habituellement constituée par des séries de secousses expiratoires nombreuses, répétées, fréquentes, brèves, séparées par des reprises inspiratoires espacées, relativement rares ; elle est *particulièrement pénible* du fait de la durée des quintes et de leur répétition.

C'est une toux enfin dont *les conditions de production sont ordinairement très spécialisées.* Chez le pleurétique (la toux pleurétique rentre, en effet, dans cette catégorie, la plèvre, enveloppe du poumon, étant physiologiquement extra-respiratoire), chez le pleurétique, ce sera un changement d'attitude du malade ; chez certains dyspeptiques elle sera provoquée par la stase alimentaire (toux gastrique) ; la toux vermineuse d'origine intestinale est bien connue chez les enfants ; les laryngologistes décrivent une toux nasale et une toux pharyngée. Chez une de nos malades sans tare névropathique appréciable, des quintes de toux interminables étaient provoquées par les odeurs un peu fortes, la violette et le musc en particulier.

*
* *

L'étude physiologique, clinique et expérimentale de la toux amène à en concevoir le *mécanisme* de façon assez précise. Elle est constituée par une excitation périphérique transmise à un ou plusieurs centres nerveux et réfléchie par voie centrifuge aux muscles expirateurs.

Le *centre nerveux* se confond vraisemblablement avec le centre bulbaire respiratoire au niveau du noyau d'origine du pneumogastrique, avec le plancher du 3e ventricule et les tubercules quadrijumeaux, quelques centres accessoires.

Les *voies centripètes* sont principalement représentées par le *pneumogastrique,* d'où la toux quasi-constante dans les affections de la muqueuse des voies respiratoires innervée par ce nerf. Mais

l'excitation déterminante peut avoir aussi son origine au niveau
des rameaux pleuraux, pharyngés, œsophagiens, stomacaux ou
intestinaux de ce nerf; d'où la possibilité d'une toux symptomatique des affections de ces divers organes (toux pleurale, pharyngée, œsophagienne, stomacale, vermineuse, etc.).

D'autre part, comme pour les autres réflexes, on peut concevoir que tous les nerfs sensitifs, y compris les nerfs sensoriels,

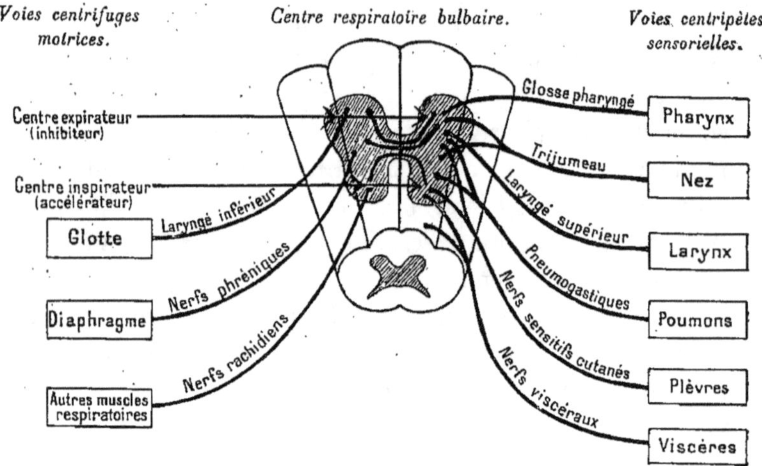

Fig. 12. — Schéma des voies centripètes et centrifuges des réflexes respiratoires
(tussigènes, asthmogènes, etc.).

puissent agir sur le centre expiratoire à la façon du pneumogastrique et que leur excitation puisse être le point de départ de
réflexes excito-expiratoires. En pratique, après le pneumogastrique
c'est le *trijumeau* qui a les relations les plus intimes avec le
centre respiratoire ; c'est lui qui préside à la sensibilité de la face
et de la portion nasale des voies respiratoires ; c'est dans sa sphère
qu'il faudra le plus souvent chercher les causes provocatrices de
la toux quand l'examen du pneumogastrique sera resté négatif.
Au *glosso-pharyngien* peut revenir aussi un rôle important dans

la pathogénie du réflexe tussigène. L'intervention du glosso-pharyngien dans les phénomènes respiratoires avait été méconnue et ignorée jusqu'au moment où elle a été mise en évidence par M. Laborde, à la suite de ses expériences sur les tractions rythmées de la langue d'où il résulte que la part de ce nerf, à titre de source excitatrice de la *toux,* quelles qu'en soient les conditions pathogènes, ne saurait être négligée, d'autant que ses filets sensitifs se trouvent en relation immédiate avec les causes d'excitation locale qui peut se produire dans toute la sphère du vestibule pharyngolaryngien.

L'éternuement est la réaction réflexe la plus fréquente de la muqueuse nasale ; mais cliniquement, l'éternuement précède souvent la toux, le mécanisme physiologique des deux réflexes est sensiblement identique, la plupart des physiologistes admettent l'existence d'un centre nerveux commun, la toux nasale enfin est reconnue par tous les cliniciens.

Les *voies centrifuges* sont multiples, et il ne nous convient pas d'en faire l'énumération. Mentionnons surtout, comme voies centrifuges expiratrices, le *pneumogastrique* (nerf moteur des muscles lisses bronchiques) et les *nerfs intercostaux* ; et comme voies centrifuges inspiratrices le *nerf phrénique* (nerf moteur du diaphragme), le spinal, pour le sterno-cléido-mastoïdien, les plexus cervical et brachial pour le trapèze, les scalènes et les intercostaux).

Enfin, l'action inhibitrice évidente de la volonté ou des émotions sur la toux nous conduit à admettre que des excitations parties des centres cérébraux se rendent par des voies, à nous encore inconnues, aux centres réflexes et automatiques de la moelle allongée. Et cette *action centrale* peut être aussi bien *provocatrice* (toux hystérique), qu'*inhibitoire* (cessation de la toux « inutile » des tuberculeux sous l'influence d'un commandement énergique).

*
* *

La complexité du mécanisme de la toux, la multiplicité des voies centripètes conductrices de l'excitation déterminante nous font pressentir qu'il n'y a pas, qu'il ne peut pas y avoir de traitement « spécifique » du phénomène toux.

D'autre part, la toux qui aboutit à l'expectoration, au désencombrement des bronches, est une *toux utile* qu'il faudra savoir respecter en la modérant tout au plus ; il en est ainsi de la plupart des *toux* d'origine respiratoire ; en revanche, la *toux réflexe* est un phénomène le plus souvent *inutile,* voire nuisible, qu'il faut résolument combattre.

Logiquement, la thérapeutique devra tendre : 1° à diminuer la sensibilité de la muqueuse point de départ du réflexe ; 2° à diminuer l'excitabilité du centre nerveux qui préside au réflexe ; 3° à agir si possible sur les voies centrifuges ; 4° à essayer enfin d'inhiber la toux en provoquant l'action de l'encéphale sur le centre bulbaire, par suggestion par exemple.

La première indication, qui consiste à *agir sur la muqueuse ou la séreuse point de départ du réflexe,* se confond le plus souvent avec le traitement causal. C'est celle qui exige le plus de sens clinique ; elle ne peut être remplie qu'après un diagnostic rigoureux. Chez un vermineux, un vermifuge en fera tous les frais ; chez un dyspeptique, un bon régime sera la meilleure des potions. Quand la muqueuse malade sera accessible aux applications externes, un anesthésique local fera le plus souvent merveille ; c'est ainsi que, dans deux cas de toux ultra-rebelle ayant résisté à la pharmacopée la plus active, nous avons obtenu un résultat quasi-instantané par l'introduction momentanée dans les fosses nasales d'un tampon d'ouate hydrophile imbibé d'une solution au centième de chlorhydrate de cocaïne. Dans les toux d'origine gastrique, une potion chloroformée cocaïnée remplit la même indication.

L'indication consistant à *diminuer l'excitabilité réflexe du centre bulbaire* est remplie ordinairement par l'opium et ses dérivés ; c'est lui qui constitue la base des innombrables préparations officinales contre la toux. Il est souvent impuissant sinon funeste dans les toux dites réflexes, la toux pleurale exceptée. Nous avons observé une malade atteinte de toux quinteuse d'origine naso-pharyngée, chez laquelle quelques centigrammes d'extrait thébaïque provoquaient des crises paroxystiques avec une constance qui excluait l'idée de simple coïncidence. L'éloge des bromures dans ces cas n'est plus à faire. Les pilules dites de Méglin nous ont donné aussi de fréquents succès :

Extrait de semence de jusquiame
Extrait de valériane.   .   .   .   . } ââ 5 centigrammes.
Oxyde de zinc. .   .   .   .   .   .

F. S. A. pour une pilule ; en prendre trois par jour, matin, midi et soir.

La troisième indication, *agir sur les voies centrifuges,* est d'une explication physiologique plus discutable, mais l'expérience indique que souvent deux mouches de Milan placées sur le trajet du nerf phrénique, l'une au niveau de la région cervicale, au-dessus de la clavicule, entre les deux chefs du sterno-cléido-mastoïdien, l'autre au niveau du rebord inférieur des côtes, sur le « bouton phrénique », exercent l'action la plus heureuse sur certaines toux spasmodiques, sur celles en particulier qui s'accompagnent d'hyperesthésie, sur le trajet du nerf phrénique, et le fait est fréquent.

Enfin, l'*action inhibitoire centrale* est exercée par suggestion à l'état de veille, le médecin affirmant au malade l'inutilité de sa toux et le convaincant de la possibilité et de la nécessité pour lui de l'arrêter par l'exercice de sa simple volonté. L'anecdote suivante rapportée par Troisier, est bien typique à ce point de vue ; c'est par elle que nous finirons : « Lors de ma visite à Falkenstein, j'étais assis à la table du dîner ; on m'avait donné la place d'honneur, près du maître ; pas loin de nous était assis un confrère phtisique. Il toussait, toussait et continuait à tousser. M. Dettweiler me dit à voix basse : « Vous voyez ce confrère « quinteux ; eh bien ! je lui dirai après dîner de ne plus tousser ou « de prendre seul ses repas chez lui, car il n'a pas besoin de tous- « ser. » Le soir même, pendant le souper, notre malheureux confrère était à sa place, mais il ne toussa pas une seule fois pendant toute la durée du repas. »

GYMNASTIQUE RESPIRATOIRE

Par le Dr P. DESFOSSES.

La gymnastique respiratoire est le complément indispensable
du traitement d'un grand nombre d'affections des voies respiratoires ; c'est un mode de traitement nécessaire chez tous les malades dont la fonction respiratoire est réduite, s'effectue d'une
façon défectueuse.

Indications de la gymnastique respiratoire.

Les principaux justiciables de la gymnastique respiratoire sont
les *adénoïdiens*. Très souvent à la suite de l'ablation des vé-
gétations adénoïdes le résultat est splendide, l'enfant se transforme
rapidement, sa respiration devient purement nasale et la poitrine
prend un jeu régulier et ample ; mais il n'est pas rare de voir les
enfants conserver l'habitude de respirer par la bouche et d'une
façon restreinte. Ces enfants seront rapidement améliorés et retrou-
veront le jeu normal de la respiration, si on les soumet à des exercices
bien réglés de gymnastique respiratoire. A côté de l'adénoïdien
il faut placer le *pseudo-adénoïdien*, type clinique que tout médecin rencontre fréquemment dans une pratique de clientèle, c'est
l'enfant ou l'adolescent au teint pâle, à la bouche entr'ouverte, à
l'orifice des fosses nasales rétréci, aux épaules étroites et ramenées
en avant, au dos rond, à la démarche nonchalante. Ces enfants,
dont la respiration est généralement buccale, peuvent ne pas avoir
d'obstruction nasale et ils sont capables de faire une ou deux
respirations par le nez ; mais, s'ils continuent, vers la 4ᵉ respiration le faciès se trouble, l'effort se trahit par la congestion de la
face ; puis, vers la septième ou huitième respiration, se manifeste

un léger degré de cyanose ; à ce moment l'enfant par une réaction de défense naturelle ouvre imperceptiblement et comme involontairement la bouche, il continue à respirer selon un type mixte, bucconasal, type très fréquent.

Si vous dites à certains de ces enfants de respirer par le nez, la bouche fermée, vous constatez souvent que, pendant l'inspiration, l'aile du nez s'affaisse comme un voile inerte et vient s'accoler à la cloison en rétrécissant d'autant plus la narine que l'effort inspiratoire est plus grand. Si vous soumettez ces enfants à des exercices gymnastiques bien réglés, au bout de quelques mois vous assistez à une véritable transformation. Vous voyez apparaître une dilatation remarquable de la cage thoracique, l'inspiration devient plus ample et plus profonde, l'expiration plus complète. Par suite il se produit une notable suractivité de la nutrition générale, comme on peut facilement le constater à l'augmentation du poids et de la taille. En même temps la colonne vertébrale se redresse, le maintien devient correct, la démarche plus assurée.

La *pneumonie,* la *pleurésie* laissent souvent après elles des territoires du poumon fonctionnant mal soit par *induration pulmonaire,* soit par *adhérences pleurales* plus ou moins étroites : dans ces cas il est indispensable de faire pratiquer la gymnastique respiratoire pour rendre aux poumons leur jeu complet. La gymnastique respiratoire donne ses meilleurs résultats dans les pneumonies où la résolution a été lente et incomplète, et dans les pleurésies où la résorption a été retardée, où il persiste des adhérences plus ou moins étendues entre la plèvre pariétale et la plèvre pulmonaire; aussi longtemps que ces adhérences ne seront pas allongées, la respiration sera superficielle et incomplète.

Dans le traitement de *l'asthme bronchique,* l'éducation de la respiration peut amener un énorme soulagement, sinon la guérison aux patients.

Certains auteurs ont parlé de la gymnastique respiratoire dans le traitement de la *tuberculose pulmonaire.* Cette opinion va à l'encontre de toutes les idées modernes sur le traitement de la tuberculose pulmonaire. On admet en effet que la mise au repos du poumon facilite la guérison des lésions tuberculeuses, de même que l'immobilisation d'une articulation favorise la transformation fibreuse des tissus envahis par la tuberculose. Pour immobiliser le poumon certains médecins, suivant l'exemple de Potain, cherchent, en créant un *pneumothorax artificiel*, à déterminer la mise au repos du poumon malade. En Angleterre on avait préconisé la *compression de l'abdomen* du côté correspondant à la lésion pour refouler les viscères contre la moitié du diaphragme et l'immobiliser. D'autres ont pratiqué des résections costales, des *thoracoplasties* parfois très étendues (Friedrich, Lenhartz). Aussi ne saurions-nous pour le moment conseiller la gymnastique respiratoire dans le traitement de la tuberculose pulmonaire.

LES BASES PHYSIOLOGIQUES DE LA GYMNASTIQUE RESPIRATOIRE.

La gymnastique de la respiration doit être une gymnastique active. Pour assurer une bonne dilatation pulmonaire il faut assurer une large dilatation du thorax. Le but à atteindre est la dilatation de toute la cage thoracique lors de l'inspiration ; un resserrement très complet de ce même thorax lors de l'expiration ; il faut que dans l'inspiration les diamètres thoraciques soient maxima, que dans l'expiration ils soient minima.

Cette dilatation du thorax sera obtenue :

1° En apprenant au sujet à contracter ses muscles inspirateurs : c'est l'*éducation des centres nerveux respiratoires*.

2° En fortifiant ces muscles inspirateurs par des exercices appropriés : c'est l'*entraînement des muscles inspirateurs*.

3° En donnant du jeu, de la souplesse, aux multiples articulations qui unissent les vertèbres entre elles et les vertèbres aux côtes. C'est l'*assouplissement des articulations*.

Avant de décrire ces trois éléments de la gymnastique respiratoire rappelons brièvement quelques données de physiologie.

Le muscle principal de la respiration est le *diaphragme*. En prenant point d'appui sur les côtes, le diaphragme, en se contractant, abaisse les viscères et augmente les dimensions verticales de la cage thoracique, c'est la respiration purement diaphragmatique, respiration qui manque d'ampleur.

Supposons, au contraire, que les viscères soient immobiles : le diaphragme, en se contractant, prendra point d'appui sur la masse viscérale dont la convexité s'adapte merveilleusement à la surface concave du muscle. En raison de la forme toute particulière du point d'appui présenté par les viscères abdominaux, les fibres musculaires du diaphragme conservent en partie leur courbure naturelle qui leur permet d'agir sur les côtes diaphragmatiques dans une direction presque verticale et en conséquence de les attirer en haut et en dehors.

L'écartement des côtes inférieures par la contraction du diaphragme augmente en raison directe de la résistance des viscères ou des parois abdominales. Cette résistance, en s'opposant à l'abaissement du diaphragme, empêche ou entrave l'agrandissement du *diamètre vertical* de la cavité thoracique, mais l'*expansion transversale*, plus grande que la poitrine, gagne alors, compense largement cette diminution.

Duchenne de Boulogne par ses expériences d'électrisation, sur des animaux morts, tout récemment Thooris par des expériences sur des vivants et le recueil des tracés, ont démontré qu'à toute respiration très ample est indispensable la tonicité des muscles de l'abdomen.

La musculature de l'abdomen est indispensable au libre jeu du diaphragme. De plus la contraction des muscles de l'abdomen détermine la disparition ou une atténuation importante de la lordose lombaire et tend à rendre la colonne vertébrale rectiligne ; elle aide donc indirectement à la respiration, car avec une colonne vertébrale rectiligne, les côtes peuvent parcourir le maximum d'espace dans le déplacement en haut et en dehors que subit dans l'inspiration leur partie antéro-externe.

Dans la respiration, outre le diaphragme, dont le rôle est prépondérant, entrent en jeu d'autres muscles qu'on nomme les muscles inspirateurs auxiliaires. Un certain nombre de ces muscles sont liés à l'acte de l'inspiration costo-supérieure ; ce sont : *le scalène antérieur et le scalène postérieur, le sterno-cléido-mastoïdien, la portion claviculaire du trapèze, le petit pectoral, le sousclavier, les surcostaux, le petit dentelé postérieur et supérieur.* D'autres muscles prennent une part moins directe à l'inspiration costo-supérieure ; ce sont : *le trapèze, le grand dentelé, le rhomboïde, le grand pectoral et le grand dorsal.*

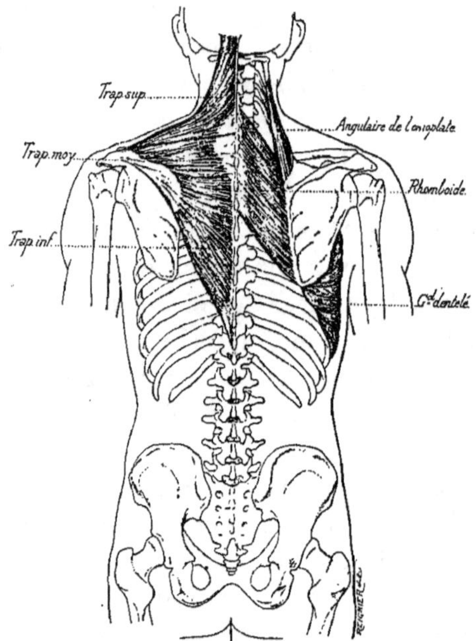

Fig. 19. — Muscles fixateurs de l'omoplate rhomboïde et grand dentelé.

Pour que les scalènes, le sterno-cléido-mastoïdien, la portion claviculaire du trapèze puissent exercer leur action inspiratrice, il faut que la tête et le cou soient maintenus dans l'extension sur le tronc. Duchenne a constaté que dans les fortes inspirations costo-supérieures, les splénius, antagonistes des sterno-cléidomastoïdiens, se contractent énergiquement.

Les grands dentelés, les pectoraux n'agissent que dans les grands efforts de respiration. Duchenne a démontré que le grand dentelé est un inspirateur énergique quand il prend son point fixe sur l'omoplate ; mais pour que ce muscle mette en mouvement les côtes sur lesquelles il s'insère, il est nécessaire que l'omoplate soit

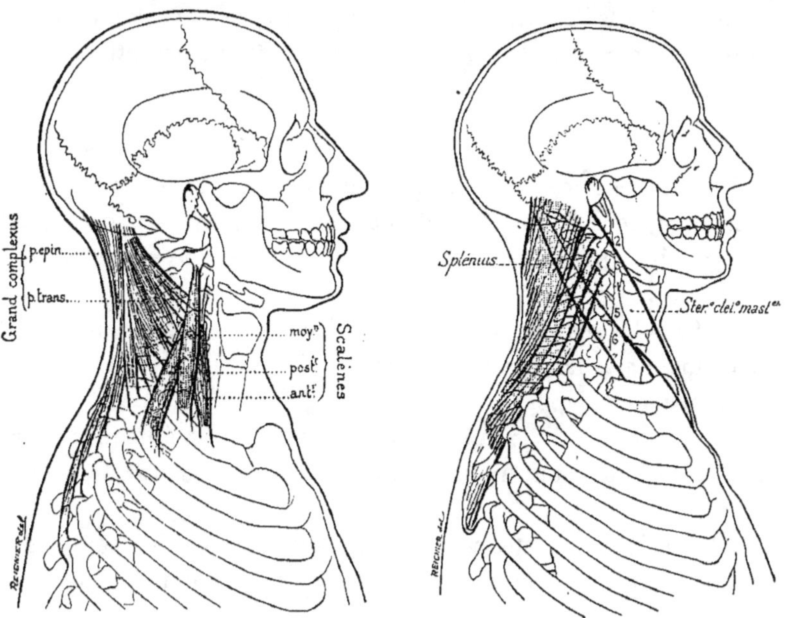

Fɪɢ. 20. — Grand complexus et scalènes.

Fɪɢ. 21. — Le splénius est indispensable à l'action inspiratrice du sterno-cléido-mastoïdien.

préalablement maintenue d'une manière solide par la contraction synergique du rhomboïde.

L'expiration est commandée : 1° par des forces expiratoires intrinsèques inhérentes au poumon (contractilité bronchique et élasticité du poumon) ; 2° par des forces expiratrices extrinsèques exerçant leur action sur les parois thoraciques. Ce sont les petits dentelés postérieurs et inférieurs, les triangulaires du sternum, les muscles abdominaux.

Le rôle expirateur des muscles abdominaux est dû :

1° Au refoulement du contenu abdominal et par conséquent du diaphragme ;

2° A l'action des obliques et du droit antérieur sur les côtes inférieures qu'ils abaissent.

Les muscles abdominaux sont du reste plus utiles dans l'inspiration que dans l'expiration, car ces muscles peuvent être atrophiés sans qu'il en résulte de trouble appréciable dans l'expiration.

*
* *

Les notions de physiologie musculaire que nous venons d'exposer nous permettent d'imaginer facilement les exercices respiratoires qui sont le plus aptes à développer la poitrine.

Il faut :

1° Que les parois abdominales aient une tonicité suffisante pour maintenir les viscères abdominaux et fournir au diaphragme un bon point d'appui ;

2° Que la tête et la colonne vertébrale soient maintenues dans l'extension pour fournir un point d'appui aux inspirateurs auxiliaires ;

3° Que les omoplates soient maintenues fixes par le rhomboïde et le trapèze pour fournir un point d'appui aux grands dentelés.

ÉDUCATION DES CENTRES NERVEUX RESPIRATOIRES.

La rééducation respiratoire consiste essentiellement à enseigner à un sujet :

A inspirer lentement et profondément ;

A expirer complètement ;

Dans les deux temps à respirer par le nez.

Nous avons vu que le muscle principal de la respiration est le diaphragme. Au début de toute rééducation respiratoire, il faut habituer le sujet à mouvoir régulièrement et volontairement son diaphragme, à se servir à volonté de la respiration diaphragmatique, abdominale, et de la respiration costale supérieure.

Le premier exercice devra être un mouvement de *respiration diaphragmatique* dans le décubitus dorsal. Les enfants qui ont de la difficulté à respirer par le nez sentent généralement cette difficulté augmentée quand ils sont couchés sur le dos ; il importe de les rendre capables de respirer par le nez dans cette position.

Le sujet se mettra dans le décubitus dorsal sur une table ou sur un lit dur.

Les mains seront placées en arrière de la tête de telle façon que

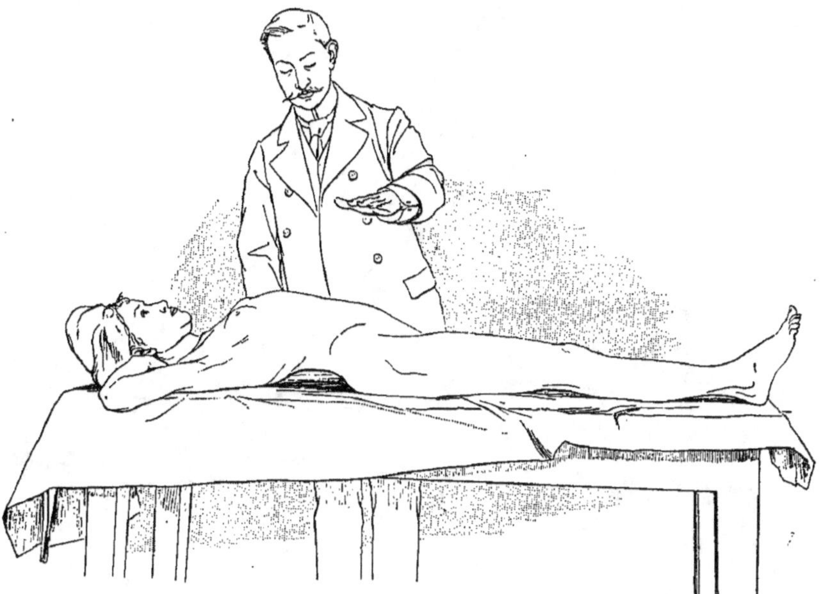

Fig. 22. — Respiration diaphragmatique en position couchée. 1er temps, soulèvement de l'abdomen.

les extrémités des doigts se touchent à peine au niveau de la nuque ; la main sera en extension sur l'avant-bras, les coudes reposeront sur le plan de la table ; les jambes seront allongées, les talons joints, les pointes des pieds écartées à 45°. Dans cette position la tête peut fournir un point d'appui aux scalènes et aux sterno-cléido-mastoïdiens, les omoplates peuvent fournir un bon point d'appui aux grands dentelés.

Le médecin debout près du sujet lui explique, lui montre en quoi consiste la respiration nasale, puis lui ordonne d'exécuter 5 ou 6 respirations, l'inspiration et l'expiration se faisant par le nez.

Les parois abdominales doivent se soulever d'une manière synchrone à chaque dilatation inspiratrice du thorax et se creuser lors de l'expiration.

Le médecin expliquera avec soin à son patient que l'abdomen doit se soulever lors de l'inspiration et s'abaisser lors de l'expiration. Il réglera le rythme respiratoire en levant la main pendant

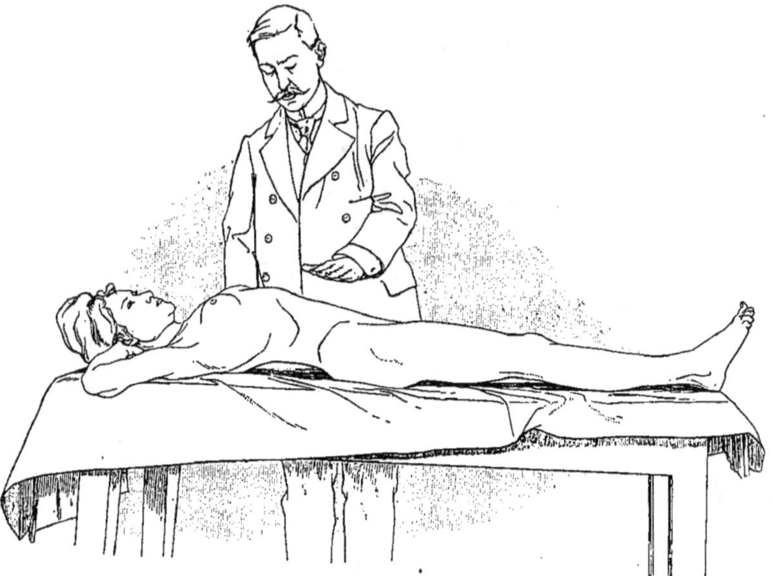

Fig. 23. — Respiration diaphragmatique en position couchée. 2ᵉ temps, aplatissement de l'abdomen.

l'inspiration, en l'abaissant pendant l'expiration ; ces mouvements doivent être assez lents.

Après avoir ainsi exercé la *respiration diaphragmatique,* on passera au développement de la *respiration costale supérieure.*

On expliquera au sujet que pour la respiration costale supérieure, c'est, non pas le ventre, mais la partie supérieure du thorax qui doit se soulever à chaque inspiration, tandis qu'à l'expiration le thorax doit s'aplatir. Au besoin, les premiers temps, pour compléter l'expiration, le médecin pressera sur les côtes comme il fait dans la respiration artificielle en cas de syncope chloroformique.

Après avoir exercé la respiration dans l'attitude couchée, on l'exercera dans la station debout. On habituera le sujet à contracter,

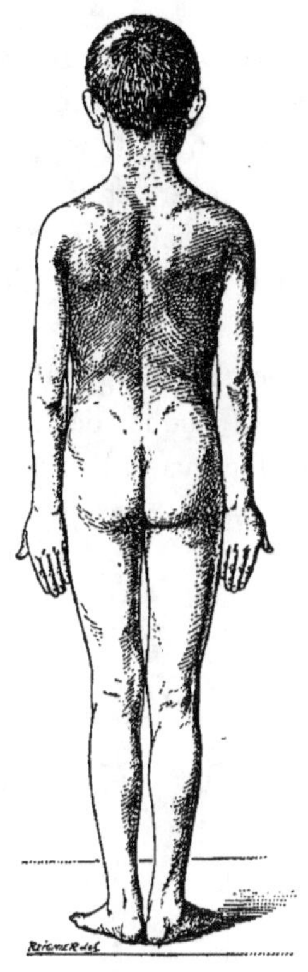

Fig. 24. — Position de fixe, on voit la contraction des trapèzes.

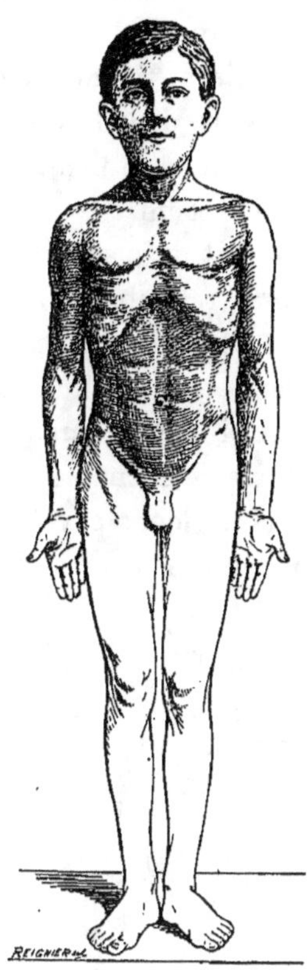

Fig. 25. — Position de fixe, on voit la contraction des muscles abdominaux.

en même temps que les muscles inspirateurs, les muscles auxiliaires des muscles respiratoires, grand complexus et splénius pour la tête, trapèze et rhomboïde pour les épaules.

Trois exercices sont particulièrement recommandables : la respiration dans la station debout, le mouvement de respiration avec flexion et extension des coudes, le mouvement de respiration avec abduction des bras et élévation sur la pointe des pieds.

Respiration dans la station debout. — On ordonnera au sujet de se placer dans la position militaire de « Fixe » (« Ställning » des Suédois).

Le sujet se tient debout, les pieds à angle droit, les talons joints, les genoux dans l'extension, le ventre rentré, le cou bien tendu, la tête haute, le menton rentré, la bouche fermée, le regard fixé en avant et un peu en haut, les épaules en arrière et effacées, en s'efforçant de plaquer bien exactement les omoplates au thorax, les bras retombant naturellement, les doigts réunis et allongés sur le côté externe des cuisses.

Dans cette position qui, pour être correcte, exige un effort musculaire considérable des muscles de la nuque, des muscles fixateurs de l'omoplate et des muscles abdominaux, le sujet pratiquera de longs et calmes mouvements d'inspiration et d'expiration à la cadence de 16 à 18 fois par minute.

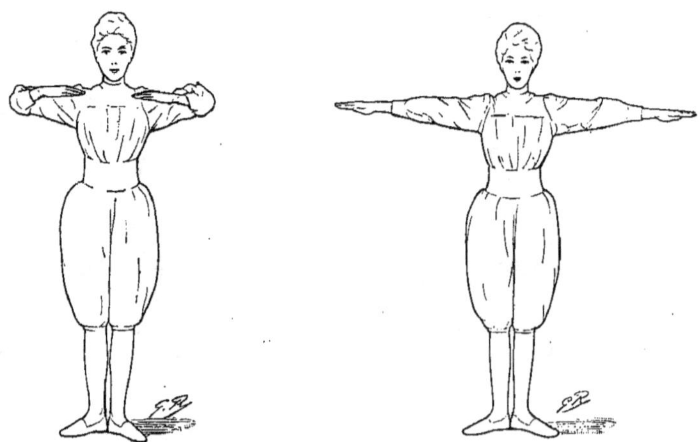

Fig. 26. — Mouvement de respiration avec flexion et extension des coudes.

Mouvement de respiration avec flexion et extension des coudes. — Le sujet place les mains à la poitrine, à la hauteur des clavicules, la paume en bas, les coudes à la même hauteur, aussi en arrière que les omoplates le permettent ; dans cette position, il exécute le mouvement de lancer les bras en arrière et de les remettre devant la poitrine en faisant de profondes respirations : inspiration quand il lance les bras en arrière, expiration quand il les ramène en avant.

En exécutant ce mouvement le sujet doit éviter de hausser les épaules, de baisser les bras en les lançant en arrière, de baisser la tête, de ne pas tenir les épaules effacées quand les avant-bras sont pliés et réunis devant la poitrine.

Mouvement de respiration avec abduction des bras et élévation sur la pointe des pieds. — Partant de la position de fixe, le sujet s'élève sur la pointe des pieds et porte les bras latéralement

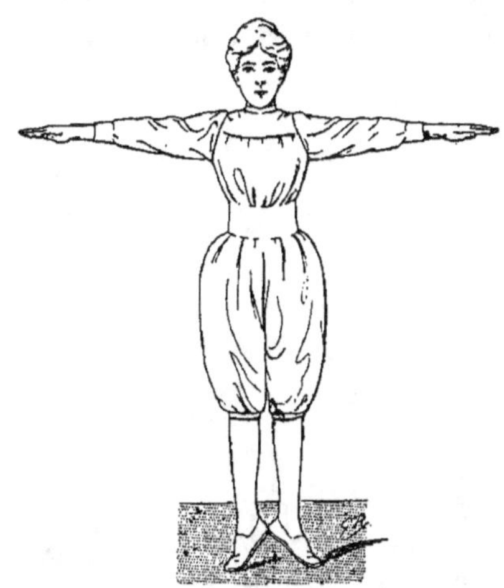

Fig. 27. — Mouvement de respiration avec abduction des bras et élévation sur la pointe des pieds.

à la hauteur des épaules, en faisant une profonde inspiration, puis repose les talons et abaisse les bras en faisant une profonde expiration

ENTRAINEMENT DES MUSCLES QUI SERVENT DIRECTEMENT OU INDIRECTEMENT A LA RESPIRATION.

Nous avons vu que la deuxième partie du programme d'une rééducation respiratoire complète comprenait l'entraînement progressif des muscles qui servent directement ou indirectement à la respiration.

Il faudra donc par des exercices appropriés exercer les muscles de l'abdomen, les muscles fixateurs de l'omoplate, les muscles de la nuque.

Pour les muscles de l'abdomen, trois mouvements simples sont à recommander.

1° POSITION COUCHÉE SUR LE DOS, ÉLÉVATION DES JAMBES TENDUES. — Le sujet se couche sur le dos, tête, tronc et jambes

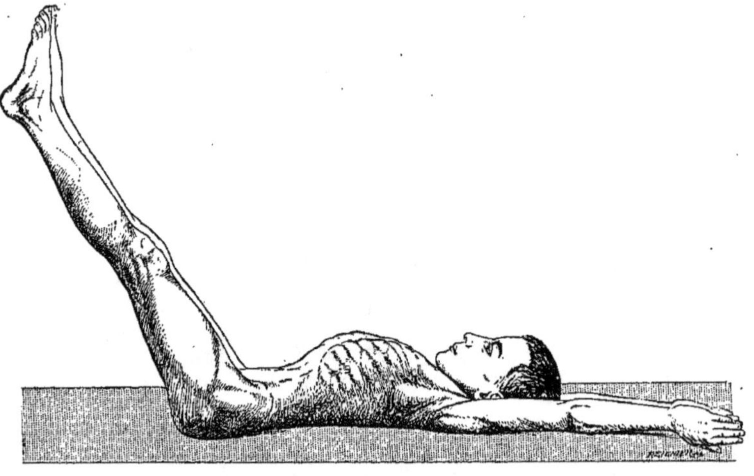

FIG. 28. — Position couchée sur le dos. Élévation des jambes tendues.
On voit combien l'abdomen est contracté.

dans la même ligne, les bras tendus de côté, avec la paume des mains en haut, ou tendus en haut au-dessus de la tête, il fait alors le mouvement d'élévation des jambes, jusqu'à ce qu'elles forment

un angle droit avec le tronc, ensuite il les abaisse très lentement
jusqu'à terre, en conservant la position de la tête, du tronc et
des bras intacte, les jambes doivent rester tendues et jointes pendant le mouvement.

Position couchée sur le dos, mouvement de flexion du
tronc sur les cuisses. — Le sujet couché sur le dos, les membres
inférieurs tendus, les pieds engagés sous un meuble ou maintenus

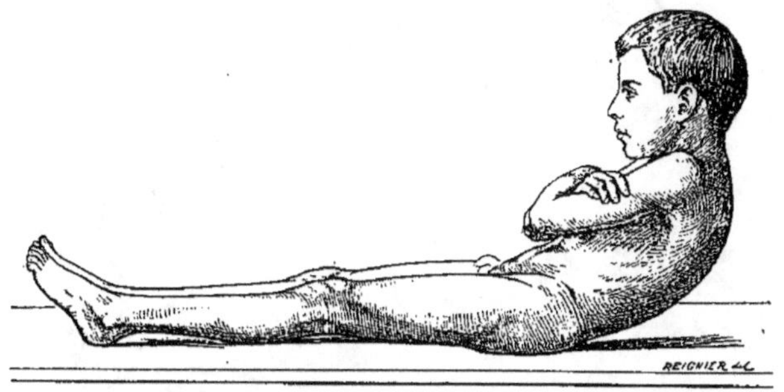

Fig. 29. — Position couchée sur le dos. Flexion du tronc sur les cuisses.

par la main d'un aide, les bras croisés sur la poitrine, cherche
à s'asseoir. Ce mouvement exerce puissamment les muscles de
l'abdomen.

Quand le sujet sera plus exercé il pourra mettre les mains à
la nuque ce qui augmente considérablement le travail musculaire,
car le poids de la partie supérieure du tronc se trouve ainsi plus
considérable.

Flexion du tronc en avant avec les bras en position élevée.
— Ce mouvement s'exécute en 4 temps ; dans le 1er temps partant
de la position de fixe, le sujet lève les bras de chaque côté de la tête,
s'incline en avant à 45° le dos bien rentré.

Dans le deuxième temps, le sujet, poursuivant le mouvement,
fait le gros dos, les mains se rapprochent du sol le plus possible.

Dans le troisième temps il revient à la flexion à 45°, les bras
toujours bien tendus.

Dans le quatrième temps, il revient à la position de fixe. Ce

mouvement exerce puissamment au début les muscles fixateurs
de l'omoplate, et dans le mouvement de flexion extrême il met en
jeu le transverse de l'abdomen qui refoule les viscères.

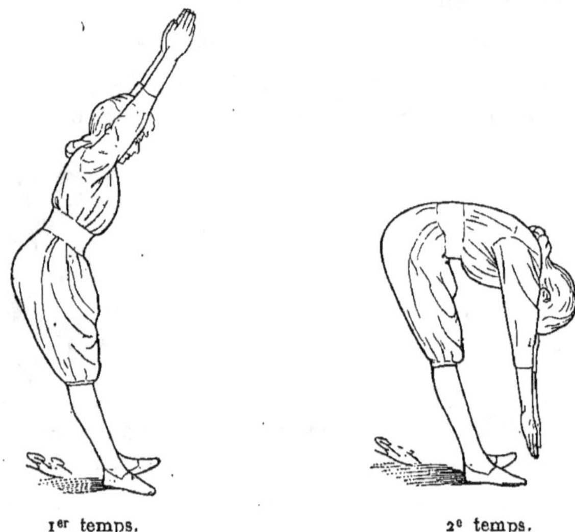

Fig. 3o. — Flexion du tronc en position élevée.

Pour les muscles fixateurs de l'omoplate, les mouvements
figurés en 26, 27 et en 31, 32, 33 constituent également de très
bons exercices.

*
* *

ASSOUPLISSEMENT DES ARTICULATIONS.

On combinera avec avantage des mouvements qui exercent les
muscles fixateurs de l'omoplate avec des mouvements qui mettent
en jeu la *mobilité des articulations vertébrales*.

On fait mettre au sujet les mains à la nuque; pour cela le sujet
porte les bras en extension latérale, les mains se placent en haut et
en arrière derrière la nuque, la paume de la main sera dirigée en
avant, la main étant en extension sur l'avant-bras, les épaules

effacées et les coudes le plus en arrière possible sans toutefois que la tête cesse d'être bien droite. Dans cette position des mains et des bras qui exige un effort musculaire considérable des muscles

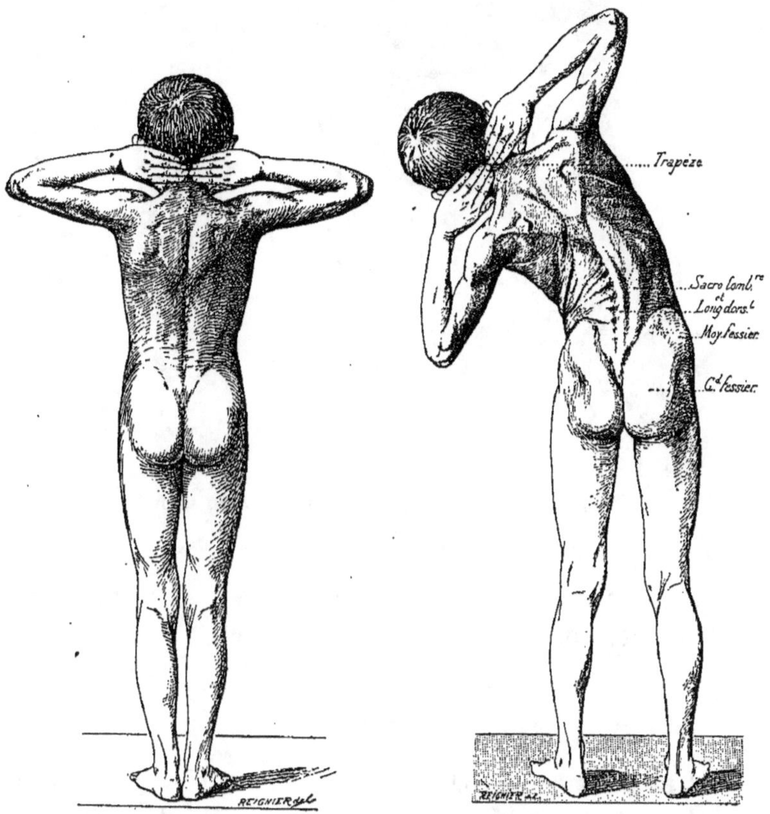

Fig. 31. — La position main à la nuque exige un effort considérable des fixateurs de l'omoplate.

Fig. 32. — Mains à la nuque. Inclinaison latérale du tronc. On voit combien le trapèze est contracté et les omoplates sont plaquées contre le thorax.

fixateurs de l'omoplate, le sujet exécutera avec les jambes légèrement écartées, des mouvements de flexions latérales à droite, à gauche, en *maintenant toujours les épaules et les bras dans le même plan que les hanches.*

On pratiquera également des *mouvements de rotation* du

tronc. Le sujet les mains à la nuque tournera lentement et énergiquement vers la droite tout le haut du corps qui pivotera sur les
hanches maintenues immobiles, puis le sujet ramènera le tronc

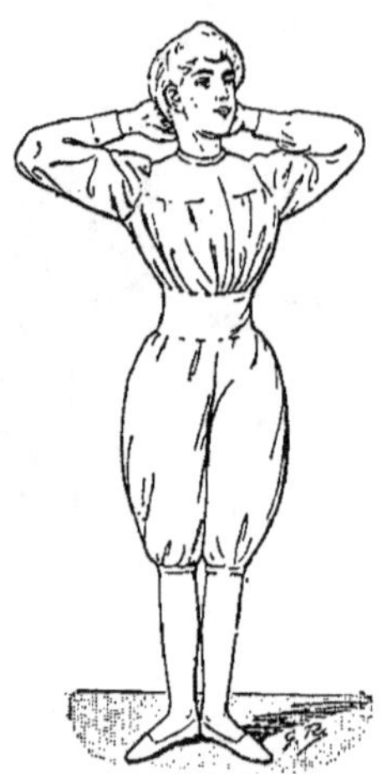

Fig. 33. — Mains à la nuque. Rotation du tronc.

en avant, le tournera vers la gauche tout en maintenant le corps
vertical et les hanches immobiles.

*
* *

Cas particuliers. — Quand on intervient chez des malades
convalescents de pleurésie ou de pneumonie, il est préférable au
début d'aider le sujet à pratiquer la gymnastique respiratoire.

Un bon exercice à faire exécuter est l'exercice bien connu de
respiration artificielle en cas de syncope chloroformique, le médecin, placé à l'extrémité du lit ou de la chaise longue sur laquelle
le malade est étendu, élève les bras du sujet de chaque côté de sa
tête au moment de l'inspiration, les abaisse pendant l'expiration.

Comme les pleurésies et les pneumonies sont souvent unilatérales, il faudra exercer plus spécialement le poumon lésé. On fait
coucher le sujet dans le décubitus latéral sur le côté où le poumon

est resté libre, le bras de ce côté étant abaissé le long du tronc, le bras du côté lésé étant relevé le plus possible ; par exemple la main à la nuque. Dans cette position le sujet exécute une série d'inspirations profondes et d'expirations complètes ; de cette façon le côté lésé peut suivre plus facilement les mouvements d'extension respiratoires.

Cette *gymnastique respiratoire aidée* peut se faire également le

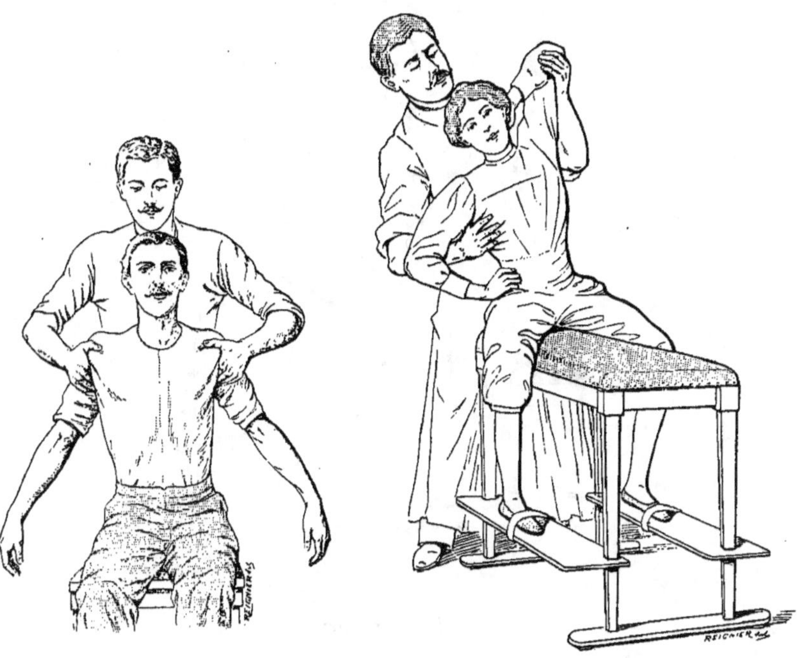

Fig. 34. — Mouvement aidé de gymnastique respiratoire.

Fig. 35. — Respiration avec flexion latérale du tronc.

malade assis sur un tabouret ou mieux à cheval sur un plint bas, le médecin debout derrière son patient peut lui élever les bras en croix pendant l'inspiration, les abaisser pendant l'expiration, il peut encore placer les mains sous les aisselles, élever les épaules et les attirer pendant l'inspiration, les laisser retomber pendant l'expiration (fig. 34).

Pour les affections thoraciques unilatérales un mouvement très recommandable est la respiration en flexion latérale, le patient assis ou à cheval sur le plint place une main (côté de la flexion) sur la hanche et l'autre relevée à la nuque (côté malade), puis il exécute une inspiration profonde en se fléchissant du côté sain, l'expiration se fait en revenant à la position du départ. Le médecin placé derrière le malade peut aider ou contrarier le mouvement.

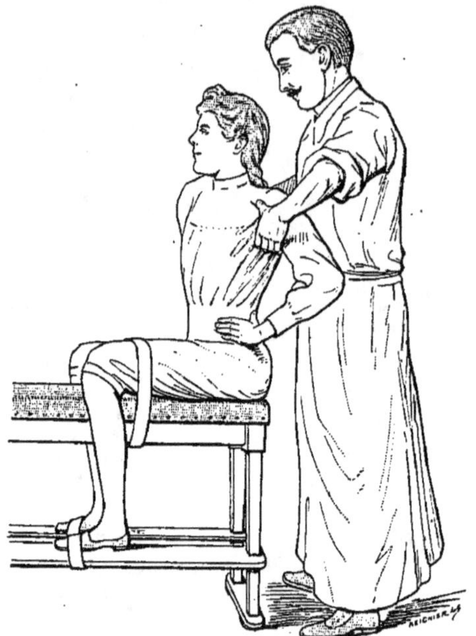

Fig. 36. — Rotation alternative du tronc.

.Dans cette situation assise, on peut également faire exécuter le mouvement de *rotation alternative du tronc*. Le médecin placé derrière le malade aide ou au contraire contrarie la rotation. Pour la rotation à gauche, le gymnaste place sa main droite derrière l'épaule droite du malade et sa main gauche devant l'épaule gauche. Ce mouvement de rotation alternative du tronc est très recommandé pour mobiliser les articulations vertébrales dans le cas d'emphysème.

TABLE DES MATIÈRES

Chapitre V.

Chapitre VI

Chapitre VII.

COQUELUCHE. 228

Chapitre VIII.

CONGESTIONS PULMONAIRES. 235

Chapitre IX.

PLEURÉSIES.. 243

LES TOUX DITES RÉFLEXES. — LEUR TRAITEMENT.

GYMNASTIQUE RESPIRATOIRE.

PAR LE Dʳ P. DESFOSSES.

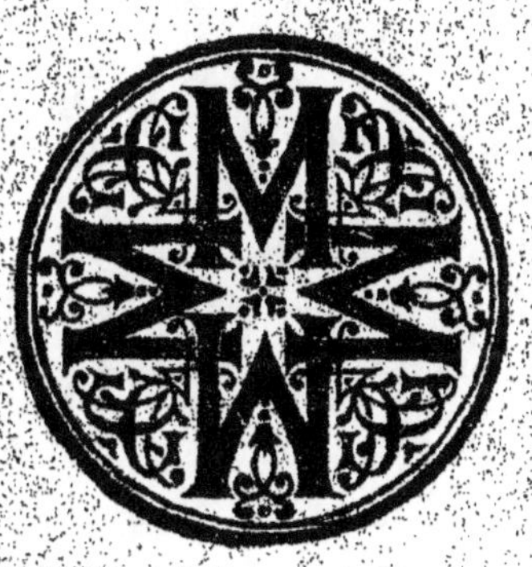

www.ingramcontent.com/pod-product-compliance
Lightning Source LLC
LaVergne TN
LVHW020106060726

842526LV00004B/1019